Les chercheurs de sens

Psycho - logiques

*Collection fondée par Philippe Brenot*
*et dirigée par Joël Bernat*

Sans exclusives ni frontières, les logiques président au fonctionnement psychique comme à la vie relationnelle. Toutes les pratiques, toutes les écoles ont leur place dans Psycho - logiques.

Dernières parutions

Patrick TRAUBE, *Voyage au cœur de soi. Le/la psychothérapeute, une oreille qui entend*, 2023.
Christophe LAGABRIELLE, *Sur la route de l'ailleurs. Traumatisme des migrants et force de vie, l'haptonomie*, 2022.
Anna CURIR, *Les femmes, les ciels, les cultures. Traduction de Jean-Pierre Ané-Prince*, 2022.
Sylviane LEGROS, *Se guérir au cœur des émotions, Une reprogrammation émotionnelle de l'inconscient*, 2022.
Alberto A. PERALTA, *Retour à Rorschach*, 2022.
Christian GAUFFER, *Au secours du travail social,* 2022.
Alain LIZEE, *Névrose ou psychose ? Structurations et déstructurations du monde et du moi,* 2022.
Matthieu BRAUN, *Crise sanitaire et psychiatrie. La psychothérapie institutionnelle comme dispositif de traversée,* 2022.
Denis et Michaël FÉLUS, *La thérapie systémique individuelle et familiale*, 2022.
Asma GUENIFI, *Les temps psychiques du deuil*, 2022.
André ROBERT, *Une équipe médico-sociale à la recherche du « prendre-soin ». Un cheminement transdisciplinaire pour une meilleure organisation*, 2022.
Dimitri KIJEK, *Psychiatrie désemparée, Un héritage*, 2022.
Josiane CHAUVEAU-OBRINGER, *Thérapie d'enfants, un regard gestaltiste*, 2022.
Vicky CUKIERMAN, *Les troubles du langage dans la schizophrénie. Recherches actuelles et stratégies thérapeutiques,* 2022.

Les chercheurs de sens

Psycho - logiques

*Collection fondée par Philippe Brenot*
*et dirigée par Joël Bernat*

Sans exclusives ni frontières, les logiques président au fonctionnement psychique comme à la vie relationnelle. Toutes les pratiques, toutes les écoles ont leur place dans Psycho - logiques.

Dernières parutions

Patrick TRAUBE, *Voyage au cœur de soi. Le/la psychothérapeute, une oreille qui entend*, 2023.
Christophe LAGABRIELLE, *Sur la route de l'ailleurs. Traumatisme des migrants et force de vie, l'haptonomie*, 2022.
Anna CURIR, *Les femmes, les ciels, les cultures. Traduction de Jean-Pierre Ané-Prince*, 2022.
Sylviane LEGROS, *Se guérir au cœur des émotions, Une reprogrammation émotionnelle de l'inconscient*, 2022.
Alberto A. PERALTA, *Retour à Rorschach*, 2022.
Christian GAUFFER, *Au secours du travail social,* 2022.
Alain LIZEE, *Névrose ou psychose ? Structurations et déstructurations du monde et du moi,* 2022.
Matthieu BRAUN, *Crise sanitaire et psychiatrie. La psychothérapie institutionnelle comme dispositif de traversée,* 2022.
Denis et Michaël FÉLUS, *La thérapie systémique individuelle et familiale*, 2022.
Asma GUENIFI, *Les temps psychiques du deuil*, 2022.
André ROBERT, *Une équipe médico-sociale à la recherche du « prendre-soin ». Un cheminement transdisciplinaire pour une meilleure organisation*, 2022.
Dimitri KIJEK, *Psychiatrie désemparée, Un héritage*, 2022.
Josiane CHAUVEAU-OBRINGER, *Thérapie d'enfants, un regard gestaltiste*, 2022.
Vicky CUKIERMAN, *Les troubles du langage dans la schizophrénie. Recherches actuelles et stratégies thérapeutiques,* 2022.

Yann Perrin

# LES CHERCHEURS DE SENS

## V. Frankl, A. Adler, C.G. Jung, J. Lusseyran et Ling Shen : peut-on maîtriser son existence ?

L'Harmattan

Du même auteur :

Le Dr Y. Perrin est coauteur des ouvrages :

- Urutaki

- Le yi king médical aux Éditions Servranx de Bruxelles

Autorisation de reproduction du Viktor Frankl Institut for logotherapy de Vienne
Autorisation de reproduction de Paul & Peter Fritz AG Zürich pour textes et dessin de C.G.Jung


5-7, rue de l'École-Polytechnique ; 75005 Paris

http://www.editions-harmattan.fr

ISBN : 978-2-14-030993-9

EAN : 9782140309939

# INTRODUCTION

Ce livre est un livre de transmission. À 70 ans j'attaque ma 45ème année de pratique médicale, d'abord comme interne et surtout comme médecin libéral. De ce fait je ne cherche pas à affirmer des théories ou à développer des points de vue que je jugerais meilleurs que d'autres. Non, j'ai essayé simplement d'écrire le livre que j'aurais aimé lire pendant mes études ou à l'aube de mon installation, qui m'aurait fait gagner du temps, qui m'aurait donné quelques clefs pour structurer et élargir ma compréhension du fait médical.

La médecine est un univers tellement vaste, elle mobilise des connaissances qu'il n'est plus question pour un médecin de posséder dans leur totalité. Dans bien des cas la spécialisation devient une nécessité pour circonscrire le champ du savoir. Néanmoins il y aura toujours besoin de médecins généralistes, c'est à dire de médecins censés maîtriser l'ensemble des disciplines, avec l'aide de conseils avertis et de l'immense base de données que nous offre l'internet.

Mon orientation de départ était la psychiatrie et ces études m'ont passionné. Je les ai commencées en 1974, c'était l'époque de la psychanalyse triomphante, Freud, Jung, Adler, Lacan mais aussi de la thérapie institutionnelle qui mettait en avant les causes sociologiques des maladies mentales et proposait une transformation des rapports entre soignants et soignés dans les institutions psychiatriques. Les thérapies comportementales débutaient et bien d'autres orientations créaient un bouillonnement intellectuel.

Ma personnalité consensuelle me poussait à rechercher dans chacune de ces écoles ce qui me paraissait juste ou au moins opérationnel. L'exemple flagrant est la psychanalyse où les combats de chapelles prennent souvent un aspect ridicule
. Néanmoins chaque être est différent de son voisin, et se trouve attiré par ce qui fait écho en lui, ce qui lui ressemble et, dans

mon cas, ma pente naturelle était la psychologie analytique de C.G.Jung. Cette branche de la psychanalyse était à l'époque ultra minoritaire. Quelques représentants à Paris, dans la région lyonnaise autour de Charles Baudouin et près de la Suisse de Jung mais à Bordeaux et précisément à Libourne dans l'hôpital Garderose tout neuf où j'officiais j'étais un OVNI.

Par ailleurs, dès 1970 j'ai découvert l'acupuncture, au début avec curiosité, puis avec un intérêt croissant pour ce système naturel de soins qui est basé sur des conceptions si différentes de celles que l'on acquiert à la faculté de médecine. À l'origine de cette orientation, la jeune fille de mon cœur, Pingala, qui deviendra mon épouse 4 ans plus tard et dont le père était un pratiquant talentueux de cette médecine orientale. Encore une pratique minoritaire et même marginale surtout quand on sait que mon beau-père n'était pas médecin mais exerçait comme guérisseur. En 1998 avec Pingala nous avons publié aux éditions Servranx un ouvrage qui a pour titre « Urutaki » et raconte la vie exceptionnelle de cet homme, ses idées et ses perceptions qui ont modelé toute une philosophie et abouti à des systèmes de soins originaux.

Ainsi quand est venu le temps de l'installation, ai-je choisi de m'installer comme généraliste ce qui m'a permis de pratiquer l'acupuncture mais aussi de garder des plages de travail consacrées à la psychothérapie qui est restée une vraie passion. Dans ces deux orientations professionnelles j'ai donc choisi un positionnement marginal sans vraiment rechercher une quelconque originalité mais en suivant tout simplement les appels de la vie sans leur résister. Je pense que ma nature profonde est attachée à la position scientifique, à la recherche rationnelle mais que celle-ci est faite, à la fois d'une progression lente des données basée sur des consensus, mais aussi d'une exploration des marges, des phénomènes qui sortent de l'ordinaire, qui remettent en cause une unanimité trop réductrice.

Ainsi il n'est pas étonnant que ce livre soit divisé en deux parties, la première plus axée sur la psychologie, la seconde plus médicale mais bien sûr avec des passerelles entre les deux à commencer par la notion du sens.

Le pari de cet ouvrage est de présenter de manière simple des idées parfois complexes, aussi bien dans l'univers psychologique que dans celui de la santé.

Quelles sont les idées qui ont présidé à l'élaboration de chacune des parties ? Pour la première c'est la découverte tardive que j'ai faite de Viktor Frankl ce neuropsychiatre viennois, qui est un homme passionnant par sa vie d'abord mais aussi par son œuvre. Lorsque j'ai interrogé mes amis psychiatres à son sujet, je me suis aperçu qu'ils ne le connaissaient pas du tout. J'ai trouvé injuste et extrêmement dommageable qu'un tel homme et ses idées si percutantes soient aussi peu enseignés, en France en tout cas. En lisant le beau livre de Bertrand Vergely : « Notre vie a un sens. » j'ai aussi noté qu'il ne faisait pas mention de V. Frankl qui a basé son attitude thérapeutique sur la recherche du sens. Il est vrai que ce livre est une approche plus philosophique.

En Autriche, en Allemagne et aux États Unis, l'analyse existentielle et la logothérapie ont rencontré un écho bien plus important. En France, certains se battent depuis longtemps pour diffuser cette pensée, à commencer, bien sûr par Georges-Elia Sarfati son traducteur en français, professeur à Paris et auteur de textes incontournables sur V. Frankl, qu'il en soit remercié.

Ainsi sans vouloir faire une étude complète de cette branche de la psychologie, j'ai voulu rendre hommage à ce chercheur énergique et attachant qu'était V. Frankl et lui rendre aussi justice, en tout cas mêler ma voix à celles de tous ces médecins et psychologues qui puisent en lui une inspiration pour soulager leurs patients.

Viktor Frankl était très fier de présenter son école comme la troisième école viennoise. Il y avait Freud et la psychanalyse basée sur la libido, Adler et la psychologie individuelle, fondée sur le sentiment social et la logothérapie de Viktor Frankl reposant sur le sens de l'existence. Ainsi, pour Viktor Frankl, bien des troubles névrotiques étaient liés à une perte plus ou moins complète du sens qui anime notre vie. Nous verrons plus en détail comment se développent ses conceptions et quelles sont ses techniques de soin.

À ce chapitre sur V. Frankl axé sur le sens, il m'est apparu intéressant d'y associer un autre sur C.G.Jung. Bien sûr

Jung est beaucoup plus connu en France et, depuis les années 75, ses idées se sont répandues. Cependant en 2011 a été publié en français son énorme ouvrage : le livre rouge (ou liber novus). Ce livre relance de manière passionnante la perception du personnage et la compréhension de l'œuvre qui tourne autour de cette expérience de plusieurs années de confrontation avec l'inconscient relatée dans ces pages. Ainsi, depuis cette parution, il est possible de proposer des commentaires nouveaux, d'apporter des éclairages différents sur cette œuvre immense.

Il m'a semblé que le thème central du sens chez Frankl avait une place importante chez Jung, que ces deux-là avaient sans doute beaucoup plus de points communs qu'il n'y semblait. Mon but n'a pas été de comparer les deux hommes ou leurs idées, mais de confronter leurs univers et leurs référentiels, d'exposer simplement leurs démarches scientifiques et leurs conceptions sous-jacentes.

Pour Jung, j'avais en tête le livre de Miguel Rojo Sierra ; « Introduction à la lecture de C.G.Jung. » que j'avais beaucoup apprécié et qui m'a été très utile dans ma pratique. En effet ce livre très simple offre un large panorama de la psychologie analytique de Jung. Aussi quand des patients recherchaient une amorce de compréhension de cette théorie ; je leur prêtais cet ouvrage et souvent ils avaient du mal à me le rendre. Un livre précieux donc. Mais c'est vrai que sa parution date de 1988 et il mérite d'être complété, ne serait-ce que par l'apport du livre rouge.

C'est dans cet esprit d'un exposé simple mais essentiel, personnel mais pratique que j'ai abordé ce chapitre Jung, sans perdre de vue le thème du sens qui magnifie cette œuvre si puissante.

Et puis Alfred Adler dont V. Frankl a rejoint le mouvement en 1925 tout jeune médecin mais qu'il a quitté assez rapidement. Alfred Adler, bien connu mais finalement assez peu lu de nos jours. Il a cependant écrit un livre intitulé « Le sens de la vie. » et il est intéressant de voir ce qui fait sens pour cet homme qui était au cœur de cette effervescence viennoise du XXème siècle.

J'ai complété cette première partie par un chapitre sur Jacques Lusseyran j'en expliquerai les raisons au début de ces pages.

Pour la deuxième partie, plus médicale, un maître mot : simplicité. Comment pourrait-on résumer les enseignements de 45 ans de pratique de l'acupuncture ? Je me suis inspiré du vieil adage qui dit qu'une conférence ne laisse un souvenir dans la tête des auditeurs que si elle développe une voire deux idées mais pas plus. J'ai donc limité mon propos à deux situations pathologiques qui me paraissent essentielles et qui sont porteuses d'un regard nouveau sur la maladie.

Nous retrouverons le thème du sens dans cette approche plus corporelle de l'homme et, sur le plan plus personnel, le fait d'extraire de nombreuses années de pratique une sélection d'informations, de les rassembler pour élaborer un livre et d'utiliser ce livre à fin de transmission du savoir, nous sommes là au cœur de la mécanique du sens selon V. Frankl.

# Première Partie

# Viktor FRANKL :
# La quête de sens

## Une enfance viennoise

Viktor Emil Frankl est né le 26 mars 1905 à Vienne dans une famille juive pratiquante installée au dernier étage du 6 rue Czernin, dans le centre ville près du Prater à peu de distance du cabinet de Sigmund Freud et d'un appartement occupé par Alfred Adler. Il a un frère aîné : Walter et une sœur cadette : Stella.

Son père Gabriel Frankl est originaire de Moravie du Sud, une province de la république tchèque (où sont nés Freud et Husserl, soit dit en passant) Il est le fils unique d'un modeste artisan relieur et la famille ne roule pas sur l'or, il faut régulièrement sauter des repas. Néanmoins Gabriel commence des études de médecine, qu'il sera assez vite obligé d'abandonner à cause des difficultés financières. Ses qualités de rigueur et d'honnêteté lui permettent d'entrer dans l'administration où il va faire une belle carrière qui va le mener au poste de secrétaire particulier du ministre des affaires sociales. C'est un homme profondément croyant et pratiquant mais avec des idées ouvertes et libérales. Le ministre s'aperçoit rapidement que son secrétaire évite les repas auxquels ils sont invités et envoie son cocher dans les villages voisins pour se procurer des aliments casher pour son collaborateur.

Gabriel Frankl est un père exigeant mais juste, il a des principes intangibles, un sens aigu du devoir et s'applique à lui-même une discipline spartiate. Il récompense ses garçons quand ils sont capables de lire sans se tromper la prière du vendredi soir en hébreu, ce qui arrive rarement. Il a cependant le défaut de s'emporter parfois ce qui peut le rendre brutal, néanmoins cela n'entame pas le très fort sentiment de sécurité que ressent le petit Viktor toute son enfance. Notamment il raconte cette scène où, aux environs de cinq ans, il se réveille un matin de vacances ensoleillé, il garde les yeux fermés et jouit d'un sentiment extatique de sécurité absolue, il se sent totalement à l'abri de tout danger .... « Lorsque j'ouvris les yeux mon père était là, penché sur moi et souriant. »[1]

Une inquiétude liée à une culpabilité somme toute bien naturelle se fait jour chez Viktor autour de ses huit ans. Ce sentiment est causé par l'émergence assez paradoxale de la sexualité dans cette famille si religieuse. En effet une servante délurée instaure un jeu érotique avec les deux garçons parfois réunis, parfois séparément. Elle les encourage à la dévêtir partiellement ou en totalité pendant qu'elle simule le sommeil. Puis ils peuvent « jouer » avec les parties les plus intimes de son corps. Évidemment elle leur réclame le plus grand secret, mais elle pousse la perversion à les menacer de tout divulguer aux parents quand elle veut obtenir leur obéissance. Ainsi s'instaure pendant des années une atmosphère de secret et d'ambiguïté coupable.

Néanmoins il est clair que le jeune Viktor sait utiliser avec malice et confiance les ressources de son imaginaire pour traverser les difficultés quotidiennes. Ainsi il s'invente toutes sortes de qualifications dans la recherche scientifique ou bien dans l'activité littéraire, comme cette nouvelle d'un jeune garçon qui tient un carnet dans lequel il inscrit tous les anniversaires des jours heureux. Le carnet est fictif mais les souvenirs sont bien conservés comme autant de remèdes à la tristesse. Et, bien sûr le recours à la religion : « Quand je dois faire face à une

1 Le sens de ma vie p18

déconvenue, je m'agenouille en imagination et je prie pour que rien de plus grave ne m'arrive. »[1]

La mère du jeune Viktor, Elsa Lion est une femme généreuse et également très religieuse. Elle appartient à une grande famille de Prague qui a compté des membres éminents tel le Maharal de Prague de son vrai nom Juda Loew ben Bezalel, un rabbin très connu du XVIème siècle pour ses ouvrages religieux mais aussi ses connaissances en mathématiques et en astronomie. Sa réputation était telle que la légende lui prête la création du Golem. Le Golem est un mythe ancien, il s'agit d'un personnage façonné à partir de l'argile et dans lequel est insufflée une âme, un être presque humain donc. Le Maharal l'aurait créé pour protéger la communauté juive de Prague qui était menacée à cette époque. Le Golem portait sur son front l'inscription EMET qui veut dire vérité, et il suffisait d'effacer une lettre pour signifier mort et donc pour le désactiver. Mais cette dernière opération se serait avérée difficile car le Golem était très grand et son front trop haut. Il a fallu une ruse consistant à lui demander de lacer ses chaussures pour pouvoir profiter de sa position accroupie et effacer la lettre.

Ce mythe du Golem a inspiré un roman éponyme de Gustav Meyrink en 1915 qui a eu une grande diffusion et a assuré la notoriété de son auteur. Un des personnages de ce roman est inspiré d'un écrivain et poète allemand Oskar Wiener qui n'est autre que l'oncle de la mère de V. Frankl que ce dernier verra mourir aveugle au camp de concentration de Theresienstadt.

La famille Frankl traverse les difficultés liées à la première guerre mondiale. Il n'est plus question de manger casher, on mange ce qu'on trouve et il n'est pas rare que le jeune Viktor prenne position dans les files d'attente de rationnement dès 3 heures du matin, relayé par sa mère à 7 heures 30 pour qu'il puisse aller à l'école.

Viktor Frankl est extrêmement attaché à sa famille, naturellement dans son enfance et son adolescence mais il s'en aperçoit un peu plus tard, quand interne en médecine, il doit

---

1 Idem p26

assurer des gardes dans les hôpitaux, alors le fait de ne pas dormir dans sa maison familiale lui est très difficile et il est obligé de se ménager régulièrement des retours au bercail. Ce lien très fort se manifestera tout au long de sa vie.

Il se vit comme une synthèse entre la rigueur, le perfectionnisme, la rationalité et la ténacité de son père et la grande sensibilité de sa mère. Synthèse des opposés qui apparut sur un test de Rorschach[1] qu'il pratiqua au tout début de son utilisation.

## Benjamin le précoce

Viktor Frankl brosse de lui un portrait attachant, sans fausse modestie certes, mais avec beaucoup d'humour, et nous verrons toute l'importance que celui-ci a dans son univers, avec bien des autocritiques, le tout donnant une impression de sincérité.

Ainsi ce qui frappe chez lui c'est la précocité, alors peut-être pas précocité au sens d'enfant surdoué, non, bien qu'il raconte comment il a passé le test de QI (décidément) avec un codétenu d'un camp de concentration et que ce test a montré un résultat au-dessus de la moyenne. À ce moment, dit-il, il a ressenti une grande peine car il a pensé que cette capacité intellectuelle ne trouverait pas à s'employer compte tenu des faibles chances de survie qu'il avait.

On peut mettre de côté sa vocation pour la médecine qu'il a ressentie dès l'âge de 3ans. En effet on peut penser que ce choix a dû enchanter son père, frustré de n'avoir pu mener ces études à bien.

On peut aussi mettre sur le compte de l'atmosphère religieuse dans la famille cette précocité à s'interroger sur les problèmes métaphysiques. Nous retrouverons chez Jung cette caractéristique. Ainsi à 4-5 ans, un soir avant l'endormissement

1 Le test de Rorschach est un test projectif qui consiste à dire ce que vous évoquent des taches d'encre. Il permet ainsi de déterminer les grandes lignes de la personnalité.

il est envahi par l'idée qu'il devra mourir un jour ou l'autre. Ce qui lui pose problème, ce n'est pas la peur de la mort (on peut le comprendre à cet âge) mais l'idée que le côté éphémère de la vie pourrait en réduire le sens. En d'autres termes, quel peut être le sens d'une vie, somme toute assez courte et qui se termine à coup sûr par la mort ? J'imagine qu'il n'a pas trouvé la réponse le soir même, et que cette question l'a taraudé une bonne partie de sa jeunesse. La réponse qu'il donne est que le caractère éphémère de la vie ne réduit pas son sens parce que rien de ce qui est advenu n'est perdu. Tout ce qui a été pensé, appris, créé ou expérimenté est conservé de manière irrémédiable dans le passé. Rien ni personne ne peut effacer ou annuler ce qui est engrangé de manière définitive. Ainsi chaque vie courte ou longue construit jour après jour son bilan unique et ineffaçable. La mort en certifiant un terme ne fait qu'exacerber le désir de compléter cette récolte.

On est frappé par la proximité de cette pensée avec la phrase de Vladimir Jankélévitch : « Celui qui a été ne peut plus ne pas avoir été : désormais ce fait mystérieux et profondément obscur d'avoir vécu est son viatique pour l'éternité. »[1]

C'est une pensée structurante pour V. Frankl, un des piliers sur lesquels s'appuie sa conception de l'homme et que nous retrouverons intégrée dans ses théories psychologiques.

Dans les années lycée V. Frankl confirme sa vocation médicale. Il suit des cours pour adultes de psychologie expérimentale, s'initie à l'hypnose qu'il pratiquera de manière épisodique. Dans le cadre de la section philosophie de ces cours pour adultes il est amené, à 16 ans, à donner une conférence sur le thème : « Le sens de la vie. » Il mesure à cette occasion le paradoxe pour un lycéen de traiter un tel sujet. Cependant il est habité, dès cet âge, par une idée assez précise sur ce thème du sens. L'idée qu'on ne recherche pas le sens de son existence. Ce n'est pas nous qui interrogeons la vie, mais c'est la vie qui nous interroge et à laquelle nous nous devons de répondre en comprenant le sens qui est requis et en le concrétisant dans un projet.

---

1 « L'irréversible et la nostalgie » V.Jankélévitch et « Le thérapeute et le soin de l'âme. » p98

Si on associe cette idée magnifique à la précédente concernant le passé réceptacle de toutes les expériences, témoin de toutes les réalisations, on peut déjà ébaucher une conception du temps avec un passé comme mémoire absolue, un présent où la vie nous interroge et nous sollicite, où nous devons saisir son message et un futur où, à partir de ce sens trouvé, nous projetons une action, une réalisation. Et, pour V.Frankl, la vie continue d'interroger la personne jusqu'à la mort.

À cette même époque il lit G.T. Fechner et y trouve l'idée que le monde est animé d'un principe d'équilibre. Grâce à ce processus naturel l'univers tend vers l'harmonie. Il publie en 1923 dans le complément jeunesse d'un quotidien un article où il critique l'adhésion trop stricte aux valeurs traditionnelles.

Il lit aussi « Au-delà du principe de plaisir. » de Freud et ce texte lui fait une très forte impression. Dans la foulée il écrit à Freud, qui lui répond; une correspondance s'installe pendant des années grâce à laquelle V. Frankl transmet au maître des observations qui lui paraissent intéressantes. Ainsi il envoie une étude qu'il a faite sur l'origine des mouvements mimiques d'affirmation et de négation que Freud fait publier dans le journal international de psychanalyse en 1924 (Frankl a 19 ans). Malheureusement tous ces échanges seront saisis par la gestapo avec les cas cliniques adressés par Freud.

V. Frankl débute une psychanalyse avec le géant barbu Paul Federn, proche de Freud, mais il interrompra assez vite cette démarche. Il est déjà en décalage avec la branche-mère.

Il rencontrera Freud en 1926 et celui-ci se souvient de son adresse au 6 rue Czernin, témoignant de la fréquence de leurs échanges épistolaires. Cependant V. Frankl s'est déjà rapproché d'Alfred Adler qui a publié dès 1925 un de ses articles dans la revue de son mouvement. Le titre : « Psychothérapie et vision du monde. » dans lequel Frankl ajoute, à côté de la démarche psychothérapique, une appréhension des motivations du patient, de ses représentations de lui-même et de sa conception de la vie en général.

Les adeptes de la psychologie individuelle autour d'Alfred Adler se retrouvent au café Siller et, en fonction de son jeune âge, V. Frankl est affublé du surnom de « Benjamin. »

Il y rencontre Oswald Schwarz un urologue spécialiste

des dysfonctions érectiles et passionné de psychologie qui sera un des pionniers de la psychosomatique et qui s'exilera en Angleterre pour éviter les camps. Il rencontrera aussi Rudolf Allers qui participa au premier cercle freudien puis rejoignit Adler et initiera le jeune Viktor à la philosophie de Max Scheler.

## Max Scheler le philosophe des valeurs... et Blaise Pascal !

Il est nécessaire de s'arrêter un peu sur Max Scheler tant ses idées ont trouvé un écho chez Viktor Frankl et ont nourri ses réflexions.

Max Scheler est né en 1874 à Munich, il suit des études variées, philosophie bien sûr mais aussi sociologie, géographie et économie politique. Il devient l'élève de Rudolf Eucken avec lequel il passe sa thèse ce qui l'intègre dans le vaste mouvement des philosophes de la vie. Mouvement qui cherche de multiples façons d'explorer tous les aspects de la vie et particulièrement ceux qui leur semblent avoir été délaissés, tel le monde intérieur et toute sa subjectivité. On retrouve des personnalités comme Soren Kierkegaard, les français Michel Henri et Henri Bergson et donc Rudolf Eucken chantre de « l'activisme éthique » qui représente pour lui l'effort que doit effectuer l'homme pour se transcender afin de réaliser ses valeurs spirituelles. Il obtiendra le prix Nobel de littérature en 1908 pour l'ensemble de son œuvre.

Quelques années plus tard Max Scheler rencontre Edmund Husserl et s'initie progressivement à la phénoménologie qui sera la seconde racine de sa philosophie. Ce qui intéresse Scheler dans la phénoménologie c'est son objectif d'approfondir les liens qui unissent la sensation, la perception et la connaissance. Tout commence par la sélection de l'objet qui est une étape active, puis les informations fournies par nos cinq sens, la façon dont nous traitons ces informations en organisant ces données donc en leur donnant du sens et en introduisant notre arrière plan subjectif. Comment dans ces conditions avoir une perception juste et réelle de l'objet ? Une des réponses données est de multiplier les perceptions, on pourrait dire d'examiner l'objet sous toutes les coutures, oui, mais il s'agit plutôt de varier le plus possible les angles d'approche.

Prenons un exemple, comment se faire une idée précise des résultats d'une élection en France. On peut naturellement interroger tous les partis qui ont participé à cette élection. On peut aussi demander l'avis de ceux qui en ont été exclus. On peut récolter les opinions de citoyens en fonction de leur âge, de leur sexe et de leur fonction sociale par exemple. Mais on peut aussi faire comme le magazine Courrier international c'est à dire réunir des articles commentant ces élections dans des journaux qui paraissent aux USA, au Japon, en Algérie ou en Israël etc...etc...pour obtenir ainsi des avis très différents les uns des autres.

L'objet élection française est perçu phénoménologiquement par l'unité synthétique de ces multiples perceptions.

Mais si on veut répondre à la question : ces élections ont-elles été justes ou utiles ? Dans ce cas on pose la question des valeurs (ce qui est bon ou mauvais, beau ou laid, utile ou dangereux etc...) et là on voit apparaître une différence notable entre Husserl et Scheler. Pour la phénoménologie voir une valeur c'est transformer le réel, c'est voir autre chose que ce qui est. L'exemple classique est la perception d'un crime qui peut être appréhendé de multiples façons, mais si on dit ce crime est monstrueux, on introduit alors une dimension qui n'est pas objectivement présente dans l'objet crime. Ce qui sépare les deux philosophes est la représentation de la valeur, pour Husserl la valeur est un attribut, une qualité de l'objet : le crime est monstrueux. Pour Scheler la valeur n'est pas un attribut, elle est un objet en soi, elle a son existence propre en tant qu'objet. Quand on perçoit le crime la valeur monstruosité (Scheler dirait la contre-valeur dans un tel cas) est saisie de manière intuitive et indépendante de l'objet crime. Pour Scheler l'expérience des valeurs précède toute expérience en général.

Dans sa représentation de l'homme il y a la sphère somatique c'est à dire physiologique, la sphère psychique et la sphère des valeurs qu'il appelle la sphère noétique (d'un mot grec qui signifie intuition). Pour Scheler cette sphère noétique caractérise l'être humain. Cette sphère échappe aux déterminismes qui règnent dans les étages somatique et psychique, elle est le siège du libre arbitre et de la responsabilité.

Ce qui ouvre les portes de cette sphère noétique ce sont les sentiments. Les sentiments donnent une connaissance immédiate et intuitive des valeurs et fondent ainsi la morale. La morale n'a plus de lien avec la raison comme chez Emmanuel Kant c'est le sentiment et notamment l'amour qui, par une perception affective intuitive, est le seul à pouvoir connaître les valeurs.

Cette conception des valeurs et de la morale, qui sera celle de V. Frankl, n'est pas neuve, elle se retrouve au XVIIème siècle chez Blaise Pascal qui parle de l'ordre du cœur.

Ce mathématicien de génie mort à 39 ans a vécu plusieurs vies tant son intelligence précoce lui a ouvert d'horizons. Mais certainement le basculement le plus important de son existence a eu lieu à l'âge de 31 ans où deux événements se sont succédé. Le premier est arrivé un jour où Blaise Pascal se rendait en carrosse chez un ami à Argenteuil. En passant le pont de Neuilly, les chevaux s'emballent et se jettent dans la rivière. Heureusement dans leur violence ils brisent les liens qui les unissaient au véhicule et B.Pascal se retrouve immobilisé au-dessus du vide. À cet instant il s'interroge sur une intervention divine.

Le deuxième événement a lieu la nuit du 23 au 24 novembre 1654, précisément entre 22h30 et 0h30 il vit alors subitement, une expérience mystique extatique. Il a la présence d'esprit de trouver une feuille de papier sur laquelle il va essayer de décrire ce qu'il ressent. Ce document, connu sous le nom de Mémorial, évoque surtout des sentiments de joie et de paix et fait l'éloge du christianisme. B. Pascal en fait tout de suite une copie sur parchemin censée durer davantage et coud les deux documents dans la doublure de son pourpoint. Il veillera à conserver ces deux feuillets à chaque changement de veste, ayant la nécessité d'un contact physique avec le témoignage de cette nuit qui restera comme « la nuit de feu. »

Nous verrons plus tard que ce dernier épisode crée un lien entre B. Pascal et V. Frankl mais sur le plan des idées il y a manifestement une parenté. B. Pascal définit trois ordres. L'ordre de la chair, l'ordre de l'esprit et l'ordre de la charité. Pour lui cela signifie l'ordre des instincts, l'ordre de la raison et l'ordre du cœur.

« Nous connaissons la vérité non seulement par la raison, mais encore par le cœur ; c'est de cette dernière sorte que nous connaissons les premiers principes, et c'est en vain que le raisonnement, qui n'y a point de part, essaye de les combattre. »[1]

Connaître les principes c'est naturellement entre autres connaître les valeurs.

« L'intuition du cœur est la partie la plus haute de l'intelligence, elle discerne et elle aime. »

« Plût à Dieu que nous n'eussions jamais besoin de la raison et que nous connussions toute chose par instinct[2] et sentiment ! Mais la nature nous a refusé ce bien ; elle ne nous a donné au contraire que très peu de connaissances de cette sorte ; toutes les autres ne peuvent être acquises que par le raisonnement. »

## Des bases théoriques déjà affirmées.

Ainsi sont en place très tôt les bases théoriques de la psychologie de Viktor Frankl, les 3 sphères somatique, psychique et noétique. Il préférera conserver ce terme de noétique qui a une connotation moins religieuse que le terme spirituelle. En effet il cherchera toujours à séparer les données psychologiques de la croyance.

Ainsi il existe une opposition entre les sphères somatique et psychique qui sont horizontales, exposées aux

1 Pensées 479
2 Lire intuition

déterminismes psychologiques et biologiques, et la sphère noétique qui est verticale, transcendante, indépendante des déterminismes et donc responsable.

Incontestablement la psychologie de V. Frankl est une psychologie de la responsabilité surtout morale de l'homme. Il accepte l'idée de déterminismes naturellement mais en dernier ressort l'homme peut les réduire et le dernier mot reste toujours aux valeurs. Il s'éloigne de l'idée d'un inconscient tout puissant qui s'impose au Moi.

Quelles sont ces valeurs qui sont à l'origine du sens ? Viktor Frankl les divise en trois catégories : les valeurs d'Éros, les valeurs de Pathos et les valeurs d'Ethos. À ces trois catégories s'en ajoute une quatrième les valeurs d'Histoire[1]

Les valeurs d'Éros ou valeurs d'expérience « se réalisent dans une relation de réceptivité à l'égard du monde, par exemple quand nous nous abandonnons à la beauté de la nature ou d'une œuvre d'art. »[2] Naturellement les relations à autrui, les relations d'amour entrent dans cette catégorie, relations amicales, familiales ou amoureuses. D'une manière générale ces valeurs représentent l'ensemble des enrichissements que l'on reçoit de notre environnement.

Les valeurs de Pathos ou valeurs de créativité incluent l'activité professionnelle, la création d'une œuvre dans quelque domaine que ce soit, l'implication dans une cause que l'on défend. Ces valeurs regroupent tout ce que l'on apporte au monde.

Les valeurs d'Ethos ou valeurs d'attitude recouvrent toutes les manières d'affronter la souffrance avec dignité. « Ces valeurs sont l'ensemble des postures existentielles que nous sommes susceptibles d'adopter lorsque nous sommes confrontés à la finitude, ou que nous rencontrons des limites ( les nôtres ou celles que nous impose un environnement.) »[3]

---

1 Cette catégorie de valeurs a été proposée postérieurement avec beaucoup d'à propos par William Breitbart qui est un psychiatre américain travaillant à New York en collaboration avec un service de cancérologie.

2 V.Frankl « Le thérapeute et le soin de l'âme. » p 108

3 G.E.Safati « Manuel d'analyse existentielle et de logothérapie « p104

Les valeurs d'Histoire ou valeurs testamentaires qui représentent l'ensemble des formes que peuvent prendre la transmission, le témoignage ou la donation. Valeurs d'Histoire car le choix se fait au présent en tenant compte d'acquis passés et à destination de personnes qui en profiteront dans un futur plus ou moins lointain. Par exemple les ouvrages de V. Frankl, sont écrits en puisant dans les expériences passées pour transmettre des conceptions à des thérapeutes qui ont pu les assimiler y compris après 1997 date de sa mort.

Pour V. Frankl ces valeurs sont des données culturelles qui préexistent au sujet. Cette sphère noétique est présente dès la naissance. « Elles se sont cristallisées au cours de l'évolution de notre espèce, elles sont fondées sur notre acquis biologique et s'enracinent au plus profond de notre complexion biologique. »[1]

Ces valeurs vont inspirer des actions qui auront du sens pour la personne.

Dans une situation de vie particulière, la personne se trouve devant un choix entre de multiples possibilités d'actions. Sa conscience morale va choisir une valeur qui propose une orientation de sens qui débouchera sur un projet sensé concret. Par exemple la valeur choisie est une valeur de pathos, elle oriente vers le sens d'un engagement solidaire qui débouche sur le projet d'un travail dans une ONG.

Chaque personne est unique, chaque situation de vie est unique et ne se reproduira jamais. Dans cette situation précise, la vie interroge la personne qui doit trouver ce que la vie attend d'elle. Il n'y a qu'une seule réponse à cette interrogation et elle doit être trouvée.

« Il y a dans notre être une multitude de possibilités différentes. Nous actualisons une possibilité unique et, en agissant ainsi, nous déterminons notre existence en tant que telle. À aucun moment de sa vie l'être humain n'échappe au mandat qui lui incombe de devoir choisir parmi plusieurs possibilités. »[2]

1 V.Frankl « Retrouver le sens de la vie. » p120
2 V.Frankl « Le thérapeute et le soin de l'âme. » p140

Viktor Frankl illustre le choix de la seule vraie réponse par le récit d'une péripétie qui s'est produite lors d'une conférence qu'il donnait aux USA dans une université de théologie.

Pour que son intervention soit interactive, Viktor Frankl distribue des petits cartons sur lesquels les étudiants peuvent inscrire des questions en lettres majuscules. Ces cartons sont regroupés par l'animateur, professeur de théologie, qui les présente au conférencier, mais il en a retiré un qui lui semble incohérent. Bien sûr Frankl est intrigué par ce document éliminé. Il tient à le consulter et, ce faisant, il juge que la question qui y est proposée est pertinente. Pourquoi ne pas la retenir ? L'animateur s'en défend : Comment comprenez-vous 600 dans votre philosophie de l'existence ? » Cela lui paraît une question absurde. Oui, mais Frankl n'a pas fait la même lecture. Il a compris GOD et non 600. La question devient alors : « Quelle est la place de Dieu dans votre conception de l'existence ? »

Il est intéressé et amusé par cet incident paradoxal qui voit un professeur de théologie interpréter 600 alors que le neurologue qu'il est, a interprété GOD = Dieu.

Il garde une photo de ce carton et l'utilisera dans ses conférences. Il constatera alors que les deux interprétations sont aussi fréquentes l'une que l'autre.

De toute façon cet épisode lui semble illustrer de manière nette le fait qu'à la question que nous pose la vie, il n'y a qu'une seule réponse juste (GOD = Dieu) et qu'il faut la trouver

« Dans sa recherche de réponse au questionnement de la vie, c'est à dire dans sa recherche de sens, l'homme est poussé et guidé par sa conscience. La conscience peut être définie comme une aptitude intuitive, qui lui permet de trouver, de flairer la signification d'une situation. Comme cette situation est quelque chose d'unique, elle ne tombe pas sous la loi générale, logique, prévisible...»[1]

L'homme est libre de répondre à une question que lui pose la vie mais il est responsable du fait que sa réponse est la

---

1 Idem p190

bonne. Rappelons que la signification d'une situation doit être trouvée, elle n'est pas donnée. L'être humain doit la découvrir.

Il doit être conscient qu'il peut se tromper de réponse et s'engager dans une voie erronée. Mais cette possibilité d'erreur ne le dispense pas de courir ce risque.

« Dans un temps où les 10 commandements semblent perdre leur inconditionnelle validité, l'être humain doit plus que jamais apprendre à écouter les 10 000 commandements qui surgissent des dix mille situations qui tissent la trame de la vie. »[1]

Toute cette conception peut être résumée par cette belle phrase de Goethe : « Comment pouvons-nous apprendre à nous connaître ? Jamais par la réflexion, mais par l'action. Essayez de faire votre devoir et vous trouverez bientôt qui vous êtes. Mais quel est votre devoir ? Les exigences de chaque jour. »[2]

Dans ces milliers d'occasions d'être interrogé par notre vie, V. Frankl pointe l'exigence d'une élasticité spirituelle. Il entend par là une facilité qui doit être entretenue de mobiliser des valeurs de différentes catégories et non de s'enraciner dans une seule valeur qui aura été très utile dans plusieurs situations.

Il cite un cas clinique qui peut tout à fait illustrer cette notion d'élasticité.

Il s'agit d'un jeune homme qui souffre d'une grosse tumeur du rachis qui est inopérable. Il a été obligé de cesser son travail, perdant ainsi des occasions de réaliser des valeurs de Pathos (créativité). Cependant, pendant son séjour prolongé à l'hôpital il a développé des valeurs d'Éros, en discutant avec les autres malades, leur offrant une écoute attentive, leur prodiguant des encouragements avec gentillesse, mais aussi en écoutant des musiques qui le touchent ou en lisant des livres inspirants. Mais voilà, sa tumeur évoluant défavorablement, il perd progressivement la possibilité d'exercer ces activités. Que lui reste-t-il ? Eh bien il lui reste les valeurs d'Ethos. Il lui reste la liberté de vivre avec dignité et courage sa fin de vie et c'est ce qu'il fait. Quand la décision est prise de mettre fin à ses souffrances il insistera pour que l'injection finale se fasse le soir

---

1 Idem p191
2 Idem p 120

et non la nuit comme prévu pour soulager le jeune médecin responsable.

Ainsi cet homme a utilisé toutes les facettes des valeurs pour répondre aux exigences de sa vie difficile mais réussie selon Frankl.

## Les années d'avant guerre

En 1926, lors de conférences auxquelles il participe à Berlin, Francfort, Düsseldorf V. Frankl nomme logothérapie ce traitement qui donne toute son importance au sens (logos signifie sens, raison ou esprit). Pour lui il s'agit d'un prolongement de la psychologie individuelle d'Alfred Adler.

Cependant en 1927 lors d'une réunion publique dans la grande salle de conférence de l'Institut d'histologie de Vienne, les cartes vont être rebattues. C'est la grand-messe de la psychologie individuelle, chacun va y exposer ses conceptions. Aux derniers rangs se sont installés des freudiens qui ne participeront pas aux débats, mais qui sont venus pour information, et, il faut bien le dire, pour assister à l'évolution des tensions qui se font jour dans ce mouvement. Ils ne sont pas mécontents d'observer la mise en difficulté d'Alfred Adler qui se trouve dans la même situation qu'avait vécue Sigmund Freud lors de la défection d'Adler du mouvement psychanalytique.

Schwarz et Allers, les deux mentors de Frankl, en désaccord avec la ligne officielle d'Adler, annoncent publiquement qu'ils quittent le mouvement de la psychologie individuelle. Tous attendent la réaction d'Adler, la tension monte. Finalement celui-ci exhorte les jeunes du mouvement à prendre parti. V. Frankl se sent obligé de prendre la parole. Il ne peut qu'affirmer sa proximité avec ses deux professeurs, mais il développe l'idée que ces différences de position ne sont pas incompatibles avec le mouvement de la psychologie individuelle au sein duquel il compte bien rester.

Il ne s'agit pas, pour Viktor Frankl d'une position diplomatique ou d'une quelconque attitude stratégique. Il est et restera persuadé que son orientation s'inscrit dans les recherches initiées par Adler.

Cependant, dans les semaines qui suivent Adler ne lui adresse plus la parole et ne répond pas à ses saluts. A-t-il jugé que ses positions n'étaient pas assimilables par le mouvement de la psychologie individuelle, ou bien a-t-il été profondément blessé de cette émancipation affichée en présence de tous ces freudiens. Toujours est-il que Viktor Frankl ne tarde pas à être exclu du mouvement.

Frankl conclut qu'ainsi il a traversé les deux écoles viennoises de psychothérapie de manière accélérée, en 1924 un article publié par Freud, en 25 un autre publié par Adler et en 27 à l'âge de 22 ans, le voilà fondateur de la troisième école de Vienne, l'école du sens !

En parallèle, V. Frankl qui n'est pas un homme inactif, occupe à 19 ans, et pour quelques mois, le poste de délégué autrichien des lycéens socialistes. Il donnera aussi des conférences pour les étudiants de la même obédience. Tout comme il cherche sa place entre Freud et Adler il cherche aussi une voie entre Marx et le socialisme.

Ainsi ce tout jeune homme acquiert une bonne maîtrise de la communication et surtout de la prise de parole en public. Il manifeste d'ailleurs un certain plaisir à ces occasions et notamment plaisir à capter son auditoire et à le mener où il a prévu de le faire. Il compare cette position à celle du potier qui façonne la terre. Comme tous les bons orateurs, il utilise des techniques de communication qu'il découvre peu à peu. Ce qui est sûr, c'est qu'il se sert volontiers de l'humour pour faire rire la salle et ainsi détendre l'atmosphère et améliorer l'attention du public. L'humour peut aussi éviter de répondre à une question embarrassante en faisant une boutade ou bien désamorcer l'agressivité d'une intervention. Ainsi, au cours d'une conférence sur les troubles sexuels, un jeune homme l'interpelle : « M. le professeur vous traitez de ces difficultés sexuelles courantes, mais enfin avec votre travail hospitalier, votre poste d'enseignant et de conférencier à travers le monde, comment pouvez-vous trouver le temps de satisfaire votre propre vie sexuelle et d'en connaître les arcanes ? » À cela Frankl répond : « Votre question me fait penser à une histoire de chez nous. L'histoire d'un boulanger qui fait du très bon pain et qui est à la tête d'une famille de 10 enfants. Un jour un de ses clients lui pose cette question : « Mais enfin René, je me demande comment, la nuit, tu trouves le temps de faire du si bon pain ? »[1] La salle rit... l'art de retourner un auditoire.

Assurément l'humour occupe une place importante chez cet homme, c'est une tournure d'esprit naturelle, c'est un regard sur le monde, les réparties spontanées et improvisées témoignent de cet univers intérieur. Cependant il y a au moins deux aspects à souligner en rapport avec l'humour chez lui.

Partons d'une autre histoire qu'il raconte volontiers, celle d'un homme qui recherche l'emplacement d'une maison close dont on lui a vanté les mérites, dans une ville polonaise qu'il ne connaît pas. Il cherche à se renseigner, mais personne ne se présente pour l'aider. Puis, un vieux juif appuyé sur sa canne apparaît au coin de la rue. Oui, mais comment lui demander une telle chose ?

L'homme s'approche du vieillard et dit : « Dites-moi monsieur, pouvez-vous m'indiquer la maison du rabbin ? » « Mais bien sûr, répond le vieil homme, c'est facile, c'est la maison aux volets verts. » Alors notre homme enchaîne : « Comment mais le rabbin habite juste au-dessus de la maison close !? » « Mais non ! Quelle horreur ! Mais non voyons... la maison close c'est la maison à la façade jaune un peu plus loin ! »[2]

Ce qui fait le ressort de cette blague, qu'on retrouve d'ailleurs dans la blague précédente, et, dans le fond dans l'épisode du GOD-600 aussi, c'est un basculement inattendu. La situation paraît évidente, il n'y a pas vraiment de solution satisfaisante, et puis soudain un regard neuf abordant le problème sous un autre angle apporte une résolution qui surprend.

On peut dire que ces petites histoires très simples distillent une façon d'être face à des situations délicates. Je dirais qu'il y a de l'Edward de Bono chez Viktor Frankl. Je profite de l'occasion pour saluer Edward de Bono, qui a toute sa vie, à travers ses nombreux ouvrages, cherché à optimiser notre réflexion, augmenter notre créativité et déterminer des lois

1 Le sens de ma vie p30
2 Idem

logiques, voire mathématiques qui régissent la découverte de solutions dans des situations désespérées. C'est le thème de son livre le plus connu : « La pensée latérale ». Comment illustrer cette quête mieux qu'en racontant une dernière petite histoire issue de ce livre.

L'histoire se passe en Angleterre il y a fort longtemps. Un vieil usurier tient à la gorge un marchand qui lui doit beaucoup d'argent. Il propose à son débiteur d'effacer sa dette en échange d'une promesse de mariage avec la jeune et très jolie fille du marchand. Solution bien sûr inacceptable, aussi, par ruse l'usurier propose le protocole suivant : il mettra un caillou blanc et un caillou noir dans une bourse, la jeune fille en tirera un à l'aveugle. Si elle tire le noir elle l'épouse et la dette du père est annulée. Si elle tire le blanc, elle reste vivre avec son père qui voit sa dette également annulée. Le marchand et sa fille acceptent mais, quand la jeune fille voit le prêteur ramasser les cailloux dans l'allée gravillonnée, elle s'aperçoit qu'en fait il en prend deux noirs ce qui la terrifie.

Comment peut-elle réagir à cette situation ? Existe-t-il une solution à ce problème ? C'est la question que nous propose Edward de Bono. Dénoncer la tricherie ou refuser ce tirage entraînerait la condamnation du père.

Sa solution : la jeune fille plonge sa main dans la bourse et en retire un caillou qu'elle dissimule. Elle fait un pas en avant et s'entrave légèrement, laissant tomber le caillou dans l'allée de gravier où il se perd instantanément. « Que je suis maladroite, mais qu'importe, il suffit de sortir le caillou restant pour connaître la couleur de celui que j'avais choisi. »

Ainsi en est-il de la pensée latérale qui recherche des solutions dans les marges de la logique. E.de Bono commente ainsi : « Le caillou restant est évidemment noir ; il faut donc supposer qu'elle a tiré le blanc, puisque l'usurier n'osera pas reconnaître sa malhonnêteté. C'est ainsi qu'en utilisant la pensée latérale, la demoiselle transforme ce qui semble une situation sans issue en une situation extrêmement avantageuse. Elle est en fait dans une meilleure position que si l'usurier avait été honnête[1]. »

[1] 1E.de Bono La pensée latérale p20.

Si je me permets d'évoquer E. de Bono à propos de V. Frankl c'est que je l'ai connu bien avant de connaître V. Frankl et sa vision rafraîchissante m'a peut être inspiré des techniques à intégrer dans une psychothérapie. Ainsi la technique qui consiste à faire imaginer au patient qu'il n'a plus que quelques jours ou quelques heures à vivre et qu'il doit faire un bilan de sa vie. Cette technique s'adressant à des personnes pas très âgées, les amène à analyser non seulement leur bilan passé, mais également ce qu'ils pourraient faire des années encore nombreuses qui leur restent à vivre. Il s'agit là encore d'un retournement de perspective. Cette technique est utilisée par V. Frankl et décrite sous le nom de « logodrame »[1]

Enfin pour clore ce chapitre, l'humour, chez V. Frankl nous renvoie à la sphère noétique et à son attribut : la double transcendance. La double transcendance c'est l'auto-distanciation et l'auto-dépassement. Pour bien comprendre ce dont il s'agit, prenons l'exemple le plus simple d'une souffrance. Dans ce cas il est bien clair que toute souffrance physique ou psychique qui peut être soulagée par un traitement médicamenteux ou autre, doit l'être. Il n'est pas question d'accepter une souffrance qui peut être supprimée ou atténuée. Malheureusement il existe encore de nombreux cas où la souffrance reste irréductible (moins de cas que du temps de V. Frankl mais encore trop.) Il peut aussi s'agir d'une confrontation douloureuse avec la finitude de l'existence.

L'auto-distanciation, c'est la mise à distance de la souffrance et précisément l'humour est une arme puissante pour introduire un espace de liberté et de vie entre la personne et la souffrance, à côté d'autres armes, bien sûr.

L'auto-dépassement c'est, à partir de nos valeurs (de la sphère noétique), la recherche d'un sens que l'on peut attribuer à cette situation de souffrance. Bien sûr les valeurs d'Ethos seront plus facilement mobilisées dans ce cas.

---

1 Pour ceux qui veulent l'approfondir je conseille le livre de G.E.Sarfati : « Manuel d'analyse existentielle et de logothérapie. » p296

Frankl cite Goethe : « Il n'est aucune situation difficile que nous ne puissions ennoblir soit en faisant, soit en subissant. »[1]

D'une manière générale l'auto-dépassement c'est devenir meilleur grâce à cette noodynamique qui, de plus, contribue à assurer un bon équilibre de santé quand elle est mobilisée. Et là encore Goethe résume de manière sublime cette conception ;

« Si nous prenons les gens tels qu'ils sont, nous les rendons pires. Si nous les traitons comme ils devraient être, nous les aidons à devenir ce qu'ils sont capables de devenir. »[2]

Ainsi l'humour n'est pas chez Frankl qu'un artifice oratoire ou un joyeux trait de caractère mais aussi une arme de protection au service des valeurs.

Quand on aborde avec lui cette facette de conférencier, Frankl dit qu'il ne se considère pas comme un grand penseur mais comme un penseur opiniâtre et travailleur. Chaque intervention en public est préparée minutieusement et longuement, parfois par des centaines de notes, mais jamais par un texte entièrement rédigé. S'il se reconnaît une qualité hors du commun, c'est une sorte d'intuition de la personne qu'il associe d'ailleurs à son talent de dessinateur. Il en parle ainsi :

« En tant que dessinateur de même qu'en tant que psychiatre, je suis à même de détecter le point faible ou le handicap d'une personne. Mais en tant que psychiatre, ou plutôt que psychothérapeute, je suis aussi capable de voir le potentiel de sens qui gît en elle, de l'aider à changer une épreuve ou une situation apparemment dénuée de signification en occasion d'authentique accomplissement. »[3]

Frankl est un homme fondamentalement optimiste. Pour lui la vie réserve des solutions à celui qui fait preuve de courage et de responsabilité : « Je reste convaincu qu'en dernière analyse, toute situation, même la plus extrême, contient en elle-

---

1 Le thérapeute et le soin de l'âme p177

2 Idem p71

3 Le sens de ma vie p54

même une promesse de sens. Dans une large mesure, cette conviction est au fondement de la logothérapie. »[1]

Nous sommes en 1928, Frankl a quitté Adler, il est étudiant en médecine et il s'investit dans la création et l'animation de centres de consultation et de conseil pour la jeunesse de Vienne et d'autres grandes villes d'Autriche. Sans doute ce faisant pense-t-il à son père qui, dans sa fonction d'assistant du ministre des affaires sociales, avait, lui aussi contribué à l'installation de centres de protection de l'enfance et de la jeunesse.

Au cours de ses nombreuses consultations, V . Frankl reçoit une confirmation de l'importance du sens de la vie dans la pathologie des jeunes gens, et ceci d'autant plus que commence la grande crise de 1929 qui va entraîner de graves perturbations sociales

Il distingue trois stades de gravité croissante pour la perte du sens : la frustration existentielle, la détresse existentielle et le vide existentiel. L'origine de cette perte de sens n'est pas une atteinte de la sphère noétique car, pour V. Frankl cette sphère des valeurs n'est jamais atteinte par la maladie, c'est une part toujours saine de la personne. Ce qui est perturbé c'est la noodynamique, c'est à dire la liaison entre les valeurs et le reste de l'être.

À l'origine de cette perturbation ce sont essentiellement des causes socio-historiques, et on peut le comprendre chez cette population qui n'a eu qu'une petite dizaine d'années pour se remettre de la grande guerre avant qu'elle ne subisse les affres de la grande dépression de 29.

Il y a perte de sens et cette perte de sens est, pour lui, le fondement d'une névrose spécifique, la névrose noogène. Celle-ci se manifeste par trois symptômes majeurs : la dépression, les addictions et la violence. (Somme toute, bien des points communs pourraient être trouvés avec la période actuelle et l'aggravation liée à la crise de la Covid19)

Ainsi Viktor Frankl va s'attacher à développer et à sophistiquer des réponses simples et spécifiques à cette névrose qui lui apparaîtra de plus en plus comme la maladie de cette

---

1 Idem

société contemporaine. Et les résultats sont là : 1931 est la première année où on ne dénombre aucun suicide dans la population des étudiants viennois

En 1930 V. Frankl termine sa formation médicale et confirme son choix pour la psychiatrie et la neurologie. Pour la psychiatrie la décision a été facilitée par un de ses amis qui lui a cité la phrase de Soren Kierkegaard : « Ne désespère jamais de vouloir devenir celui que tu es ! »[1]. Cet étudiant me dit que j'étais fait pour la psychiatrie et que je devais avoir la lucidité de reconnaître cette disposition.[2]

Pour la neurologie, V. Frankl le dit à qui veut bien l'entendre : dans la vie il a trois passions : l'alpinisme, les jeux de hasard et...la chirurgie du cerveau..

Il pratiquera l'alpinisme toute sa vie et jusqu'à un âge avancé et sera plus fier des trois voies alpines qui portent son nom que des titres universitaires honorifiques qu'il récoltera.

Les centres de conseil pour étudiants attirent l'attention à l'internationale. V. Frankl est ainsi amené à rencontrer Wilhelm Reich à Berlin et Otto Pôtzl à Prague qui représentera progressivement pour lui une image bienveillante et paternelle. C'est sous sa direction qu'il travaille pendant deux ans à la clinique psychiatrique de l'université avant de parfaire sa formation en neurologie puis de diriger le pavillon des femmes suicidaires de l'hôpital du Steinhof.

En 1937 Frankl ouvre un cabinet privé de neurologie et de psychiatrie, mais en mars 1938 les troupes allemandes marchent sur l'Autriche : c'est l'Anschluss !

Rapidement il devient interdit aux juifs de soigner des non-juifs. V. Frankl accepte la proposition qui lui est faite de diriger le service de neurologie de l'hôpital Rothschild, situation qui lui permettra de repousser l'échéance de la déportation de sa famille. Le travail ne manque pas à cause de la fréquence des tentatives de suicide chez les juifs. Il met au point une technique d'injection intraventriculaire pour les cas les plus graves. Les problèmes éthiques sont complexes, Frankl est attaché au fait de vivre son existence jusqu'au bout quelles qu'en

---

1 Idem p53
2 Le sens de ma vie p53

soient les conditions, mais en même temps il pense qu'on ne peut demander à personne d'être un héros ; chacun est responsable de sa vie. Il cite une observation où un cas de conscience particulier se pose. Le cas d'un patient atteint de graves crises d'épilepsie qui heureusement sont améliorées par un traitement médicamenteux. L'homme n'a plus de crises comitiales, mais par contre il manifeste depuis son amélioration, des poussées de colères irrationnelles qui l'amènent à crier dans la rue et à vociférer des injures contre Hitler. La décision fut prise d'arrêter le traitement tant il était plus dangereux de manifester un tel comportement que de souffrir d'épilepsie.

Le Dr. Pötzl était membre du parti national-socialiste mais il a eu une attitude généreuse et courageuse pendant toute cette période. Il faisait transférer des malades juifs nécessitant une intervention chirurgicale dans son service. Puis une loi fut promulguée qui organisait l'euthanasie des malades mentaux. Pour contourner cette loi, Frankl établit des faux diagnostics qui permirent à des psychotiques de séjourner dans une maison de retraite pour juifs et ainsi d'éviter l'exécution pure et simple. Le Dr. Pötzl fit de même avec de faux certificats protégeant les malades mentaux.

Frankl raconte un épisode tragique : en compagnie d'une assistante sociale, il va chercher un couple de juifs dont la femme est psychotique, car les personnes qui les hébergeaient ne peuvent plus le faire. Le convoi de trois taxis prend la direction de la maison de retraite protectrice. Assez rapidement le taxi transportant la femme change de direction et s'écarte de la trajectoire des deux autres. Frankl s'en étonne auprès de l'assistance sociale. L'explication est simple, cette femme, dans l'espoir de se sauver s'est convertie, elle n'est donc plus juive, et, de ce fait ne peut plus intégrer la maison de retraite réservée aux juifs. Elle est donc dirigée vers l'hôpital du Steinhof où sa vie est condamnée. Ainsi sa décision de se convertir qui aurait pu la sauver a signé son arrêt de mort.

En 1941 V. Frankl épouse Tilly Grosser. Ce qui l'a séduit : sa beauté, sa grande humanité, son intuition et deux épisodes riches de sens pour lui.

Le premier survient un soir d'angoisse où ils savent tous les deux que la protection dont ils disposent du fait de son travail d'infirmière est supprimée. Ils peuvent donc être déportés du jour au lendemain. Ils sont chez la mère de Tilly, on sonne à la porte et personne n'ose aller ouvrir. Quand l'un d'eux se décide, la porte s'ouvre sur un délégué du service de la communauté juive qui annonce qu'elle est affectée à un autre poste ce qui prolonge donc la protection. Le commentaire de Tilly : « On a beau dire Dieu c'est quand même pas rien. »[1] a plu à Frankl.

Un autre soir, Frankl est appelé à l'hôpital pour un suicidé à l'heure du dîner. Il part immédiatement et naturellement il rentre très tard. Malgré l'heure, Tilly l'a attendu pour manger et dès son entrée elle lui demande des nouvelles du patient. Humanité qui touche particulièrement Frankl.

Quelques mois après leur mariage, ils sont obligés de pratiquer un avortement, la grossesse étant interdite aux femmes juives sous peine de déportation.

C'est dans ce contexte que V. Frankl écrit : « Le médecin et l'âme. » il y résume ses acquis en matière de psychologie et jette les fondations de la logothérapie et de l'analyse existentielle. Un manuscrit essentiel pour lui.

Un matin de 41 il est tiré de son sommeil par le téléphone. C'est la gestapo qui lui ordonne de se présenter au quartier général avec des vêtements de change. Tout cela annonce une déportation. Il s'y rend et est interrogé au sujet d'un homme suspecté d'espionnage par les SS et qui vient de s'enfuir à l'étranger. Puis l'officier allemand lui demande : « Vous êtes psychiatre, n'est ce pas ? Comment soignez-vous quelqu'un qui souffre d'agoraphobie ? Il se trouve que l'un de mes amis présente ces troubles. Que me conseillez-vous de lui dire ? » Frankl lui répond : « Dites lui que dans le cas où il serait pris d'une attaque d'agoraphobie, il devra se dire à lui-même : « J'ai très peur de mourir dans la rue. Eh bien c'est parfait, c'est exactement ce que je veux. Je vais m'effondrer et les gens feront un cercle autour de mon corps inerte... »[2]

---

1 Le sens de ma vie p118

2 Idem p115

Il conseille donc à cet officier de pratiquer l'intention paradoxale. Il faut croire que cette prescription a été utile car Frankl gagne encore un sursis d'un an avant sa déportation. Il est vrai que l'ami en question devait être le consultant lui-même.

Enfin V. Frankl est convoqué au consulat américain pour recevoir son visa d'émigration vers les USA, c'est la porte du salut qui s'ouvre, mais voilà, il hésite. Doit-il partir, se sauver et laisser ses parents à Vienne, avec à coup sûr une déportation pour eux ? Doit-il leur dire adieu ? Au sortir du consulat il est plongé dans ses réflexions, et en vient à penser : tout de même c'est un choix terrible, une telle situation mériterait bien un signe du ciel !

Il rentre chez lui au 6 rue Czernin et là, son regard est attiré par un morceau de marbre qui est posé sur la table. Il demande à son père l'origine de ce fragment de pierre. Celui-ci répond : oh c'est un morceau de marbre que j'ai ramassé dans les ruines de notre synagogue. Il parle du Leopoldstädter Temple, la plus grande synagogue de Vienne, qui a été incendiée dans la nuit du 9 au 10 Novembre 1938 appelée aussi « nuit de cristal » le premier grand pogrom organisé par le nouveau reich.

Une lettre est gravée sur ce fragment de pierre, c'est la première lettre du mot hébreux Kabed qui signifie « honore ». C'est donc le début du cinquième commandement du décalogue : « Honore ton père et ta mère afin que tes jours se prolongent sur la terre que le créateur Dieu t'a donnée. » Commandement dont une représentation ornait la façade de la synagogue.

« En mon for intérieur, je résolus sur l'instant de rester « sur terre » auprès de mes parents, et je renonçai à mon visa.

Il se peut très bien qu'au fond de moi, ma décision fût déjà prise depuis longtemps ; et que cet « oracle » n'ait été en réalité qu'un écho de la voix de ma conscience. Autrement dit, ce morceau de marbre avait eu sur moi l'effet d'un test projectif. Quelqu'un d'autre que moi n'y aurait sans doute rien vu d'autre que du CACO3 (carbonate de calcium) »[1]

1 Idem p114

# Les camps de concentration

## Le choc de l'arrivée :

En 1942 Viktor Frankl, sa femme et ses parents sont déportés vers le camp de Theresienstadt installé depuis octobre 41 dans une petite forteresse ancienne située dans la république tchèque actuelle. La fonction de ce camp est de regrouper les juifs de Prague puis les juifs allemands âgés ou bénéficiant d'une certaine notoriété. Regroupement avant un transfert en train vers les camps d'extermination Tréblinka, Auschwitz etc...

Dans ce camp considéré comme un camp modèle V. Frankl fait la dure expérience de l'univers concentrationnaire car très vite après son arrivée et quelques heures de travail, il est ramené à son baraquement avec 31 blessures de différentes gravités par un repris de justice viennois brutal et sans envergure « une petite frappe » dit-il. Cet homme a été choisi parmi les prisonniers par les SS pour être capo c'est à dire gardien. Les SS sélectionnaient les individus les plus violents susceptibles de remplir leur fonction de contrôle avec brutalité. Si ces capos n'assuraient pas leur rôle ils redevenaient de simples prisonniers d'où leur zèle.

Viktor Frankl aura de nouveau affaire à cet homme brutal mais cette fois dans des conditions très différentes. Un transfert est organisé, auquel Frankl participe jusqu'au moment où le capo intervient en le retirant violemment de la file et en le remplaçant par un autre détenu. Quand on sait la fréquente et funeste destination de ces transferts on peut penser que cet homme lui a sauvé la vie dans cette circonstance. Complexité des êtres.

Dans ce camp V. Frankl croise régulièrement sa femme et ses parents. Il voit son père de 81 ans s'affaiblir à cause de la privation de nourriture. Il souffre d'un œdème pulmonaire qui va l'emporter. Dans ses derniers instants son fils lui fait une injection de morphine grâce à une ampoule introduite illégalement dans le camp. S'ensuit le dialogue suivant :

« As-tu toujours mal ?

« Non.

« As-tu besoin de quelque chose ?
« Non.
« Veux-tu me dire quelque chose ?
« Non.

« Je l'embrassai et je partis. Je savais que je ne le reverrai plus vivant mais j'éprouvais le sentiment le plus merveilleux qu'on puisse imaginer. J'avais fait tout ce que je pouvais. J'avais choisi de rester à Vienne pour mes parents, et maintenant je venais d'accompagner mon père, à la limite de ses forces, en lui évitant l'inutile agonie de la mort. »[1]

Par la suite, chaque fois qu'il rencontrera sa mère, il l'embrassera avec tendresse pour être sûr, dit-il, que, s'ils étaient séparés brutalement, ils se soient quittés en paix.

Pour le 23ème anniversaire de Tilly, Viktor lui offre un petit porte bonheur qu'il a réussi à garder avec lui. Il s'agit d'une petite boule en forme de mappemonde avec l'inscription : « Le monde entier tourne grâce à l'amour »

Un petit moment de joie...

Tilly a l'opportunité de travailler dans une usine d'armement ce qui la protège pendant deux ans contre le transfert en camp d'extermination. Mais voilà, Viktor, lui, est convoqué pour un convoi vers l'Est dont l'issue est bien sûr incertaine. Connaissant sa femme, il insiste auprès d'elle pour qu'elle ne tente rien pour essayer de le rejoindre. Malgré tous ses efforts de persuasion, Tilly se porte volontaire pour ce voyage et sa demande est acceptée. Ils partent ensemble dans ce convoi.

Et c'est l'entassement des hommes, des femmes et des bagages dans les fourgons à bestiaux pendant des jours et des nuits. Tilly a le sombre pressentiment qu'ils vont à Auschwitz mais ils ne savent pas où ils sont : ont-ils franchi l'Oder ? Sont-ils en Silésie ou déjà en Pologne ? La lumière et l'extérieur entrent si peu dans ces wagons de souffrance et de puanteur. Un matin le train ralentit, « C'est alors que la locomotive fit entendre un sifflement, un bruit inquiétant, comme si, dans un élan de commisération envers les infortunés enfermés dans les

1 Le sens de ma vie p12

wagons, elle eût appelé au secours. Puis le train fut aiguillé sur une autre voie. Nous approchions sans doute de la gare d'arrivée. Soudain, un cri retentit dans les rangs des passagers inquiets : un panneau indicateur !.....C'est Auschwitz ! Une grande frayeur nous glaça le cœur. »[1] « Le train avançait lentement, comme hésitant, comme s'il avait voulu nous épargner, le plus longtemps possible, cette affreuse découverte : Auschwitz ! »[2]

Dans cette aube sinistre, ils voient se dessiner, par les quelques orifices disponibles, les structures immenses et inquiétantes de ce camp redouté. Barbelés, miradors et surtout ces êtres fantomatiques progressant par colonnes grises vers des buts incertains.

Quand les portes des fourgons s'ouvrent un timide espoir naît au cœur de chacun : les hommes qui les accueillent semblent bien nourris et alertes. Allons ça va peut-être bien se passer. L'esprit est prompt à s'illusionner et comment imaginer l'inimaginable ?

L'heure de la séparation entre Viktor et Tilly arrive bien vite et là il est catégorique : « À ce moment, je dis à Tilly sur un ton aussi ferme que possible de manière à ce qu'elle ne manque pas un mot : Tilly, reste en vie, à n'importe quel prix. Tu entends ? À n'importe quel prix !

J'essayais de lui dire par là que dans la situation où donner son corps serait le prix à payer pour rester en vie, elle ne devrait en aucun cas hésiter par considération pour moi. »[3]

Et puis vient l'épreuve du tri. Dans le rôle du juge un officier SS imperturbable dans son uniforme noir impeccable. Dans le rôle des victimes sans défense une colonne de pauvres êtres épuisés, hirsutes, sales, tremblants de faim et de peur.

D'un simple geste de la main, le juge divise la colonne en deux files, une à droite, l'autre à gauche. En une poignée de secondes V. Frankl se retrouve dans celle de droite. Il lui faudra quelques heures pour comprendre et assimiler ce qui vient de se passer. Il demande alors des nouvelles d'un ami qui a pris la file

---

1 Découvrir un sens à sa vie p33
2 Idem
3 Le sens de ma vie p124

de gauche. Un détenu, plus ancien, lui indique la direction d'une colonne de flammes et de fumée qui s'élève d'une cheminée. « Le voilà ton ami, il monte au ciel »[1] Plus de doute sur le pourquoi de ce camp : travailler ou mourir, mais cela pouvait bien être aussi : travailler et mourir.

Les survivants de la file de droite sont alors regroupés dans une grande salle où des capos étendent des couvertures. Les détenus doivent y déposer tous leurs biens de quelques valeurs. Ainsi la valeur des êtres était supprimée ainsi que leur passé attaché à ces bijoux ou ces simples objets. Ceux qui tentent de demander une tolérance pour un petit souvenir sans prix sont violemment moqués voire battus. Cette situation est affreuse et angoissante pour V. Frankl. Il essaie de persuader un gardien que le rouleau de papier qu'il tient maintenant dans la main mais qui était dans la poche de son manteau ne représente pas la moindre valeur marchande. Il s'agit bien sûr du manuscrit de son livre. En réponse il ne reçoit que rires, sarcasmes et injures. Il doit abandonner cette œuvre capitale qui représente une partie de son âme. Cette perte terrible est le point culminant de la première phase d'évolution psychologique.

Viktor Frankl fait référence à sa description des trois phases psychologiques que traverse un prisonnier dans un camp de concentration. La phase qui suit son incarcération, celle où il s'ancre dans la quotidienneté du camp et celle qui suit sa libération. Dans ces premiers jours terribles de l'arrivée à Auschwitz, il traverse, comme tous les autres détenus des épreuves successives inimaginables dont celle-ci de la perte de son manuscrit si précieux qu'il avait su conserver secrètement jusque là dans l'intime de son manteau. C'est en ce sens que j'évoquais un lien avec Blaise Pascal qui conservait le manuscrit du « Mémorial » dans son manteau et ceci d'autant plus que V. Frankl, après avoir perdu son manuscrit perdra aussi son manteau dans le camp et, avec lui, son insigne de moniteur d'alpinisme auquel il tenait tant. Il récupérera un autre manteau tout élimé. Dans une poche de ce vieux vêtement qu'il pense avoir appartenu à un détenu récemment gazé, il trouve un bout de papier, qui est en fait le fragment d'un livre de prière. Y sont

1 Découvrir un sens à ma vie p37

inscrits les versets de la principale prière juive le *Shema Israël* (Ecoute Israël, l'Éternel est notre Dieu, l'Éternel est UN »)

Il ressent ainsi cette découverte : « Comment devais-je interpréter cette « coïncidence » sinon comme un défi à vivre, c'est à dire à mettre en pratique tout ce que j'avais écrit, à mettre à l'épreuve toutes les idées que j'avais professées. »[1] En effet nous avons vu qu'à 37 ans l'essentiel des idées de cet homme sur la psychologie et notamment sur l'importance du sens, est établi. Il lui reste l'énorme gageure d'appliquer ses conceptions à cette survie en camp ! À partir de ce moment il conservera ce fragment de prière cachée dans la doublure de son vieux manteau, tout comme il avait auparavant dissimulé son manuscrit.

Comme si le dépouillement de soi devait être complet, ces hommes, complètement perdus et effrayés car ils comprennent bien où on les emmène : à la mort lente ou brutale, doivent affronter l'épreuve du rasoir. Poils et cheveux éliminés, reste le corps nu qui ne permet plus de se reconnaître et c'est bien là le but. La personnalité doit être abolie, seul doit exister le numéro qui est tatoué et obligatoirement affiché sur les vêtements, les hardes devrait-on dire. « Que nous restait-il de ce qui nous rattachait matériellement à notre passé ? Pour moi, mes lunettes et ma ceinture. (Plus tard, j'allais être obligé d'échanger celle-ci contre un morceau de pain. Pour ce qui était des chaussures c'était plus compliqué encore. Bien que nous fussions censés les garder, ceux qui en possédaient d'assez robustes se virent contraints de les échanger pour des chaussures trop grandes ou trop petites »

« Sous la douche c'est à peine si nous nous reconnaissions. Certains prisonniers éprouvèrent un vif soulagement lorsqu'ils constatèrent que c'était bien de l'eau qui coulait. »[2]

Ainsi en est-il de cette première phase à l'entrée du camp. Tous les repères anciens sont supprimés, tous les attributs de la personnalité sont anéantis. Le prisonnier devient un numéro. La violence omniprésente et irrationnelle alliée au

---

1 Le sens de ma vie p130

2 Découvrir un sens à sa vie p40

mépris manifeste dont il est l'objet font du détenu un sous-homme qui se sait condamné à mort.

Ce choc psychologique de cette première phase se produit dans un sentiment de solitude où tous les liens avec la famille et le passé sont rompus. Dans un sentiment de dégoût aussi ; dégoût de la laideur oppressante de cet environnement. Ce dégoût est favorisé par les capos : « Une de leurs distractions favorites était d'envoyer les nouveaux arrivés dans des groupes de travail chargés de nettoyer les latrines et d'évacuer les vidanges. Si, et cela arrivait souvent, des excréments, au cours du transport en camion par des chemins cahoteux, éclaboussaient le visage d'un de ces malheureux et qu'il exprimait son dégoût ou tentait de s'essuyer, le capo le frappait violemment. C'est ainsi qu'on étouffait toute réaction normale. »[1]

## La phase d'ancrage

Et puis, progressivement, pour Viktor Frankl, le prisonnier entre dans la seconde phase, la phase d'ancrage dans la quotidienneté du camp qui commence quand toutes les illusions sont perdues, qu'il est acté que les lois qui dirigent la société à l'extérieur du camp n'ont pas cours à l'intérieur. Les détenus sont des numéros qui vont affronter la faim, une violence irrationnelle et une grande misère du quotidien faite de fatigue intense liée au travail et au manque de sommeil, du froid qu'il faut supporter, de la saleté, de l'insalubrité et de l'inconfort.

« Le premier soir nous dormîmes dans des lits disposés en étages. Chaque étage mesurant de deux à trois mètres de large contenait neuf hommes obligés de dormir à même les planches et de se partager deux couvertures. Nous pouvions, bien entendu, dormir sur le côté, blottis les uns contre les autres, ce qui nous mettait relativement à l'abri du froid. »[2] ...mais pas des punaises et des poux...

Ce qui sert de moteur au détenu dans cette seconde phase est bien simple : se maintenir en vie ! Rester vivant quel

1 Idem p46
2 Idem p42

que soit le moyen et quel qu'en soit le prix. Quand, par exemple, un transfert est prévu vers un camp d'extermination, tout le monde cherche à supprimer son numéro de la liste des partants, son numéro ou celui d'un ami.

« Généralement, seuls se maintenaient en vie les prisonniers qui, étant passés d'un camp à un autre pendant plusieurs années, avaient abandonné tous leurs scrupules et qui, pour sauver leur peau, étaient prêts à employer tous les moyens, même la force brutale, le vol et la trahison. Nous qui sommes revenus des camps, par chance ou par miracle, appelez ça comme vous voudrez, nous savons que les meilleurs d'entre nous y sont morts. »[1]

Quelle émouvante affirmation de V. Frankl qui porte le numéro de détenu 119104 et n'est pas affecté à un rôle médical qui aurait pu lui apporter quelques instants de répit dans la journée (sauf pendant quelques semaines au camp de Tûrkheim où il soigne des prisonniers atteints du typhus) Il est intégré dans un groupe qui pose des voies de chemin de fer.

Pour se maintenir en vie, on peut bien sûr se servir de son **intelligence** comme par exemple ce capo que V. Frankl a su écouter quand il avait besoin de s'épancher, de raconter ses histoires de cœur. Progressivement, cette relation s'est consolidée et, bien sûr la première conséquence est que cet homme désire garder Frankl près de lui pendant les longues marches qui mènent les détenus du camp au lieu du chantier. Bien sûr Frankl doit lui faire quelques commentaires et lui prodiguer quelques conseils thérapeutiques. Le tout créant un véritable transfert entre les deux hommes. Alors cela paraît anodin, mais cela ne l'est pas. D'abord parce qu'être près du capo c'est être dans les premiers rangs de la colonne.

Ces premiers rangs sont très convoités et il faut se lever tôt pour les obtenir. La raison de ce choix est que les chefs de chantiers prennent des détenus dans les derniers rangs quand il s'agit de participer à des travaux durs et, bien sûr tout le monde essaie d'éviter ces travaux. Il y a une autre raison à ce choix, liée à l'état lamentable des détenus, notamment en hiver et particulièrement l'état de leurs pieds sièges d'engelures et même de

1 Idem p30

gelures, d'œdèmes liés à la dénutrition et aux multiples blessures. On comprend que marcher dans la neige et le gel avec de très mauvaises chaussures peut être un véritable calvaire. Bien des détenus tombaient en glissant et, souvent entraînaient dans leurs chutes les hommes qui se tenaient derrière eux. La colonne était donc ralentie dans ces circonstances et il fallait accélérer le pas pour rattraper ceux de devant sous les coups de crosse et les invectives des capos. Être dans les premiers rangs c'était donc moins de risque de chute. [1]

En plus de l'intelligence, Viktor Frankl va vérifier l'importance de ces deux mécanismes que sont l'auto-distanciation et auto-transcendance qu'il avait déjà placés dans sa vision psychologique comme essentiels à l'amélioration des troubles mentaux.

L'**auto-distanciation** commence nous l'avons déjà vu par les traits d'humour. Assez rapidement s'installe un humour noir puisqu'il le constate dès la première séance de douche parmi ces êtres totalement nus et entièrement dépouillés. Mais l'humour n'est pas forcément noir il peut être sarcastique et acide comme cette réflexion à propos d'un capo : « Moi qui l'ai connu quand il était directeur de banque, il n'aurait jamais pu imaginer à ce moment là qu'il réussirait au point de devenir chef de cuisine ! »[2]

Ou bien cet ami assistant chirurgien avec lequel V. Frankl avait institué la règle d'inventer une histoire drôle par jour. Pour le faire sourire il imagine cet homme de retour à la vie normale et dans un bloc opératoire. « Sur notre chantier de construction le contremaître nous ordonnait sans cesse de travailler plus rapidement (surtout quand le surveillant faisait sa tournée d'inspection) ; « Plus vite ! Plus vite ! » criait-il. « Un jour, dis-je à mon ami, tu seras de retour à la salle d'opération, en train d'ouvrir un abdomen lorsque, soudain, un garçon de salle entrera à toute vitesse pour annoncer le chirurgien en chef qui surgira dans le bloc en criant : « Plus vite ! Plus vite ! »[3]

---

1 Idem p52

2 Découvrir un sens à sa vie p89

3 Idem p68

« Le sens de l'humour s'acquiert en maîtrisant l'art de vivre, ce qui est possible dans un camp de concentration. »[1]

Mettre à distance le réel qui est si intolérable, si douloureux passe par plusieurs voies. Tout d'abord penser à l'être aimé qui est absent.

Pendant ces marches vers le chantier, qui n'en finissent pas de souffrance et de froid, où les pieds ne sont plus des organes de locomotion mais des centres de torture, où le vent glacé et les rafales de neige rendent chaque parole précieuse. Pendant ces marches terribles, avoir un compagnon sur qui s'appuyer, à qui donner le bras, se soutenir, un peu d'humanité, sentir la chaleur, partager la douleur et l'angoisse. Et, tout à coup, ces mots de l'autre : « Si nos femmes nous voyaient ! Espérons qu'elles sont mieux loties que nous et ne savent pas ce qui nous arrive. »[2] Ces mots ouvrent les portes de l'esprit qui peut alors s'évader. Frankl pense à Tilly et son image apparaît de plus en plus précise au fur et à mesure des dérapages sur la glace ou des trébuchements sur les pierres coupantes. Son esprit est rempli d'elle. Elle est là pour lui, sourit avec grâce et le regarde intensément, si intensément que l'éclat de ses yeux se confond avec la lumière qui pointe à l'Est au-dessus des nuages sombres.

L'amour que se portent ces deux êtres se marie avec la lueur de l'aube. Un nouveau jour commence qui semble irradier de l'amour. Frankl mesure à cet instant l'importance attribuée par les hommes à ce sentiment de toute éternité. Ce lien transcendant qui les réunit le nourrit et le réchauffe. Le présent devient supportable.

De même se plonger dans ses souvenirs heureux permet de s'extraire d'un quotidien aussi délétère. Cela est extrêmement efficace à tel point que V. Frankl remarque que de solliciter ainsi le passé peut, à la longue, présenter l'inconvénient d'un désinvestissement du présent trop complet. Il faut, en effet, conserver l'envie de se battre, l'attention et le lien à ce funeste présent doivent être maintenus un minimum pour être capable de survivre. « Au lieu de considérer les difficultés auxquelles ils

---

1 Idem p69
2 Idem p 62

devaient faire face comme une épreuve de courage, ils cessaient de prendre leur vie au sérieux et en méprisaient la soi-disant futilité. Ils préféraient fermer les yeux et vivre dans le passé. La vie, pour eux, avait perdu son sens. »[1]

Et l'**auto-transcendance**, se projeter dans le futur vers un horizon idéal ou héroïque, comment cela peut-il prendre place dans ce contexte ou tout avenir est bouché.

Au pire moment de la journée, quand il faut parcourir ces kilomètres encore enveloppés de nuit, pour se rendre sur le lieu des travaux forcés. Dans la douleur, le froid glacial et les coups qui s'abattent sur les plus fragiles. Une des plus grande souffrance est de constater que l'esprit se porte alors sur l'anticipation des peurs de la journée. Pourrais-je éviter ce chantier dont le contremaître est tellement violent ? Comment trouver un palliatif à ce fil de fer perdu qui servait de lacet à mes pauvres chaussures défoncées ? Doit-on échanger la dernière cigarette contre une soupe d'eau claire ou bien la garder au cas où ?

À la fatigue extrême, à la morsure du gel, il faut donc ajouter cette humiliation de penser sans cesse à ces problèmes prosaïques, le mental étant occupé en permanence par la recherche de mille solutions à ces craintes de l'avenir.

Et puis un jour, une révolte, une révolte de l'esprit ou plutôt une révolte de l'âme. Viktor Frankl s'imagine en train de faire une conférence devant un large public acquis à sa cause. Il parle des possibilités de psychothérapie dans les camps de concentration. La salle est vaste et lumineuse, il y fait chaud, l'ambiance est sympathique et ses idées touchent l'auditoire. Tout son être est dans cet amphithéâtre et y puise un réconfort salutaire. Bien sûr, dans cette boue gelée de Pologne, jamais il n'aurait cru possible que cette imagination, un jour se réaliserait.

Auto-transcendance encore dans cet épisode lumineux :

Ce jour-là V. Frankl est un de ces pauvres prisonniers en haillons qui creusent une tranchée dans le froid, avant que le jour ne se lève. Dans une autre vie l'homme a été médecin et il n'ignore pas que les conditions de vie, ou plutôt de survie qui sont les leurs ont de grandes chances d'aboutir à une défaillance de toutes les fonctions organiques et finir par un

1 Idem p98

anéantissement, une mort programmée. Tout son être se révolte contre ce qui paraît inévitable, mais soudain : « Je sentis que mon âme transperçait la grisaille et la mélancolie environnantes. Je sentis qu'elle transcendait ce monde sans espoir et dénué de sens, et j'entendis, quelque part, au fond de moi-même, un « oui » victorieux en réponse à ma question concernant l'existence d'un but ultime. Au même moment, une lumière s'alluma dans ce matin gris de Bavière, dans une ferme lointaine qui se dressait à l'horizon comme si elle y eût été peinte. »[1]

Mais le quotidien du camp n'est malheureusement pas fait que de moments de grâce comme celui-ci. La base de la relative adaptation du détenu à ces conditions horribles reste une diminution de sa sensibilité. Les émotions sont moins ressenties et on en arrive à une **insensibilité** qui permet de supporter des situations monstrueuses.

C'est sans doute l'empathie qui se réduit la première de manière importante. L'empathie, c'est à dire, la capacité que présente tout homme, et même au-delà tout mammifère de ressentir une émotion chez l'autre et de la partager. Capacité reliée à la fonction miroir de nos cellules nerveuses, les neurones. On s'aperçoit ici que cette capacité a la possibilité de se mettre en veille. À son arrivée dans le camp, le prisonnier assiste à des scènes de violence terribles. Son empathie lui fait vivre en lui-même la souffrance de la victime. C'est alors une source de stress et d'angoisse considérable. Cependant, au fur et à mesure des traumatismes, cette empathie va se mettre en pause. Il s'agit là d'un mécanisme d'adaptation qui a pour but de protéger l'individu contre ces chocs émotionnels répétés. Dans cette phase d'ancrage, en effet, il devient possible d'assister à des tortures, comme des passages à tabac prolongés, en restant indifférent. Cela nous paraît surprenant tant l'empathie est présente dans notre vie. Ainsi ce prisonnier qui se rend à l'infirmerie et y croise un jeune adolescent qui vient car ses pieds sont le siège de graves gelures. Il a été obligé de se tenir debout sans bouger pendant des heures à titre disciplinaire et, ensuite, on ne lui a pas trouvé de chaussures à sa pointure. Le

1 Idem p65

résultat est catastrophique. « Ses orteils avaient gelé et le médecin s'était mis en devoir de lui arracher des morceaux de chair gangrenés avec des pinces. Loin d'être affecté par ce qu'il voyait, loin de ressentir du dégoût, ou de l'horreur ou de la pitié, le prisonnier avait regardé cette scène avec la plus complète indifférence. La souffrance et la mort étaient devenues des choses si courantes pour lui qu'elles ne le touchaient plus. »[1]

Pour la mort il en est en effet de même. La quasi certitude de se savoir condamné à mort confirmée par les décès quotidiens d'amis, de connaissances, ou tout simplement de voisins de paillasse rend l'agonie et la disparition courantes comme le dit Frankl. La gestion administrative de la mort dans les camps, participe à sa démystification, à sa banalisation. La mort est ressentie de manière ambivalente, redoutée bien sûr car le quotidien c'est d'abord survivre, mais la mort peut aussi apparaître comme une fin possible à tant de souffrances. Combien d'épreuves sont surmontées grâce à la pensée du suicide ?

Cet état de fait apparaît évident quand il s'agit d'organiser des transports de malades. Les maladies sont très fréquentes chez ces hommes décharnés et épuisés et notamment les maladies infectieuses comme le typhus. Les allemands regroupent alors les nombreux prisonniers atteints pour limiter l'expansion de l'épidémie.

Une liste des malades est établie. Il ne s'agit pas d'une liste de noms, mais d'une liste de numéros. Les noms n'ont pas cours dans ces camps de la honte. Les numéros n'ont ni personnalité, ni histoire, ni futur. De plus il est très important de respecter cette liste. S'il y a deux cent cinquante malheureux il en faut deux cent cinquante et non deux cent quarante neuf. Si, entre temps un prisonnier est décédé, pas de problème, son cadavre est intégré au convoi. La liste avant tout. Des convois sinistres en vérité, constitués de charrettes où les corps, vivants ou morts, étaient entassés, tirées ou poussées sur des kilomètres par des hommes qui n'étaient guère plus vaillants que les

1 Découvrir un sens à sa vie p77-78

transportés et qui, on l'imagine bien, risquaient fortement de les rejoindre dans l'épidémie.[1]

Viktor Frankl, lui-même va vivre au moins deux situations où il est surpris par son manque total d'émotion. Ces épisodes ont lieu dans le camp de Türkheim où il soigne des prisonniers malades du typhus.

Il est en charge d'une cinquantaine de patients qui, en proie à de fortes fièvres, déliraient et voyaient leur espoir de survie bien compromis. Pas de traitements efficaces connus mais seulement quelques rares doses d' « aspirine » qui peuvent diminuer la température et les maux de tête fréquents. Et naturellement l'accompagnement si important pour entretenir le peu de vie qui reste.

Ce travail lui laisse quelques plages de repos bien mérité. Dans ces courts instants de détente, il aime se retrouver derrière sa baraque, contre les barbelés. Il s'assoie là sur une sorte de réserve d'eau et laisse courir son regard et son imagination sur les collines boisées environnantes, il pense à son pays... Ces rêveries ne sont en rien perturbées par une petite construction éphémère, de bois et de tissus, toute proche de lui, sous laquelle reposent six ou sept cadavres qui représentent à peu près la mortalité quotidienne de la baraque.

« Les cadavres qui, près de moi, grouillaient de poux ne me dérangeaient pas.»[2]

Un autre jour, toujours attelé avec disponibilité à ce travail de soin, il s'entretient avec un patient atteint d'une forte fièvre et d'un délire. Objectif essayer de l'ancrer le plus possible dans le réel, dans le mouvement de la vie. Malheureusement cet homme décède quelques instants après. Frankl assiste alors, impassible, au partage immédiat des quelques misérables affaires qui constituaient les « possessions » de cet homme. L'un prend le manteau en guenille, l'autre le reste de patates et un troisième s'enthousiasme de quelques centimètres de ficelle. Puis il faut retirer le corps de la paillasse où il se trouve, pour le déposer précisément dans ce petit abri extérieur déjà cité. L'infirmier, qui est lui-même un prisonnier décharné, est chargé

---

1 Idem p77-78
2 Idem p76

de cette besogne. C'est un effort considérable pour lui de déplacer un cadavre, même si celui-ci ne pèse pas plus de quarante kilos. Aussi le tire-t-il par les chevilles jusqu'à le faire tomber de la paillasse, la tête du malheureux résonnant sur le sol en terre battue. De la même manière il atteint les quelques marches montantes qui accèdent au seuil de la bâtisse. Il lui faut redoubler d'effort pour hisser le corps à ce niveau, le choc de la tête contre chaque marche ponctuait cette lente ascension. L'infirmier déposa provisoirement le cadavre dehors. Il se trouve que Frankl était alors en train de manger sa soupe, en face de la seule petite fenêtre de la baraque, le regard vide du décédé posé sur lui. Cette vision macabre n'interrompit pas ce pauvre repas.

C'est grâce à sa formation de médecin et de psychologue que V. Frankl se rendit compte de la parfaite indifférence qui l'animait dans de telles circonstances. « Si je n'avais pas été surpris par ce manque d'émotion par un réflexe professionnel, je n'aurais gardé aucun souvenir de cet incident. »[1]

« À Auschwitz le prisonnier devenait insensible à la mort. Au bout de quelques jours , il devenait même insensible à l'horreur des chambres à gaz. Après tout ne lui épargnaient-elles pas le suicide. »[2]

L'insensibilité est aussi une protection efficace contre les raclées qu'ils reçoivent à longueur de journée. Cette insensibilité est en quelque sorte une coquille dans laquelle ils rentrent chaque fois que c'est nécessaire. C'est un mécanisme d'auto-défense qui estompe la réalité et permet au détenu de se concentrer sur son seul objectif : sauver sa peau et aider ses compagnons à sauver la leur !

Lorsque les prisonniers rentrent au camp le soir, on les entend souvent pousser des soupirs de soulagement et s'exclamer : « Une autre journée de gagnée ! »[3]

L'auto-distanciation et l'auto-transcendance se manifestent aussi au cours de petites mais intenses séances

---

1 Idem p 47- 48
2 Idem p 43
3 Idem p 53

artistiques comme des spectacles genre cabaret qui illuminent les regards malgré la fatigue abrutissante. De même des prières collectives sont parfois improvisées et toujours avec une grande ferveur.

Malgré ces mécanismes d'adaptation, de protection, au service de la survie, les dangers qui guettent le détenu dans cette phase d'ancrage sont souvent mortels.

Les **dangers mortels de cette phase d'ancrage** sont l'apathie, la tentation du suicide,, la perte de ses valeurs propres et la perte du sens de sa vie.

Ne pas prendre de décisions, renoncer à diriger sa vie, s'abandonner au destin ainsi en est-il de l'apathie. Quand vous n'avez plus le statut d'homme, que vos avis et vos désirs sont piétinés, il est facile de sombrer dans cette tendance. De plus, les décisions que vous pouvez être amenés à prendre au sujet d'un convoi par exemple : puis-je participer à ce transfert vers un soi-disant séjour de repos qui peut cacher un aller simple aux crématoires ? L'enjeu est tellement important que ce choix fait peur et que beaucoup préfèrent ne rien décider de crainte de se tromper de manière tragique.

« Tout ce qui lui restait, c'était l'impression d'appartenir à un grand troupeau, de vivre comme une bête, d'être dominé par les instincts. Les hommes se laissaient conduire ici ou là, parfois ensemble, parfois séparément, comme des moutons, comme s'ils étaient incapables de réfléchir ou d'agir par eux-mêmes ... Et nous, les moutons, ne pensions qu'à deux choses : comment éviter les chiens méchants et obtenir un peu de nourriture. »[1]

« Il y a bien sûr le suicide violent : « se jeter contre la clôture » comme on dit dans le camp (la clôture électrifiée s'entend). Presque tous les prisonniers entretenaient l'idée de se suicider, ne fut-ce que par intermittence. En effet leur situation semblait désespérée, et la perspective d'une mort prochaine se présentait constamment à leur esprit. La mort rôdait partout et la pensée de tous ceux qui avaient déjà disparu était parfois intolérable. »[2]

---

1 Idem p75
2 Idem p 43

Mais à côté de ce suicide violent il y a l'abandon à la mort, le « laisser mourir. » Et là les causes en sont nombreuses : l'impression d'avoir atteint l'insupportable, d'être allé au bout de ses possibilités de résistance. Mais aussi l'idée que toute cette souffrance n'a pas de sens, que l'existence est absurde, sans direction et sans espoir.

« Le prisonnier qui ne croyait plus à l'avenir, son avenir était perdu. En perdant cette foi, il perdait sa spiritualité ; il se laissait dépérir moralement et physiquement. D'ordinaire cela se produisait assez subitement, lors d'une crise, dont les prisonniers aguerris reconnaissaient facilement les symptômes. »[1] Le premier symptôme était le fait de fumer. En effet les prisonniers gagnaient parfois des cigarettes sur les chantiers, quand leur travail était jugé correct. Mais ces cigarettes n'étaient jamais consommées, elles étaient échangées contre des rations de soupe supplémentaires tout à fait indispensables à la survie. Aussi voir un prisonnier en train de fumer était anormal. Cela signifiait qu'il renonçait à cette chance complémentaire de survie pour profiter d'un petit plaisir éphémère. Un peu comme la dernière cigarette du condamné. En second lieu, ce prisonnier refusait de se lever le matin, malgré les encouragements de ses amis. Il renonçait au combat de la journée qui s'annonçait. C'en était trop pour lui, trop de fatigue, trop de souffrance. Il refusait même la possibilité d'aller à l'infirmerie. Il restait couché amorphe, attendant la mort. « Une fois perdue, la volonté de survivre revenait rarement. »[2]

« Un facteur était très important dans la perte de l'espoir, c'était la gestion du temps ! Il n'y avait rien de plus décourageant que de vivre dans l'ignorance de la durée de notre emprisonnement. Personne ne savait quand il serait libéré. Dans notre camp, c'était une chose impensable d'aborder ce sujet et il était absolument inutile d'en parler. En fait cette détention était à la fois indéterminée et illimitée ! »[3]

Le sujet de la date de la libération n'était donc jamais évoqué : il y a eu au moins une exception à cette règle. Dans les

---

1 Idem p100
2 Idem
3 Idem p 95

premiers jours du mois de Mars 1945, le surveillant de la baraque, un musicien connu, vient confier à V. Frankl, sachant sa formation de psychiatre. un rêve qu'il a fait il y a plusieurs semaines, qui l'a beaucoup frappé et dont le secret commence à être lourd à porter. C'est un rêve un peu fantastique puisqu'une voix mystérieuse propose à cet homme de réaliser un vœu. Il peut demander la réponse à une question de son choix. Instinctivement le rêveur baisse la voix pour confier à Frankl la question qu'il a choisie de poser : quand seront-ils libérés ? Il se sent un peu coupable de la hardiesse de son choix mais, après tout, c'est un rêve. Sa voix baisse encore d'un ton quand il précise la réponse : le 30 Mars.

Ce rêve étrange fait, bien sûr, une forte impression sur le rêveur et cette date proche crée une dynamique d'espoir : on peut compter les jours. Mais si, au début l'espérance est vive, plus on se rapproche de l'échéance, plus le doute et l'inquiétude s'insinuent, d'autant plus qu'à l'extérieur du camp rien ne change. On peut imaginer la tension qu'il ressent les derniers jours. Le 29 Mars 1945 il présente une violente fièvre, c'est le typhus ! Le lendemain c'est le délire et la perte de conscience. Il décède le 31.

« En dernière analyse, la mort de mon ami était due au fait qu'il n'avait pas été libéré ainsi qu'il s'y attendait. L'anéantissement de son espoir lui avait causé une terrible déception et ses capacités de résistance contre le typhus avaient été réduites. Sa foi en l'avenir et sa volonté de vivre avaient subi une sorte de paralysie et son corps avait fini par succomber à la maladie. La voix qu'il avait entendue dans son rêve avait été cependant réellement prophétique. »[1]

Viktor Frankl sait de quoi il parle car il relate dans « Le sens de ma vie » deux épisodes où il s'est trouvé en grande difficulté. Le premier se déroule dans le camp de Kaufering III. Il faut savoir que V. Frankl a été prisonnier dans 4 camps successifs Theresienstatd, Auschwitz, Kaufering III et Türkheim.

Malgré son analyse et sa compréhension des mécanismes du découragement, malgré les moteurs puissants qui l'aident à supporter cette vie terrible, malgré tout ça, Viktor Frankl va connaître, lui aussi, ce gouffre du cœur et de l'esprit qu'il sait

---

1 Idem p 102

reconnaître chez autrui et dans lequel il sombre. C'est la présence bienveillante et l'aide psychologique d'un autre prisonnier, du nom de Benscher, qui fera carrière, plus tard à la télévision, qui vont lui sauver la vie. L'existence connaît ainsi des moments où tout peut basculer, ce jour-là l'humanité a gagné.[1]

Plus tard dans le camp de Türkheim où V. Frankl soignait des malades atteints du typhus, il fut atteint lui même par cette maladie très contagieuse, comme il pouvait le redouter. Combat terrible pour la survie qui est loin d'être gagné à l'avance quand on est décharné, sous-alimenté et sans aide thérapeutique. Avec toujours ce risque du délire qui fait perdre le contrôle et les nombreuses complications souvent mortelles. Néanmoins V. Frankl semble passer la phase aiguë de la maladie, sa fièvre tombe. Cependant il est très inquiet de complications respiratoires qui sont apparues accompagnées de douleurs thoraciques. Dans la solitude d'une nuit il est submergé par la peur et persuadé qu'il va mourir incessamment. Il décide de consulter immédiatement le médecin chef du camp qui est un prisonnier hongrois du nom de Racz.

Seulement voilà, ce médecin loge dans un bâtiment éloigné et il est strictement interdit de se déplacer la nuit hors des baraques. Le camp est surveillé par des miradors gardés et ordre est donné de tirer à vue. La décision de rencontrer ce médecin, sous-entend de parcourir une centaine de mètres en rampant lentement sans alerter les gardes. Autrement dit un risque de recevoir une décharge de mitraillette très élevé.

Mais entre une mort par embolie pulmonaire ou infarctus et une autre par balles, Frankl choisit de parcourir le camp dans le noir et de risquer ainsi son existence.»[2]

**Essayer d'être utile…**
**Appliquer les acquis thérapeutiques**

Comme le précise Alexander Batthyany[1] dans son introduction du livre de Viktor Frankl : « Retrouver le sens de la

---

1 Le sens de ma vie p 131
2 Idem p132

vie. » « Ce n'est que récemment que l'on a découvert dans des papiers privés de familles de codétenus, que V. Frankl partageait sa conviction d'un espoir inconditionnel avec ses camarades dans les camps de concentration, et que dans ces circonstances il s'efforça, en tant que médecin, ami et être humain d'être un réconfort pour les autres.[2] »

Dans le camp de Theresienstadt il rencontre le rabbin Leo Baeck qui à 69 ans représente une autorité spirituelle et, qui, lui aussi, essaie d'améliorer le moral des prisonniers par des conférences philosophiques et des sermons. Il fait participer V. Frankl à ces interventions.

Avec d'autres volontaires Frankl va organiser dans ce camp des antennes mobiles de conseil psychologique, sur le modèle des centres de conseil pour les étudiants qu'il avait animés à Vienne.

Il participe également à un accueil humanisé des nouveaux arrivants assuré par Regina Jonas. Cette femme qui fut la première femme ordonnée rabbine en 1935 retrouve aussi dans ce camp, le rabbin Leo Baeck qui lui avait refusé en son temps l'ordination mais qui avait toujours su l'encourager dans sa formation. Elle sera transférée en octobre 44 à Auschwitz où elle décédera.

Toutes ces actions aboutissent à des résultats puisque le taux de suicides baisse sensiblement dans le camp.

Bien sûr dans les trois autres camps où il sera transféré les conditions ne seront pas si favorables à cette activité de soin, mais il y a chez Viktor Frankl une réelle volonté de maintenir cette attitude secourable quelles que soient les circonstances mais aussi une tendance à minimiser ses actions dans ses publications postérieures.

« Il était indispensable, si l'on voulait aider un prisonnier à retrouver sa force intérieure de lui suggérer un but quelconque. Les paroles de Nietzsche : « Celui qui a un pourquoi, peut vivre avec n'importe quel comment. » pourrait servir de principe directeur pour toute assistance psycho-

---

1 Alesander Batthyany né en 1971 philosophe et psychothérapeute autrichien

2 Retrouver le sens de la vie - Introduction p 18

thérapeutique accordée à des prisonniers. Chaque fois que l'occasion se présentait, il fallait leur donner un pourquoi[1], un but, afin de les aider à supporter le terrible comment de leur existence. »[2]

Le comment est épouvantable, Frankl s'en fait largement l'écho ainsi que tous ceux qui ont témoigné de leur détention en camp de concentration. La clé de son action d'aide, c'est le pourquoi, la preuve en est la fréquence de cette phrase : « Je n'attends plus rien de la vie. » comme expression du désespoir annonciateur d'un renoncement définitif. Celui qui ne perçoit plus de lien entre son présent et son avenir, un but, une raison qui lui permettraient de se projeter dans le futur, un moteur qui le propulserait en avant, celui-là est condamné !

Mais, bien sûr, on mesure la difficulté de maintenir ou de rétablir ce lien avec le futur dans un camp où la mort est pratiquement assurée et une mort dans des conditions inhumaines. L'action de Viktor Frankl repose sur deux principes. Le premier nous est déjà connu, c'est l'application de ses conceptions philosophiques : inutile de s'interroger sur le sens général de l'existence car, s'il existe il nous échappera toujours. Par contre soyons conscients qu'à chaque instant c'est la vie elle-même qui nous interroge et nous sollicite pour réaliser une tâche bien précise . Il s'agit bien de percevoir et de comprendre ce que la vie attend de nous et d'y répondre en responsabilité par notre action ou notre attitude. En effet nous avons déjà évoqué les différentes possibilités d'expression de notre réponse au questionnement de la vie, en fonction des valeurs sollicitées : l'action, l'engagement dans un sentiment ou le fait d'assumer une souffrance. Dans ce contexte si particulier on peut comprendre que celui qui peut donner un sens à sa souffrance dans le cadre de la valeur d'Ethos, ne cherchera plus à la minimiser ou à la nier mais l'associera à son chemin de vie.

Essayer de relier le prisonnier à cette dynamique de responsabilité. D'abord parce que la responsabilité redonne une

---

1 Il est important de comprendre que, malgré cette affirmation qui pourrait paraître ambiguë, il n'est pas question pour V. Frankl de suggérer un but à qui que ce soit mais bien de l'aider à trouver lui-même son but.

2 Découvrir un sens à sa vie p 103

identité à ces êtres niés dans leur humanité. Ensuite car c'est le chemin qui mène à la découverte d'un but. N'oublions pas que ce but est unique pour chaque individu et qu'il est seul à pouvoir le définir, pas question de le trouver pour lui.

Le second principe est que les discussions métaphysiques ne sont pas utiles dans la plupart de ces cas désespérés, ce qui va être efficace c'est la valeur de l'exemple. Avoir une attitude humaine, malgré les conditions de vie déplorables, mener quelques bonnes actions, apporter de la chaleur humaine et de la bienveillance. Bien plus que les mots, ces attitudes changent les êtres.

« Pour nous, les prisonniers, ces pensées n'étaient pas des spéculations éloignées de la réalité, c'étaient les seules pensées qui pouvaient nous venir en aide. Elles nous protégeaient du désespoir, même si nos chances de survie paraissaient très minces. »[1]

Ainsi cette activité thérapeutique s'exerce d'abord sur un plan **individuel :**

Il faut savoir que les prisonniers avaient interdiction de porter secours à l'un des leurs en train de se suicider. L'aide psychologique s'appliquait donc à prévenir le suicide et donc à détecter des tendances suicidaires et cela reposait principalement par le recueil de confidences désabusées, l'expression d'un découragement grandissant et l'abandon de tout intérêt pour l'avenir.

Ainsi cet homme érudit qui envisageait de se supprimer. En écoutant le récit de sa vie passée, on pouvait mesurer la créativité qui avait été la sienne, puisqu'il avait écrit de nombreux livres. Bien sûr cette époque lui paraissait lointaine et révolue et n'influençait en rien le quotidien cruel et douloureux.. Cependant, en lui faisant préciser cette tranche de vie, il convenait que ces ouvrages lui étaient spécifiques, que personne d'autre que lui ne pourrait clore cette série. Ainsi au moment de répondre à la question : « Qu'est-ce que la vie attend de toi ? » Il lui devint possible de concevoir que, s'il survivait à cet enfer, finir son œuvre irait de soi et pouvait être une réponse à la question. Il y avait dans le cas présent, non seulement la

1 Découvrir un sens à sa vie p 103-104.

découverte d'un but possible qui donnait du sens à son présent mais également un exemple d'auto-dépassement car, plus qu'un intérêt personnel, le fait d'écrire ces livres en devenir, profitait à la société et rendait cette « mission » collective.

Ou ce prisonnier désespéré qui ne semblait avoir aucune motivation de cet ordre, ni d'utilité manifeste pour la société des hommes. En l'écoutant, il apparaissait un lien très fort avec un enfant, qui avait eu l'occasion de partir à l'étranger et qui espérait le revoir dans sa nouvelle vie. L'espoir de cet enfant donnait ainsi une valeur à sa survie, valeur d'Eros, de sentiment. Il devenait irremplaçable dans le cœur de cet enfant et le courage qui lui fallait pour continuer à vivre était alors motivé par le bonheur de l'autre.

Dans ces deux cas apparaît l'unicité de la personne humaine. Chaque cas est spécifique et, dans cette situation tragique, si exceptionnelle, les demandes de la vie sont liées à son histoire. Une étape importante du sursaut psychologique est la perception du caractère irremplaçable de l'être. Être irremplaçable c'est avoir de la valeur et avoir de la valeur implique une responsabilité : sauvegarder cette valeur.[1]

Les occasions d'une **thérapie collective** sont rares dans les camps aussi faut-il les saisir !

Ce jour là un petit vol de patates avait eu lieu en cuisine. Tous les prisonniers étaient invités à dénoncer le coupable faute de quoi ils seraient privés de repas du soir. Bien sûr tout le monde fut solidaire du « voleur » et la soirée était donc difficile, d'autant plus que l'électricité sauta ce qui rendait impossible les séances d'épouillage qui étaient souvent un moment de détente et de bien-être. Le surveillant en chef de la baraque prit alors la parole pour déplorer le nombre de détenus qui étaient morts ces jours-ci de maladie ou de suicide expliquant que pour lui la cause profonde de tous ces décès était une perte d'espoir. Puis il demanda à V. Frankl de prendre la parole pour venir en aide à ses camarades.

« Dieu sait que je n'étais pas d'humeur à donner des explications de nature psychologique ni à faire des sermons, en bref à montrer à mes camarades comment prendre soin de leur

---

1 Idem p 106

âme. J'avais faim et froid, j'étais épuisé, irritable. Pourtant je savais qu'il fallait que je surmonte mon mécontentement et que je profite de cette occasion unique. Il était devenu plus urgent que jamais de prodiguer des encouragements à ceux qui m'entouraient. »[1]

.V. Frankl commence par rappeler que c'est le sixième hiver de la guerre et que jusqu'à présent les détenus de cette cabane ont tous préservé l'essentiel, c'est à dire qu'ils sont en vie, que leur corps et leur moral ont résisté à ces conditions terribles et qu'ils n'ont pas le droit de désespérer. Il leur rappelle la phrase de Nietzsche : « Ce qui ne nous anéantit pas nous rend plus forts. »

Il leur parle d'avenir. C'est vrai que leurs chances de survie sont faibles mais des surprises peuvent venir de l'évolution de la guerre elle-même, du camp aussi , tout le monde espérant être affecté à un travail plus protégé, ce qui reste possible.

Il leur parle aussi du passé y compris de tout ce qu'ils ont vécu dans les camps, les bonnes actions qu'ils ont menées, mais aussi toutes les souffrances qu'ils ont affrontées. Tout ce passé, rien ni personne ne peut leur ravir.

Et enfin le présent, le quotidien du camp, ces douleurs accumulées qui offrent la possibilité de vivre ce présent dans la dignité et cette dignité donne un sens à cette vie. Ils doivent se représenter eux-mêmes comme s'ils étaient regardés par quelqu'un, un ami, leur épouse ou même Dieu, et qu'ils ne veulent pas décevoir cet observateur. Ils doivent assumer fièrement leur destin.

« Tout homme peut, même dans des circonstances particulièrement pénibles, choisir ce qu'il deviendra, moralement et spirituellement. On peut garder sa dignité dans un camp de concentration. Dostoeïvski a dit ; « Je ne redoute qu'une chose : ne pas être digne de mes souffrances. »

« Dans les camps, l'homme avait la chance de profiter ou non de ces occasions d'atteindre les valeurs morales propres

---

1 Idem p 107-108

à la situation dans laquelle il était contraint de vivre. Il avait alors le choix d'être digne ou non de ces souffrances. »[1]

Malgré la fatigue et la faim V. Frankl a cherché à redonner du sens à toutes ces vies misérables. Sans doute ces prisonniers ont-ils perçu la sincérité de son discours.

« Mes efforts furent récompensés. Lorsque la lumière revint, j'aperçus les pitoyables silhouettes de mes compagnons qui s'avançaient vers moi en clopinant. Ils voulaient me remercier ; certains d'entre eux avaient les larmes aux yeux. Je dois avouer cependant qu'il ne m'est arrivé que trop rarement, dans les camps, d'avoir eu suffisamment de force pour venir en aide à ceux qui souffraient. »[2]

Viktor Frankl a exercé aussi une action thérapeutique quand il a accepté la proposition qu'il lui a été faite de soigner des malades atteints du **typhus.** Il a alors pensé que sa survie était très compromise sur les chantiers où il travaillait et qu'il valait mieux mourir du typhus en faisant quelque chose d'utile que mourir d'épuisement sans avoir une grande utilité. Il devait avoir raison car il apprit quelques temps après que l'adjudant aux services sanitaires avait ordonné que l'on soigne les deux médecins volontaires car il craignait qu'ils ne meurent de cachexie (épuisement) avant de prendre leur fonction.

Il faut savoir que le typhus est une maladie infectieuse liée à une variété de bactérie qui s'appelle rickettsia découverte en 1911 qui est transmise par les poux de corps. Autant dire que les camps de concentration sont des bouillons de culture pour cette maladie. Elle se manifeste par une forte fièvre, la possibilité d'un délire, des douleurs et notamment des maux de tête et une éruption sur le haut du corps. Les traitements actuels antibiotiques n'existaient pas à l'époque, les mesures efficaces étaient la prévention par l'hygiène impossible dans les camps et quelques médicaments à visée symptomatique comme l'aspirine contre la fièvre.

Bien sûr ce qui était à craindre arriva : V. Frankl fut infecté par le typhus. C'est l'année de ses 40 ans, il souffre d'une forte fièvre et craint par dessus tout le délire qui lui ferait perdre

---

1 Idem p 92 - 93

2 Idem p 110

le contrôle de sa vie et les complications vasculaires potentiellement mortelles.

Pour son anniversaire un ami lui a offert un cadeau précieux, une mine de crayon … Et, par ailleurs, il a récupéré des prospectus administratifs du camp qui offrent quelques espaces libres, non imprimés. Fort de ce butin, et dans ces circonstances dramatiques, il entame la réécriture du livre qui lui a été confisqué à Auschwitz (*Le médecin et l'âme.*). Il écrit aussi la nuit, espérant ainsi se maintenir éveillé pour éviter de sombrer dans le délire.

Cette activité créatrice le rattache aussi à la vie et concrétise ce projet qu'il porte en lui depuis le début. V. Frankl a bien conscience que, depuis le premier jour de son internement, la sauvegarde de ce livre, perdu puis reconstitué a toujours été le ressort de sa survie. C'est ce qui donne un sens à son existence misérable et donc qui le maintient en vie.

Il va guérir du typhus et pouvoir continuer à soulager avec ses faibles moyens, les malades qui sont regroupés dans ce lieu, mais également transcrire, au moins dans les grandes lignes, son précieux ouvrage.

D'une manière générale, il me semble que Viktor Frankl présente avec beaucoup d'humilité le bilan de ses actions de soin pendant toute cette période d'internement. Sans doute aurait-il souhaité faire davantage et de même aurait-il voulu mieux maîtriser ses valeurs morales et spirituelles. Il évoque un souvenir de jeunesse, il a 18 ans, avec des amis ils vont au cinéma pour voir le film Résurrection inspiré du roman éponyme de Tolstoï,[1] Il sort très impressionné de cette séance. Le caractère héroïque des personnages le subjugue. Ainsi existe-t-il des êtres qui savent se montrer grands et dignes quand les circonstances de la vie sont dramatiques. Il est sans

1 Film de Marcel Lherbier de 1923 (Viktor Frankl a donc 18-19 ans quand il le voit) d'après un roman de Tolstoï de 1899. Histoire d'un prince russe qui participe à un jury et doit juger une femme avec laquelle il avait eu une aventure il y a longtemps et un enfant qui est mort. Cette femme s'est prostituée et est accusée d'assassinat. À travers son désir de se racheter et de venir en aide à cette femme, le prince découvre les conditions de vie des couches défavorisées de la population et la dureté des conditions de détention en Sibérie.

doute resté imprégné longtemps par cette découverte, mais à cette époque il n'y a pas de destinée exceptionnelle pour cette jeunesse et le temps a passé. Avec le recul de la vie, il conclut : « Plus tard, lorsque nous fûmes confrontés à une grande destinée et à la décision d'y faire face avec autant de grandeur spirituelle, nous avons oublié nos résolutions et nous avons échoué. »[1]

Le jugement est dur et il semble bien qu'il porte sur les valeurs spirituelles car il illustre cet aveu par l'histoire d'unc jeune femme qui est en train de mourir dans une baraque du camp. V. Frankl va la voir. Elle lui confie la reconnaissance qu'elle voue à son destin de lui avoir imposé une telle épreuve. Avant d'être déportée elle menait une vie heureuse, elle était choyée et la spiritualité n'y occupait pas une grande place, ce qui n'est plus le cas maintenant. Comme pour illustrer cette confidence elle désigne à Frankl la petite fenêtre de la baraque qui laisse apparaître une branche de marronnier en fleur : « Cet arbre est le seul ami que j'ai eu dans ma solitude.... je lui parle souvent. » V. Frankl ne sait pas trop comment interpréter ces propos : n'est-elle pas tout simplement en train de délirer ? Il lui demande alors si cet arbre communique avec elle : « Oui, il me dit : je suis là, je suis avec toi. Je suis la vie éternelle. »[2]

Ainsi cette jeune femme qui a su utiliser sa souffrance pour créer un lien avec les plus hautes valeurs spirituelles et a su l'entretenir, était pour lui l'exemple même d'une destinée assumée.

Pour Frankl c'est plus un choix personnel, qu'un conditionnement psychologique qui fait qu'une personne est ce qu'elle est. Le détenu qui perdait pied moralement et spirituellement succombait aux mauvaises influences du camp. Il pose alors la question : En quoi consiste cet échec, cette défaite ? Où l'individu peut-il puiser le sens moral nécessaire à sa survie spirituelle ?[3] Nous reviendrons sur cette interrogation fondamentale.

---

1 Découvrir un sens à sa vie p 94
2 Idem p 95
3 Découvrir un sens à sa vie p 94-95

La réflexion de Viktor Frankl sur ce sujet capital, réflexion qu'il nous invite à mener aussi se nourrit de ce deuxième texte :

« La vie concentrationnaire mettait l'âme humaine à nu, l'exposait dans ses profondeurs ultimes. Était-il si surprenant de découvrir dans ces profondeurs, l'essence même de l'humain, c'est à dire un mélange de bien et de mal ? Mais la faille qui sépare le bien et le mal, et qui passe à travers chaque être humain, atteignait les profondeurs les plus extrêmes et devenait suprêmement évidente au fond de cet abîme qu'entrouvrait le camp de concentration. »[1] Le camp comme révélateur d'une structure humaine, nous y reviendrons.

## La libération des camps

Sans rentrer dans les détails, la libération du camp de Türkheim n'a pas été simple et immédiate. Beaucoup d'hésitation et d'incertitude. Des projets d'évasion rendus possibles par l'allègement de la surveillance, des propositions de transferts mais toujours un doute sur leurs destinations ? Et la peur de faire une erreur qui vous coûterait la vie si près du but.

Et puis un jour, le 27 Avril 1945...oui, ça y est, c'est la libération et là commence la troisième phase psychologique du détenu à présent libéré.

Première observation qui étonne et culpabilise les ex-prisonniers. « Tu ressens de la joie toi ? » … « Non ! »[2] Il n'est pas possible de passer de tant de souffrances à de la joie, ce n'est pas possible. De même le monde extérieur qui est découvert au début par des petites balades hors camp, ce monde extérieur n'est pas réel, en fait il existe un sentiment de dépersonnalisation. Ce qui est vu n'est pas assimilable, la nature, la vie est une illusion et la libération ne peut pas être réelle. Elle a été tant désirée et imaginée qu'elle n'est pas réellement vécue.

---

1 Idem p 113

2 Idem p 115

« En fait nous n'appartenions pas encore à ce monde. »[1] La libération restait un rêve tant de fois renouvelé, et toujours interrompu par le sifflet du réveil le matin. Comment pouvait-elle devenir tangible ?

Un autre danger guette le prisonnier libéré : « Il faut considérer qu'un homme qui a vécu sous des pressions aussi terribles pendant si longtemps n'est pas entièrement à l'abri du danger après sa libération, surtout si cette personne s'est relâchée subitement. Ce danger (au sens où l'entend l'hygiène psychique) est l'équivalent psychologique du « mal des caissons »[2]. « De même qu'un homme soumis à des hautes pressions dans un caisson hyperbare se mettrait en danger en le quittant brusquement, de même un prisonnier qui tout d'un coup est libéré de toute pression psychique risque de voir sa santé mentale et spirituelle considérablement affectée. »[3]

Témoin de cette tension qui ne peut se résoudre rapidement, la parole du détenu libéré qui peut être complètement inhibée, rien ne sort en présence d'un fermier bienveillant des alentours par exemple. Et il peut suffire d'un café bien frappé pour déclencher au contraire un véritable flot de paroles qui semble inarrêtable.

Pour Viktor Frankl une menace apparaît dès la libération qui devait couver pendant ces mois et ces années de souffrance, le désir de vengeance. Ainsi au cours d'une promenade hors camp avec un ami ex-détenu, se présente un magnifique champ d'avoine. Tout en profitant de cette beauté, Frankl contourne la parcelle jusqu'au moment où son ami le saisit par le bras et l'entraîne au milieu du champ cultivé malgré ses protestations. « Et nous, on ne nous a pas écrasés ? Ma femme et mon enfant ont été gazés, sans compter le reste de ma famille, et tu oses me défendre de marcher sur quelques brins d'avoine ? » Et le prisonnier de retrousser ses manches et de montrer sa main droite en s'écriant : « Qu'on me coupe cette

1 Idem p 115
2 Idem p 117
3 Idem p 117

main si je ne la tache pas de sang le jour où je rentrerai chez moi ! »[1]

Mais bien sûr l'épreuve la plus dure se présente quand le prisonnier apprend le décès de ses proches dont il n'avait plus de nouvelles. Nous avons vu l'importance de la remémoration des jours heureux pendant les heures les plus sombres. Découvrir que l'autre n'est plus, est naturellement un choc considérable. Ainsi Viktor Frankl apprend la mort de Tilly sa femme en rentrant à Vienne. Elle est décédée au camp de Bergen-Belsen au moment même de la libération, comme tant d'autres. Son père, nous l'avons vu, est décédé à Theresienstadt . Sa mère est morte à Auschwitz dans les chambres à gaz. Son frère Walter qui avait tenté de quitter l'Autriche par l'Italie est mort d'épuisement dans une mine près d'Auschwitz. Reste sa sœur Stella qui avait fui en Australie.

Parfois le prisonnier rentre chez lui, retrouve les siens mais il ne rencontre pas la compassion qu'il espérait. Il a l'impression que ses souffrances ne sont pas prises suffisamment en compte, et il en nourrit beaucoup d'amertume.

Frankl nous explique bien toutes les difficultés que rencontrent ces hommes et ces femmes alors même qu'ils sont libérés. On pourrait en rajouter une autre qui est la culpabilité d'avoir survécu. Même si ce sentiment paraît absurde il est bien présent, en témoigne la phrase citée page 46:

« Nous savons que les meilleurs d'entre nous y sont morts. »

Et de même cet extrait d'un poème de V . Frankl daté de 1946 écrit au dos d'une ordonnance adressée à une vieille amie :

« Jusqu'à ce que j'entende en chaque chant d'oiseau le chant de votre voix

« Affleurant là pour me bénir et peut être dire que vous me pardonnez de vivre. »[2]

Il est un épisode qui a lieu à ce moment de la libération et qu'il faut citer car il représente ce qu'on pourrait appeler un hasard signifiant. Nous en avons déjà raconté deux avec « la

---

1 Idem p118
2 Le sens de ma vie p 136

plaque de marbre » et la « nomination de Tilly », en voici donc un autre :

Quelques temps après sa libération du camp de Türkheim en Bavière, Viktor Frankl rejoint, sur une route un ancien détenu comme lui. Il remarque bien vite que cet homme tient dans sa main un objet qui semble lui être précieux tant il le manipule. Il l'interroge à ce sujet et celui-ci lui montre un petit pendentif en forme de globe terrestre avec l'océan émaillé et la formule inscrite: « Le monde entier tourne grâce à l'amour. » C'était un pendentif identique à celui que j'avais offert à Tilly pour son anniversaire. Identique ? Il se peut bien que ce fût le sien car je me souviens qu'au moment de l'acheter à Vienne, le bijoutier m'avait dit qu'il n'en existait que deux semblables dans tout Vienne.

Je rachetai le pendentif à cet homme, il était légèrement ébréché, mais le monde entier continuait de tourner grâce à l'amour. »[1]

Après avoir occupé la fonction de médecin chef d'un camp militaire pour personnes déplacées pendant deux mois, V. Frankl rentre à Vienne. Il se sent très accablé par tous ses deuils familiaux, à tel point que ses amis craignent son suicide. Mais sur ce fond de douleurs intenses il confie à un proche, Paul Polak :

« Est-ce que d'être touché aussi durement peut avoir un sens ? J'ai le sentiment, et je ne sais pas comment l'exprimer autrement, que quelque chose m'attend, que quelque chose me requiert, que j'ai une mission à accomplir. »[2]

Cette confidence le soulage et témoigne de l'émergence d'un sens qui pourrait faire de V. Frankl un porte-voix de tous ses chers disparus.

Il retrouve son ami Otto Pötzl, mais celui-ci, malgré son attitude très humaine d'avant la guerre ne pourra pas récupérer le poste dont il a été radié en fonction de son appartenance au national-socialisme.

---

1 Idem p 125

2 Le sens de ma vie p 144

Viktor Frankl est nommé chef du service de neurologie de la polyclinique de Vienne, il y travaillera vingt cinq ans jusqu'à sa retraite.

Bien sûr la première action qui le mobilise est la rédaction, on peut presque dire, la troisième rédaction de son livre « Le médecin et l'âme. » Bien souvent, pendant ce travail d'écriture, il s'effondre, submergé par les émotions liées à des souvenirs terribles : les digues ont lâché ! La remise de son manuscrit final à son éditeur est un plaisir très profond pour V. Frankl. Il peut dire à propos de cet ouvrage : « Il se pourrait bien que toute personne qui met au point son propre système de psychothérapie y exprime, en dernière analyse, quelque chose de sa propre histoire. »[1]

Il a sauvé son livre...et son livre l'a sauvé !

Ce livre monument pose les fondations de la logothérapie.

Puis en 9 jours il écrit le récit de son séjour en camps de concentration qu'il envisage d'abord de publier de manière anonyme, uniquement sous son numéro de détenu 119104 pour parler ainsi au nom de tous ses camarades, mais finalement il le signera de son nom. Le titre initial de ce livre est : « *Un médecin déporté témoigne.* » Ce titre va être modifié et devenir : *L'homme à la recherche du sens.* » (le titre actuel en français est : *Découvrir un sens à sa vie*.)

Ce livre va avoir une diffusion très importante à travers le monde entier et sera traduit en 24 langues. C'est le départ pour Frankl d'une carrière internationale.

À la polyclinique il rencontre une assistante dentaire Eleonore Scwindt qu'il épouse et avec laquelle il aura une fille Gabriele en 1947.

Frankl et « Elly » sa nouvelle épouse vont parcourir le monde entier tant le succès de son second livre ouvre les portes les plus prestigieuses. Il sera invité dans plus de 200 universités sur les 5 continents et particulièrement aux États Unis où il ne fera pas moins de 92 tournées de conférences notamment à Dallas, Pittsburgh et Boston à l'université d'Harvard. On sait

---

1 Idem p 169

que l'homme aime cet exercice même s'il lui impose une charge de travail préparatoire importante.

Il diffuse ainsi sa méthode, la logothérapie et répond aussi à de nombreuses questions à propos des camps de concentration et de l'holocauste. Sur la question de la responsabilité, il adopte une position très claire dès le début. Pour lui il n'existe pas de responsabilité collective.

« Il n'y a que deux catégories d'hommes dans ce monde : celle des hommes convenables et celle des hommes qui ne le sont pas. On les retrouve dans tous les groupes sociaux. Il n'y a pas de groupe qui ne se compose que de gens convenables ni de groupe fait exclusivement de gens de la catégorie opposée. Dans ce sens, il n'y a pas de groupe qui soit homogène. Un homme convenable se glissait parfois parmi les gardes du camp. »[1] Bien sûr V. Frankl pense entre autre au commandant SS du camp de Türkheim dont il s'est avéré qu'il avait dépensé des sommes personnelles importantes pour se procurer des médicaments pour les prisonniers. Au moment de la libération du camp, les détenus l'ont caché et ont obtenu un engagement des américains pour ne pas lui nuire. De fait il fut rétabli dans une fonction d'organisateur.

Ainsi chez les prisonniers, chez les capos ou chez les gardiens de camp, de même que dans la population allemande ou autrichienne, il existe des hommes vertueux et d'autres qui ne le sont pas. La question lui a été posée quand il a choisi de revenir s'installer à Vienne. Comment pouvait-il fréquenter les gens et les lieux chargés de tant de haine ? Sa réponse : comme partout, à Vienne, il y a eu des gens odieux mais aussi des gens exceptionnels qui l'ont aidé et qui ont pris des risques pour sauver d'autres êtres humains. Étant juif et rescapé des camps, sa position claire et affichée sur la non responsabilité collective avait encore plus de poids.

Et puis cet épisode qui met, une fois de plus le hasard en jeu. Frankl et Elly se promènent à Vienne et passent devant l'église votive dont il a toujours admiré le style gothique, bien qu'il n'y ait jamais pénétré. Ce jour là ils décident d'entrer, d'autant plus qu'une musique en émane. À l'intérieur, les quelques notes s'arrêtent et le

---

1 Idem p 113

prêtre se présente à la chaire et commence son sermon : « Il se mit à parler du tout proche 19, Berggasse de Sigmund Freud, l'homme « sans Dieu » qui avait vécu là. Après quoi il poursuivit : « Mais nul n'est besoin d'aller si loin, jusqu'à Berggasse. Juste derrière nous, au 1 Mariannengasse, vit un certain Viktor Frankl, l'auteur de *Le médecin et l'âme*, un livre sans Dieu, à n'en pas douter. » Et il se mit à descendre mon livre en flammes. »[1]

On imagine la stupéfaction de V. Frankl et d'Elly. Ils hésitent même à rencontrer le prêtre, craignant qu'il soit victime d'un choc émotionnel ! Mais surtout comment ne pas être questionnés par ce hasard étonnant ?

« Combien de temps s'était écoulé entre le jour de ma naissance et l'instant de ce sermon, c'est à dire jusqu'au moment de notre première visite improvisée à l'église votive ? Quelle était la probabilité pour que j'y entre à l'instant précis où ce prêtre mentionnerait mon nom au cours de l'un de ses sermons ?

Je pense que l'attitude la plus appropriée face à de telles coïncidences consiste à ne pas même chercher à les expliquer. D'ailleurs, je suis bien trop ignorant pour cela, et en même temps trop lucide pour nier leur existence. »[2]

Nous verrons, dans le chapitre sur C.G.Jung la différence de vécu et d'approche face à ces phénomènes.

## Quelques éclairages sur les principes de la logothérapie

Au départ, nous l'avons vu, V. Frankl inscrit sa pensée et son mouvement dans la psychanalyse. Il reconnaît à Freud son rôle novateur pour l'introduction de l'inconscient, le travail sur le rêve et d'une manière générale la première topique[3] (Inconscient, préconscient, conscient) à laquelle Frankl adhère complètement. Là où une différence se fait jour c'est dans la

1 Le sens de ma vie p27.
2 Le sens de ma vie p 66-67
3 Une topique est un système de représentation.

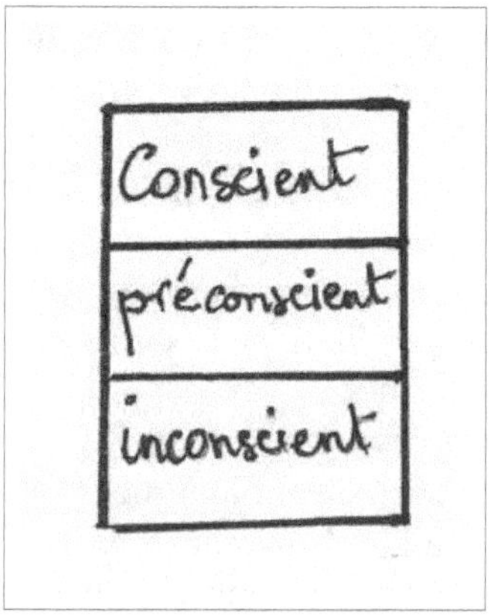


deuxième topique (ça, moi, sur-moi ). Non que ces instances soient contestées en elles-mêmes, mais surtout, pour

Frankl, il manque une instance, et en plus une instance capitale : la sphère noétique.

Nous l'avons vu, ce qui caractérise l'homme, pour Frankl, c'est sa recherche de sens, cette recherche de sens est liée à la sphère noétique qui est une des 3 composantes de l'homme (physiologique, psychosomatique et noétique).

Ce n'est pas la recherche du plaisir, comme chez Freud, ni celle du sentiment social, comme chez Adler, mais bien celle du sens qui définit ce qu'est un être humain. En somme Freud a eu le grand mérite de faire prendre conscience de la dimension instinctuelle : « L'humanité a toujours su qu'elle était douée d'un esprit ; ma mission a été de lui montrer qu'elle avait aussi des instincts. »

Mais après les événements dramatiques du XXème siècle auxquels Frankl a participé en première ligne, il estime qu'il est grand temps que l'humanité prenne aussi conscience de sa spiritualité.

Il propose une double représentation. La première topique de Freud comme une structure stratifiée [1];

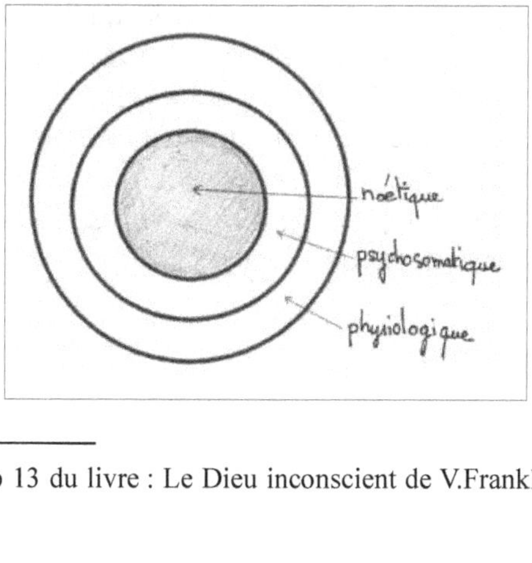


1 Schéma inspiré du shéma p 13 du livre : Le Dieu inconscient de V.Frankl Interéditions

Et la représentation de l'être en 3 parties comme une structure concentrique[1]. La noèse (l'esprit) occupe le centre et, de fait, la partie spirituelle est centrale pour V. Frankl. Quand il utilise le terme de moi, il pense à cette partie centrale qui est l'essence de la personne et qui a les attributs du spirituel. Ce n'est plus le moi freudien qui « n'est pas maître dans sa propre maison » mais un moi qui peut être inconscient certes, mais qui est libre, responsable et à l'abri des maladies.

« La personne **est** un être spirituel mais elle **a** une structure psychosomatique et une structure physiologique. [2]»

Et, en effet, quand on fait la synthèse des 2 représentations, on s'aperçoit que les 3 parties concentriques de l'être sont à la fois conscientes et inconscientes.[3]

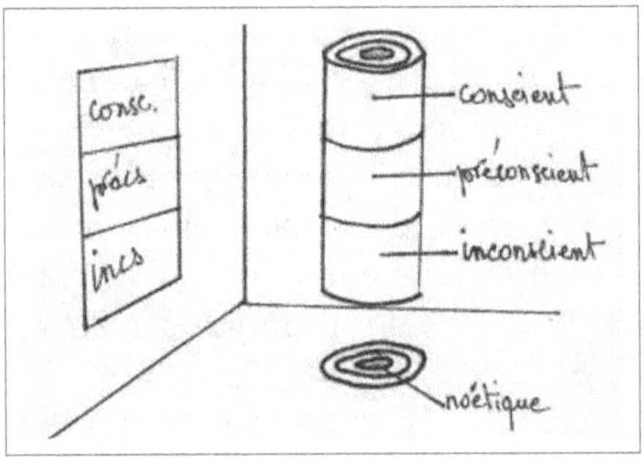


La conséquence de cette représentation est importante car elle montre clairement qu'il existe une partie spirituelle inconsciente que Frankl nomme l'être en ses profondeurs. Cette donnée apporte une compréhension nouvelle de l'inconscient qui, à côté de sa partie pulsionnelle, décrite par Freud présente une partie spirituelle. Nous touchons là une définition de la logothérapie, à savoir : rendre conscients certains des contenus spirituels inconscients.

1 Shéma également inspiré du schéma p13 du même ouvrage
2 Frankl « Le Dieu inconscient » p 11
3 Schéma également inspiré du schéma p13 du même ouvrage

Cette conception nouvelle fait de l'inconscient une source d'inspiration pour la conscience. On s'éloigne d'un inconscient menaçant, siège de tous les dangers.

Rendre conscients certains contenus spirituels inconscients, mais une partie de cet inconscient reste et restera structurellement inconscient. Pour illustrer sa conception, Frankl utilise l'allégorie de l'arbre avec ses racines et sa canopée[1].

« Là où le spirituel s'enracine, il est aveugle, il nc peut ni s'observer ni se refléter lui-même. Là où il est tout à fait premier, tout à fait lui-même. À lui s'applique entièrement et parfaitement ce que dit l'antique Véda indienne : « Ce qui entend ne peut être entendu, ce qui pense ne peut être pensé. »[2]

L'instance spirituelle est donc inconsciente au départ, au niveau des racines. Et qu'en est-il à l'opposé, à l'étage supérieur de la canopée ?

« Mais ce n'est pas seulement à la source que le spirituel est inconscient : pas seulement en ses premiers mouvements mais aussi en « dernière instance ». Il n'est pas inconscient seulement en ses plus intimes profondeurs, mais aussi dans ses hauteurs suprêmes. La suprême instance, en effet, qui est celle de savoir qui doit décider entre un conscient et un inconscient, est elle-même inconsciente. Rappelons-nous seulement qu'une sentinelle du rêve habite notre sommeil, instance qui surveille si le dormeur doit s'éveiller ou peut continuer à dormir. »[3]

De quoi parle Frankl avec cette sentinelle du rêve ? Il définit ainsi une instance psychique qui a au moins deux fonctions. La première est de décider au cours d'un rêve, si le rêveur doit se réveiller et, peut-être ainsi garder un souvenir de cette activité onirique, ou bien doit rester endormi. Et s'il doit se réveiller à quel moment précis doit-il le faire.

La seconde fonction est une fonction d'alerte. Ainsi une mère ou un père qui dort auprès d'un enfant malade sera parfois éveillé(e) par un bruit minime venant de l'enfant qui respire

1 La canopée est la cime de l'arbre.
2 Le Dieu inconscient p15 V.Frankl Interéditions
3 Idem p 16

irrégulièrement par exemple, alors que des sons plus importants émanent de la rue voisine.

Cette instance semble active en permanence, en quelque sorte elle ne dort jamais. Elle perçoit aussi bien des contenus psychiques intérieurs, comme en atteste son action régulatrice entre conscient et inconscient, que des contenus extérieurs comme dans le cas de l'enfant malade.

Cette sentinelle du rêve monte la garde avec une double capacité de distinguer et de décider ce qui lui donne les attributs de l'esprit. (Notons que distinguer et décider sont également les bases de la phénoménologie déjà citée.) Cette instance n'est pourtant pas consciente mais inconsciente. C'est une partie de l'homme qui veille sur lui de manière inconsciente.

Ainsi l'affirmation de V. Frankl sur l'aspect également inconscient des plus hautes couches de la noétique[1].

Au niveau de la canopée, dans « les hauteurs suprêmes », comme dit Frankl, et bien c'est pareil, l'instance spirituelle est inconsciente. Il y situe la sentinelle du rêve qui a les attributs d'un esprit, toujours éveillée, toujours protectrice, mais agissant de manière inconsciente.

Je voudrais relater ici l'observation d'une patiente de 75 ans qui prolongeait sa nuit avec plaisir le temps que son mari promène le chien dans le parc à quelques centaines de mètres de chez elle et qui, tout à coup, s'est retrouvée assise sur son lit, le cœur battant et submergée d'angoisse avec la certitude qu'il était arrivé quelque chose à son mari. Cette impression s'est confirmée car cet homme a été retrouvé mort dans le parc. La sentinelle qui a réveillé cette dame était la même, mais c'est vrai que dans ce cas elle a perçu des informations plus subtiles. Il faut préciser qu'une telle expérience est restée unique dans la vie de cette personne.

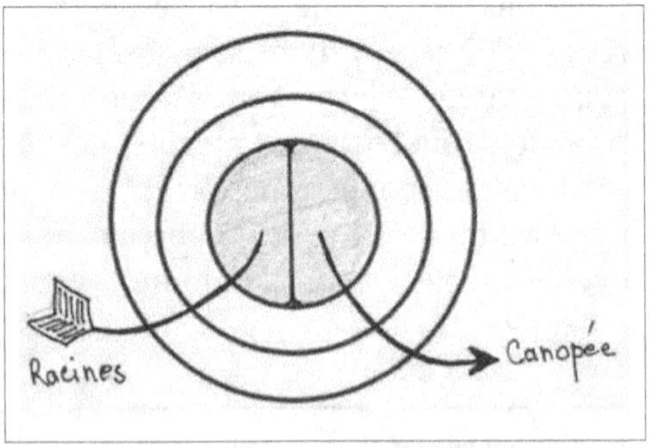


1 Idem p 16

On pourrait donc s'enhardir à compléter la représentation de V. Frankl en situant ces deux extrémités de l'arbre spirituel ainsi :

Peut être même peut-on aller plus en détail sur la description de cette partie spirituelle centrale. Rappelons-nous ce passage d' « Un psychiatre déporté témoigne » déjà cité page 66 du présent ouvrage : « La vie concentrationnaire mettait l'âme humaine à nu, l'exposant dans ses profondeurs ultimes. Etait-il si surprenant de découvrir dans ces profondeurs l'essence même de l'humain, c'est à dire un mélange de bien et de mal ? Mais la faille qui sépare le bien et le mal, et qui passe à travers chaque être humain, atteignait les profondeurs les plus extrêmes et devenait suprêmement évidente au fond de cet abîme qu'entrouvrait le camp de concentration. »[1]

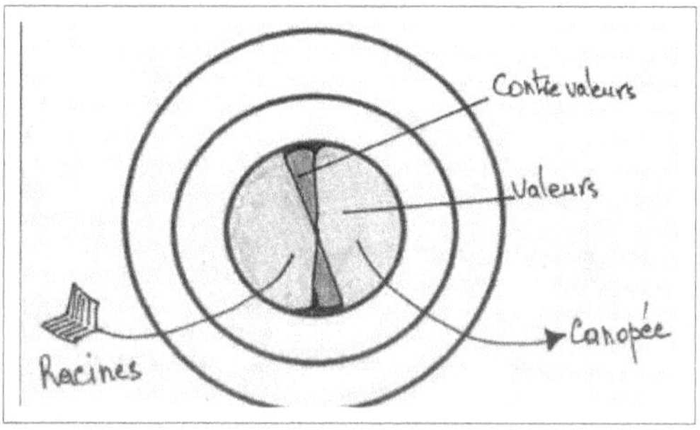


Cette citation pose le problème du mal qui est présent en chaque homme et qui côtoie le bien dans les profondeurs de l'être. V. Frankl pense que la volonté de sens active les valeurs (Eros, Pathos et Ethos) mais il y a aussi les contre-valeurs qui sont les opposées (indifférence, haine ou mépris pour Eros ; oisiveté, égoïsme ou irresponsabilité pour Pathos et indignité ou lâcheté pour Ethos). Ces contre-valeurs ont leur place dans cette représentation. Dans quelles proportions ? Il ne donne pas de précisions. Alors pourquoi ne pas être optimiste ? Des expériences ont été réalisées notamment par le Pr. Félix Warneken de l'université du Michigan chez de très jeunes enfants entre 10 mois et 1 an et demi pour déterminer si spontanément ils présentaient des signes de bienveillance ou au contraire des signes d'égoïsme

1 Idem p 113

caractérisé. Le résultat est que 80% des enfants étaient nettement bienveillants.

Ces études ont montré aussi que quand l'enfant ne pouvait exercer sa bienveillance que vis à vis d'une seule personne mais qu'il y avait plusieurs candidats (comme faire le cadeau d'un objet unique à trois personnes.) il choisissait de préférence la personne avec laquelle il avait déjà eu un rapport, ou bien celle avec laquelle il avait un point commun ou bien encore celle qui lui ressemblait. Comme si la bienveillance spontanée était maximale vis à vis des proches.

Mais gardons ce ratio de 80%-20% pour les valeurs positives. Ceci nous donnerait le schéma suivant :
Ainsi la blessure infligée par les camps de concentration pourrait se matérialiser ainsi : la faille qui sépare bien et mal au plus profond de l'être et qui met l'âme à nu ?

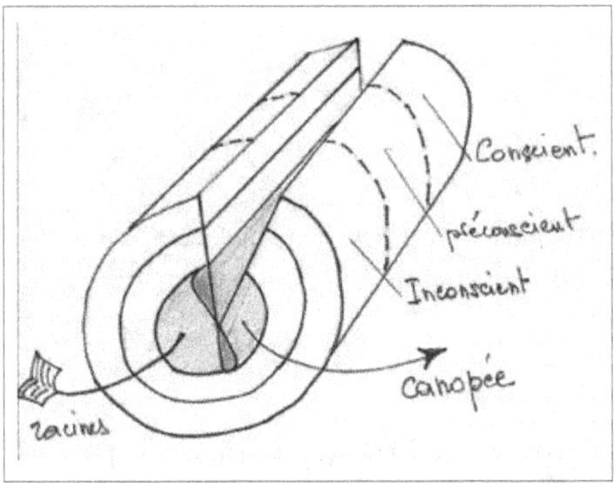


## Les champs d'application de la logothérapie

Redonner du sens à une situation de vie, à un patient qui est dérouté, qui n'entrevoit pas de solution. Cela commence simplement ainsi. À ce stade il n'y a pas de malade psychiatrique et le médecin n'a pas besoin d'être un psychiatre patenté. Dans le cadre d'une consultation de médecine générale cette thérapie peut s'opérer.
Viktor Frankl cite le cas d'un médecin âgé qui vient le consulter

« Il ne parvenait pas à sortir du deuil après la perte de sa femme deux ans plus tôt. Ils avaient été très heureux ensemble et il était alors extrêmement déprimé. Je lui posai cette simple question :

– Dites-moi, que ce serait-il produit si vous étiez mort le premier et que votre femme vous avait survécu ?
– Cela aurait été terrible pour elle, dit-il, ma femme aurait affreusement souffert !
– En lui survivant, ne lui avez-vous pas évité ces souffrances ?
– Certainement !
– Mais en lui survivant n'avez-vous pas aussi pris à votre charge la douleur qu'elle aurait subie dans ce cas ?

À ce moment son deuil prit une signification….. celle d'un sacrifice utile. »[1]

Combien de fois sommes-nous confrontés à des occasions de soulager des patients par une simple phrase ou parfois même un simple mot, qui laisse entrevoir un sens nouveau, qui éclaire la situation présente. Une vision différente qui permet au patient de retrouver un chemin, une direction (n'oublions pas les 3 facettes du mot sens : signification, sensibilité et direction.)

La logothérapie commence ainsi, simplement et elle peut être pratiquée par toute personne d'expérience qui est chargée de soulager des patients.

À cette fonction de **conseil** de la logothérapie on peut rapprocher tous ces témoignages de gens qui ont été aidés ou même sauvés par la lecture des livres de V. Frankl et notamment bien sûr « Découvrir un sens à sa vie ».

On peut citer le cas de ce jeune soldat israélien qui avait perdu ses jambes pendant la guerre du Kippour et que rien n'arrivait à sortir de sa profonde dépression. Un jour on le trouve complètement transformé, tout à fait serein.

– Que vous est-il arrivé ? Lui demande-t-on

Le jeune montre la traduction hébraïque de « Man's Search for Meaning » et dit

---

1 Idem p 135

– Voilà ce qui m'est arrivé ! [1]

Ou ce témoignage émouvant d'un visiteur du soir qu'annonce Elly l'épouse de V. Frankl. Ils ne tardent pas à deviner qu'il s'agit de l'homme qui a défrayé la chronique en étant accusé du meurtre de sa femme, pratiquement condamné, puis subitement blanchi quand le véritable meurtrier a été appréhendé.

Cet homme vient pour remercier V. Frankl du bien qu'il lui a fait. En prison il a sombré dans le découragement car toutes les charges étaient contre lui et rien ne pouvait démontrer son innocence. C'est à ce moment qu'on lui a prêté un de ses livres. Grâce à cette lecture il a pris conscience que même si sa situation était désespérée, il pouvait toujours exercer une valeur d'Ethos en assumant complètement sa souffrance morale et sa révolte contre l'injustice. Il a pu ainsi donner un sens à sa souffrance.

On peut parler de **rôle éducatif** du livre dans ces cas. L'introduction de la notion de liberté, de responsabilité, les développements sur les valeurs et le sens donné à chaque situation luttent contre le sentiment d'être déterminé, conditionné par son environnement. Sans compter la valeur d'exemple véhiculée par le témoignage des camps.

Et puis il y a les troubles noogènes et en premier lieu la **névrose noogène** (noogène vient naturellement de noésis, la sphère spirituelle) Qu'est-ce qu'une névrose noogène pour Viktor Frankl ?

Au départ il y a une perte, perte de l'être cher, par un deuil, comme ce vieux médecin, un divorce ou une trahison, mais aussi perte d'un travail, perte du statut social, comme ces jeunes gens qui consultaient V. Frankl dans les centres de conseil pendant la crise de 1929. Ou bien encore perte d'autonomie par une maladie ou un handicap qui modifie le mode de vie etc...etc...

Cette perte initiale, cette perte personnelle pourrait-on dire, va entraîner une perte des repères habituels. Quel en est le mécanisme ? Cette perte initiale, telle un traumatisme, va

---

1 Le sens de ma vie p 170

altérer, non pas la sphère noétique qui est incorruptible mais le lien que celle-ci entretient avec la personne, ce que V. Frankl appelle la noodynamique. Cette noodynamique est amoindrie, il y a perte du contact avec les valeurs, et cet éloignement des valeurs entraîne une perte de sens. Perte de sens qui peut aller jusqu'au vide existentiel. Nous savons que ce vide existentiel provoque une mésestime de soi, un sentiment d'indignité, d'infériorité. Quand cette situation perdure, des symptômes vont apparaître : dépression, agressivité et violence ainsi que tendance à l'addiction[1]

Ainsi quand un patient présente cet enchaînement de mécanismes qui aboutit à une souffrance par vide existentiel on peut parler de névrose noogène et, dans ce cas le traitement le plus adapté est la logothérapie qui doit être envisagée en première intention. D'une part parce qu'elle touche au cœur du mécanisme pathologique et qu'ensuite elle reste une thérapie relativement brève, bien que nous verrons qu'elle peut parfois se prolonger.

Cette névrose noogène est tellement fréquente que Viktor Frankl la considère comme la névrose collective de notre temps, tout comme la névrose hystérique l'était pour la première moitié du XXème siècle. Après la grande crise de 1929 et surtout la seconde guerre mondiale, la perte de sens s'affirme comme l'expression la plus répandue des souffrances dans notre monde. Elle est accentuée par la perte d'influence des religions traditionnelles dans le monde occidental et le développement de deux phénomènes politiques, le totalitarisme qui impose sa vision du monde par la force et la propagande et le conformisme qui l'impose par le consumérisme[2] et la publicité. Au lieu de personnes riches de leurs différences et responsables de leurs choix, on a des individus standardisés, apparemment adaptés à leurs environnements mais ayant perdu le sens de leur existence.

À côté de cette névrose noogène, quelle est la place de la logothérapie dans le soin des autres névroses psychogènes ou

---

1 Pour ceux qui veulent plus de détails sur la névrose noogène voir G.E.Sarfati *Manuel d'analyse existentielle et de logothérapie* p 136

2 Ici utilisé pour matérialisme et consommation à outrance

des psychoses ? La réponse de V. Frankl est très claire à ce sujet, la logothérapie a un rôle de **complément**, elle intervient en deuxième intention. Soit que les troubles psychiques aient entraîné une perturbation de la noodynamique du patient et donc une altération du sens aboutissant à une dévalorisation ou une perte de confiance en soi qui pourront être améliorées après la cure psychique de la névrose par psychothérapie ou thérapie comportementale. Soit la logothérapie sera utilisée pour transformer l'attitude du patient à l'égard de la névrose. Ainsi plutôt que de s'attaquer aux symptômes, la logothérapie s'applique à modifier la façon dont il vit sa maladie.

Ceux qui recherchent des informations plus précises sur l'application complémentaire de la logothérapie en fonction de chaque pathologie psychiatrique se rapporteront au premier livre de V. Frankl, *Le thérapeute et le soin de l'âme* au chapitre : *L'analyse existentielle spécifique* page 239.

Enfin, pour être complet, la logothérapie peut aussi rendre de nombreux services dans les **thérapies de couples** ainsi que dans les **thérapies de groupes.**

### La logothérapie en pratique

La logothérapie est basée sur des entretiens entre le patient et le thérapeute. Ceux-ci reposent sur le **dialogue socratique**. La notion de dialogue socratique fait naturellement référence à la pratique philosophique du Vème et IVème siècle avant JC. Comme à cette époque lointaine, le dialogue qui s'installe entre le patient et le thérapeute repose sur la maïeutique[1]. Ce terme qui nomme l'art d'accoucher une parturiente prend, bien sûr ici le sens d'accoucher d'une solution, d'une vérité. Ainsi, dans la logothérapie c'est le patient qui doit aller chercher en lui-même la solution de son problème, le thérapeute n'est pas en position de celui qui sait, mais de celui qui aide à la découverte de la solution. À aucun moment il ne peut donner un sens, mais, par ses questions et ses remarques il doit provoquer une réflexion chez le patient. L'activité du

1 Art d'accoucher.

thérapeute stimule la noodynamique du patient, elle aide ce dernier à rendre conscientes des orientations de sens qui sont logées dans l'inconscient spirituel. Dans tous les cas c'est bien le patient qui détient en lui la clé de la situation.

À côté de la maïeutique, on peut aussi parler d'herméneutique[1], puisque nous l'avons vu, il n'est pas question pour le patient de trouver un sens à sa vie, mais de découvrir ce que la situation présente, qui est unique, lui réclame comme engagement. C'est donc bien, aussi, un travail d'interprétation de la situation existentielle.

Pour que ce travail soit mené à bien il faut établir une qualité particulière de relation entre patient et thérapeute. Pour la définir V. Frankl s'inspire de Martin Buber ce professeur de philosophie né à Vienne en 1878, qui, en 1923 publie un texte nommé : *Je et Tu* dans lequel il développe l'idée d'une différence de nature dans la relation entre les êtres. Il distingue la relation Je-Tu qui est faite de reconnaissance mutuelle, de respect et d'écoute bienveillante. Dans ce type de relation les personnes sont à égalité, il n'y a ni hiérarchie, ni recherche d'utilité. Et la relation Je-Cela dans laquelle, au contraire, les liens sont asymétriques, avec une hiérarchie possible et l'attente d'un bénéfice. Ce second type de relation est très fréquent dans les rapports professionnels mais il peut se présenter en toute circonstance. La dénomination Je-Cela indique, que dans ce cas, le partenaire est chosifié : ce n'est plus tu mais cela. Il y a de nombreuses façons d'induire cette chosification. En utilisant l'autre comme un outil, en le réduisant à un jugement, ou, pour revenir à la thérapie, en l'enfermant dans un diagnostic par exemple.

Dans le dialogue socratique, la relation Je-Tu est de règle. Elle est d'ailleurs, en elle-même thérapeutique. Le seul fait d'être face à face avec cette qualité de relation authentique de personne à personne est un élément thérapeutique non négligeable indépendamment de la stratégie de soin.

---

1 Art d'interpréter des vieux textes. Dans ce cas il s'agit plutôt de l'art d'interpréter une situation précise.

De même pour démarrer une telle thérapie un engagement est pris par le patient et le thérapeute pour respecter une sincérité totale et une motivation à toute épreuve.

Il est clair que cette conception du lien thérapeutique inspirée aussi d'Alfred Adler explique les critiques de Frankl vis à vis de la psychanalyse freudienne où l'utilisation de l'écoute silencieuse est jugée pourvoyeuse d'angoisse. Le silence étant certes possible mais quand il a une utilité bien précise. D'autre part Frankl craint l'importance donnée au diagnostic qui risque de prendre le dessus sur l'unicité de la personne.

### Une thérapie brève mais des progrès accompagnés

Comme toute thérapie, la logothérapie commence par un premier entretien qui a pour but de préciser la demande d'aide du patient et mesurer sa motivation. Il permet aussi de connaître les faits importants de l'histoire du patient.

Ce qui est plus spécifique de cette méthode c'est la nécessité dès cet entretien de déterminer si cette personne présente une pathologie noogène susceptible d'être prise en charge par le logothérapeute ou si une pathologie somatique ou psychique apparaît de manière importante, qui nécessite, comme nous l'avons vu une prise en charge spécifique en première intention.

Dans le premier cas la thérapie commence grâce au dialogue socratique qui peut également s'enrichir de tests qui renseignent sur le profil de la noodynamique du patient et qui proposent aussi des points de départ pour la réflexion.

Ainsi le PIL test Purpose In Live[1] qui est constitué de 20 questions tournant autour du sens qui permet de quantifier la noodynamique. Ce test a été créé en 1964 par deux psychiatres américains Crumbaugh et Maholick.

De même le test ITS (Indice de Transcendance du Soi)[2] crée par Léo Abrami qui détermine un coefficient de transcendance à partir de 30 questions.

---

1 Purpose in live = les perspectives de l'existence.

2 Léo Abrami : La logothérapie, une démarche thérapeutique p 63

Cette approche quantitative répond au désir de V. Frankl d'ancrer la logothérapie dans une démarche empirique.

Le dialogue socratique peut aussi s'enrichir de **méthodes spécifiques** à la logothérapie qui sont des exercices proposés au patient qui ont pour but de relancer la noodynamique et d'alimenter le dialogue socratique. Le patient y est invité à se projeter dans le passé (surtout pour ceux qui ont du mal à envisager un futur.) ou bien, au contraire, à se projeter dans l'avenir (pour ceux qui ont un passé trop douloureux.) Parfois même la projection peut être double, passé et futur.

Sans entrer dans le détail de ces techniques complémentaires aux entretiens, on peut, bien sûr, en citer quelques unes.

Le *logo-ancrage* où le patient est invité à se remémorer une expérience de vie passée qui a été très riche de sens pour lui. Technique qui a des points communs avec celle du « lieu refuge » utilisée dans d'autres types de thérapie par exemple l'hypnothérapie)

Une méthode voisine le *logo-tope* propose de se replonger dans un épisode du passé qui n'a pas livré toutes ses significations, qui reste à analyser. Il est proposé au patient une grille d'analyse contenant une description des faits, des émotions de l'époque, puis des pensées, des sens qui auraient pu être trouvés, des choix faits ou non faits. On voit ici des liens avec la thérapie comportementale et cognitive.

Troisième méthode le *logo-pic* (sans doute influencé par la passion de V. Frankl pour l'alpinisme) où le patient est invité à représenter sa vie sous la forme d'un paysage de montagne. Dans un deuxième temps il devra lier chaque pic à une personnalité qui pour lui représente une ou des valeurs qui comptent et préciser ces valeurs.

Une autre méthode intéressante est le *logo-reportage* où le patient devient scénariste de sa vie. Une partie de celle-ci a été écrite, à lui d'imaginer la suite. V. Frankl commente ainsi cet exercice : « Nous donnons l'instruction qu'il n'y aura pas de coupure ni de montage ; ce qui est écrit est ineffaçable... Grâce à ce genre d'exercice, le thérapeute peut imprimer chez le patient le sentiment de la qualité irréversible de la vie, et lui faire percevoir la nature historique de l'existence. »

Dans un précédent chapitre nous avons cité le *logo-drame* où le patient doit imaginer ses derniers instants de vie et ainsi donner du sens à son passé mais aussi à toutes les années qui lui restent à vivre.

La logo-hypothèse qui s'adresse à des gens déprimés, fatigués ou convalescents qui sont invités à imaginer ce qu'ils feront quand ils seront mieux.

Personnellement j'ajouterais une autre méthode qui n'est pas recensée comme telle mais qui pourrait l'être. Elle s'inspire d'une phrase contenue dans un rêve de V. Frankl. Il en parle en ces termes : « D'une manière générale la principale devise de l'analyse existentielle pourrait être ainsi formulée : « Vivez comme si vous viviez pour la seconde fois et que vous aviez aussi mal agi la première fois que vous êtes sur le point d'agir maintenant.[1] » « Une fois que le patient est placé dans cette situation imaginaire, il prendra instantanément conscience de la gravité et du poids de la responsabilité que chaque être humain porte à chaque moment de sa vie : la responsabilité vis à vis de ce qu'il fera l'heure suivante, vis à vis de la manière dont il concevra chaque jour. »[2]

Tous ces exercices proposés au patient l'invitent à dépasser sa vision du présent souvent vécue avec angoisse et désespoir. Il est amené à adopter un regard original depuis une position nouvelle. Il peut ainsi appréhender la vie de manière différente, redécouvrir des valeurs oubliées qui deviendront sources de sens.

Toutes ces méthodes spécifiques de la logothérapie demandent un peu d'expérience et d'intuition pour les utiliser à bon escient et créer cette révolution intérieure sans influencer les réponses que le patient trouvera au fond de lui-même. Rappelons-nous que Viktor Frankl se reconnaît justement des facilités particulières pour percevoir les points faibles de son interlocuteur et sentir les ressources morales mobilisables en lui pour améliorer sa situation et lui donner du sens.

Une fois la noodynamique stimulée, quand la situation difficile a retrouvé un sens, reste à échafauder un projet de vie.

---

1 Découvrir un sens à sa vie p 168

2 *Idem*

Celui-ci doit être analysé avec minutie pour savoir s'il est adapté et viable. Définir les conditions de son application. En dernier lieu, quand ce projet est mis en œuvre, un accompagnement est parfois nécessaire pour consolider cette orientation, pour étayer cette démarche et c'est en ce sens que cette thérapie peut, dans certains cas, être prolongée.

Il reste à dire un mot des méthodes utilisées par V. Frankl dans le cadre de la logothérapie mais pour des pathologies autres que noogènes, donc dans une action de deuxième intention. Elles ont en commun avec les précédentes de mobiliser les valeurs de la personne pour apporter un remède. Elles étendent donc les indications de la logothérapie.

Ces trois méthodes sont l'*intention paradoxale*, la *dé-réflexion* et le *changement d'attitude.*

Elles permettent d'atténuer la souffrance qui, pour V. Frankl est une attention morbide à soi-même. Cette attention morbide est entretenue par deux mécanismes : l'hyperintention (auto-observation anxieuse) et l'hyperéflexion (crainte des conséquences physiques de la peur.)

L'**intention paradoxale** a pour but de lutter contre la perception anxieuse de soi et l'anticipation anxieuse négative. Ces deux vécus morbides créent une tension interne qui augmente les symptômes (par exemple une phobie.) Il se forme donc un cercle vicieux qu'il faut briser. L'intention paradoxale utilise deux armes pour cela. Tout d'abord elle puise dans les valeurs du patient l'attribut de l'auto-distanciation. En pratique, prendre de la distance avec la phobie par l'humour. Se moquer de son comportement répétitif, le tourner en dérision. Ce n'est plus **ma** phobie, mais **une** peur ridicule.

Ensuite elle inverse les rôles. Dans la phobie le désir du patient est empêché par la peur (par exemple : je voudrais aller voir ma sœur à Paris mais j'ai peur de prendre le train, ne parlons pas de l'avion.) Le patient doit dorénavant imposer son désir, d'où le terme d'intention.

Voici un cas clinique relaté par Viktor Frankl dans « Le thérapeute et le soin de l'âme. »[1] Il s'agit d'un cas extrême mais qui illustre bien l'esprit des traitements de V. Frankl.

---

1 Le thérapeute et le soin de l'âme p 286

Une femme de 35 ans est présentée à V. Frankl pour la première fois devant un amphithéâtre d'étudiants. Elle montre des signes d'une grande méticulosité depuis l'enfance avec des rituels de nettoyage fréquents. Il s'agit d'une névrose obsessionnelle qui présente une aggravation progressive de ses symptômes et leur emballement depuis 3 ans. La crainte des microbes lui impose des restrictions qui rétrécissent de plus en plus son périmètre de vie. Son mari et ses enfants sont intégrés dans ces précautions et ces rituels à tel point qu'elle envisage de divorcer car elle a conscience d'empoisonner la vie de sa famille.

Le professeur Frankl commence par lui demander si elle présente des rituels de vérification pour la fermeture des portes et des robinets, ce qui est bien sûr le cas. Il en déduit un diagnostic de « personnalité anankastique ». Diagnostic d'autant plus important à ses yeux que ce type de personnalité, il l'affirme, est immunisé contre la psychose.

« N'importe quelle personne normale peut devenir psychotique à l'exception de celles qui ont un caractère de type anankastique. Autrement dit, il est inutile de lutter contre vos idées obsessionnelles, vous devez plutôt en rire. »[1]

Une fois ce résultat obtenu et constaté le soulagement de la patiente, il va utiliser sa méthode de l'intention paradoxale :

« Après tout, pour obtenir un changement, maintenant, au lieu de craindre une infection, invitons-la plutôt. »[2]

Aussitôt dit V. Frankl demande à cette femme d'imiter ses gestes et, progressivement il se met à toucher des objets susceptibles d'être de plus en plus sales, jusqu'à frotter le plancher de la salle avec ses mains. Il remplace la crainte de se salir par le désir de se salir le plus possible.

Dans ce contexte particulier, la patiente suit ce modèle et reproduit ses gestes : « Vous voyez je ne peux pas être plus sale ; je ne trouve pas assez de microbes. »[3]

---

1 Idem p 287
2 Idem
3 Idem

C'est par cette séance inaugurale que débute la thérapie de cette femme qui, en quelques semaines, voit ses troubles diminuer dans de fortes proportions.

Le contexte est particulier puisque Viktor Frankl découvre cette patiente et s'adresse à elle dans le cadre d'une leçon clinique devant un aréopage d'étudiants. On voit comment il utilise cette situation particulière au profit de sa méthode.

Dans un premier temps il entend venir à bout de la peur importante que vivent beaucoup de malades atteints de névrose obsessionnelle comme c'est le cas de cette patiente, peur de la psychose, en fait la peur de devenir fou. Cette peur s'associe parfois à la peur d'un passage à l'acte, suicide ou assassinat. Ces deux peurs omniprésentes ont pour conséquence d'entretenir une tension psychique qui ne fait qu'augmenter les symptômes et donc crée un cercle vicieux. Premier objectif : casser cette peur, et là, on voit comment il se sert de ce décorum, ce public, de sa stature de grand professeur, pour asséner comme une vérité péremptoire le fait que le type de personnalité de la patiente est la seule population totalement à l'abri d'une évolution vers la psychose. Il utilise à dessein, un terme complexe et désuet, mais qui fait son effet : « personnalité anankastique » qui signifie simplement : anormalement méticuleuse. Quand il perçoit l'impact sur cette femme, il enfonce le clou et fait le lien avec ses symptômes.

Puis il enchaîne de suite avec l'intention paradoxale et, là encore, il se sert du contexte émotionnel de cette manifestation pour entraîner la patiente dans une série de gestes et de comportements paradoxaux qui sont facilités par la protection de ce professeur charismatique.

À cette occasion, on perçoit les liens avec les techniques de thérapie comportementale et cognitive. Il est important de préciser que Frankl a introduit l'intention paradoxale dès 1929 et que ces techniques ont été développées dans les années 50-60.

Cette observation ne doit pas masquer que la logothérapie reste une technique qui nécessite un travail attentif et persévérant, mais montre qu'elle se nourrit aussi d'inventivité et d'enthousiasme.

Après l'intention paradoxale, la **déréflexion** présente le même objectif de lutter contre la peur, la dépréciation de soi, peur de l'évolution négative et même peur de la peur. Cette fois l'arme utilisée est le second attribut de la noésis, à savoir l'auto-dépassement.

Un exemple classique le fera comprendre : un trouble de la fonction érectile ou une plainte de frigidité. L'anticipation anxieuse du patient (e) fait craindre l'approche d'un rapport sexuel. La peur de l'échec crée une tension qui garantit cet échec et le fiasco qui s'ensuit. Dans ce cas V. Frankl utilise plus l'auto-dépassement que l'auto-distanciation. En pratique il est moins efficace dans ce cas de mettre à distance son trouble que de changer carrément d'objectif. Il faut donc entendre auto-dépassement comme donner le primat au partenaire et non à son propre vécu émotionnel. En clair, se concentrer sur le plaisir qu'on peut donner à l'autre et oublier ses propres sensations. Il y a bien dépassement de soi.

On peut également évoquer l'intérêt de cette méthode dans les troubles du sommeil et bien d'autres pathologies.

La troisième méthode non spécifique est naturellement **le changement d'attitude**. Il est facile à comprendre que dans bien des cas le patient est confronté à la souffrance. Celle-ci peut être soulagée et c'est la priorité, mais parfois, une souffrance physique ou morale est irréductible. Dans ce cas le médecin conserve un rôle important. En effet sa fonction ne s'arrête pas à administrer des sédatifs, mais il doit aussi, non pas **sauver** les âmes, comme le ferait un confesseur, mais **soigner** les âmes. Soigner les âmes c'est aider le patient à vivre ces moments douloureux ou angoissants (à l'approche de la mort par exemple). C'est stimuler sa noodynamique pour manifester des valeurs d'Ethos qui permettront au patient de vivre ces moments dans la dignité et de leur trouver un sens, ou même de se projeter dans un avenir, au-delà de la mort dans un but de transmission, de don ou de pardon.

Pour Viktor Frankl le médecin doit assumer pleinement cette fonction, d'où le titre de son premier livre qui a séjourné, cousu dans la doublure de son manteau : « Le thérapeute et le soin de l'âme. »

Cet homme a conçu très jeune un mode de soin original, qu'il a confronté à l'horreur absolue des camps, qu'il a fait évoluer et il souhaitait qu'il continue d'évoluer notamment vers une approche empirique. Cet homme d'une grande disponibilité pour ses patients, qui a eu l'ambition d'apporter des remèdes à ce qu'il considérait comme la maladie du siècle : la perte de sens. Cet homme, quel a été le sens de sa vie ?

Il l'a assez dit, il ne faut pas rechercher le sens général de la vie, celui-ci nous échappe, mais il faut trouver ce que chaque situation existentielle réclame de nous. Cependant quand l'âge avance et Viktor Frankl est décédé à 92 ans, il devient possible de jeter un regard rétrospectif sur son existence et d'essayer de trouver une direction. Voilà ce qu'il en dit :

« Je me rendais à la clinique de bonne heure et j'y fus accueilli par un petit groupe d'Américains, professeurs, psychiatres et étudiants, qui étaient venus à Vienne pour y faire de la recherche. Je venais juste de répondre aux gens du *Who's Who in America* en leur retournant le questionnaire qu'ils m'avaient fait parvenir. On me demandait d'y exposer, en une phrase, ce qui donnait sens à ma vie. Ce matin-là, entre les poignées de mains habituelles, je demandais à mes visiteurs de deviner quelle avait bien pu être ma réponse. Sans même un temps d'hésitation, un étudiant de Berkeley répondit : « Le sens de votre vie consiste à aider les autres à trouver un sens à la leur. »

C'était exactement cela. C'était précisément ce que j'avais écrit. [1]»

1 Le sens de ma vie p 172.

# Alfred ADLER et le sentiment social

Bien sûr la personne et l'œuvre d'Alfred Adler sont bien mieux connues que celles de Viktor Frankl, en tout cas en France. Néanmoins il m'est apparu indispensable d'ajouter ce court chapitre sur cet auteur majeur. D'abord parce qu'il représente une des racines de la conception de Viktor Frankl dont celui-ci se reconnaîtra jusqu'à la fin de sa vie, mais également parce que le dernier livre écrit par A. Adler en 1933, qui résume ses théories s'appelle « Le sens de la vie. »

Alfred Adler est né en Février 1870 près de Vienne, il est le second d'une famille de six enfants. Il décrit sa mère, Pauline Beer comme une femme distante, à la différence de son père Léopold qui est marchand de grains . C'est une famille juive originaire de Hongrie. Le commerce du père rencontre beaucoup de difficultés et ils sont donc obligés de déménager souvent ce qui donne au jeune Alfred une expérience des différentes catégories sociales et le sensibilise à la souffrance populaire.

Alfred voue une grande admiration à son frère aîné, Sigmund, qui s'avérera être doué pour le commerce, ce qui apportera un soutien à la famille. Petit enfant il se présente comme fragile ; il souffre de spasmes du sanglot[1] et plus tard de rachitisme. Un drame terrible touche cette famille : un de ses frères avec lequel il partageait le lit décède de la diphtérie et lui-même est atteint d'une pneumonie qui aurait pu l'emporter. Peut-être l'idée de devenir médecin trouve-t-elle son origine dans cette période sombre.

Il entame, en effet, des études de médecine à l'université de Vienne et obtient son diplôme de médecin en 1895. Au cours de ces études il rencontre Raïssa Epstein, une étudiante russe d'origine juive qu'il épouse en 1897 à Moscou. Pendant ce séjour moscovite, sa jeune épouse lui fait rencontrer Léon Trotsky qui raffermira peut être ses idées politiques très sociales. Cette union s'enrichit de quatre enfants dont deux seront thérapeutes.

Le premier cabinet qu'il ouvre à Vienne est un cabinet d'ophtalmologie, mais, bien vite, il s'oriente vers la médecine générale. Il reste très polyvalent et se tient informé des travaux de Freud. Dès 1902 il participe à la création de la société psychologique du mercredi avec Wilhem Stekel, Rudolf Reitter, Max Kahane et naturellement Sigmund Freud. Quand celle-ci est dissoute au profit de la société psychanalytique de Vienne, Alfred Adler en est le premier président.

Entre temps en 1904 il se convertit au protestantisme. A-t-il été sensible à l'aspect universel de cette religion, par rapport à la religion juive, plus attachée à un groupe ethnique ? En ce sens a-t-il été paulinien [2]?

Sa collaboration avec Freud, on le sait, ne durera pas, entre 1910 et 1911 il quitte le mouvement psychanalytique en désaccord avec l'importance attribuée à la sexualité dans les déterminismes psychiques. Il est accompagné dans ce départ par

---

1 Au cours d'une contrariété, l'enfant pleure, puis arrête de respirer et peut au pire amorcer une petite syncope. Ce trouble peut être spectaculaire et anxiogène pour les parents, mais, bien qu'il puisse se répéter, il n'est pas dangereux pour le jeune enfant.

2 Saint Paul s'est opposé aux judéochrétiens qui souhaitaient conserver l'enseignement de Jésus dans le sein du judaïsme en en conservant toutes les traditions. Il a préféré ouvrir cet enseignement aux non-juifs et s'éloigner des traditions juives.

Karl Furtmüller, ce philosophe qui restera fidèle à Adler et jouera, après la guerre, un rôle politique dans l'enseignement. Accompagné aussi de Margarete Hilferding, une des premières femmes médecins de Vienne, qui en 1942 sera déportée au camp de Theresienstatd, comme Viktor Frankl et sa famille. Elle décédera d'épuisement pendant son transfert de ce camp vers celui de Maly-Trostenets situé en Biélorussie près de Minsk. Dans ce camp, les allemands ont tué 40 000 Juifs, 3 000 partisans biélorusses ainsi que des prisonniers russes.

Dès 1912 Alfred Adler organise des centres psychopédagogiques dans trente écoles de Vienne annonçant ainsi toute l'importance qu'il attribue à l'éducation.

Il fonde en 1914 la revue internationale de psychologie individuelle qui est l'appellation officielle de son mouvement. Il est mobilisé pour la guerre de 14 comme médecin militaire. Quand, après la guerre, on lui demandera quelle a été son expérience, il répond : « Le monde a besoin de sentiment social. »

En 1924 il termine un cycle d'études à l'institut de pédagogie de Vienne, confirmant ainsi son orientation vers l'éducation des enfants (et des parents.)

Il accepte la proposition de l'université américaine de Columbia à New York d'assurer des cours de psychologie médicale dès 1927. Il accepte d'autant plus facilement que sa demande d'organiser des cours de médecine à Vienne avait été rejetée en 1912. Cet enseignement est un réel succès et débouche sur une chaire au Long Island College de New York en 1932. Adler vit donc sur la côte Est mais pendant ses vacances universitaires il revient en Europe et organise des cessions aussi bien à Londres, Vienne, Amsterdam, qu'à Aberdeen en Écosse où il trouvera la mort en 1937, au cours d'un cycle de conférences, victime d'une crise coronarienne.

Au départ la représentation du monde d'Alfred Adler est une cosmogonie : « Le cosmos est pour ainsi dire le père de toute vie »[1] La vie doit en permanence s'adapter aux conditions extérieures. Il ne s'agit pas d'un programme établi qui aurait été donné au départ de la vie et qui assurerait l'évolution jusqu'à la

1 Le sens de la vie p193.

fin, non, c'est l'évolution elle-même qui est créatrice, c'est une impulsion, un développement qui ne cesse pas : « Vivre c'est se développer. »[1]

Il s'inspire d'un auteur atypique Jan Smuts connu pour avoir occupé tous les ministères d'Afrique du Sud avant d'assurer la fonction de 1er ministre du Tranvaal puis de l'Union sud–africaine. Il est aussi philosophe et auteur de « Holisme et évolution » où il introduit pour la première fois ce terme d'holisme. Celui-ci peut être compris à partir de sa racine grecque d' « holos » qui signifie totalité. Il s'agit donc d'une approche totale ou globale des phénomènes et non d'une analyse de leurs parties constituantes.

De plus Smuts s'inspire des découvertes sur les atomes pour avancer qu'il n'y a pas de nature inerte. Dans le cœur de l'atome règne le mouvement, au moins celui des électrons. Ainsi, pour Adler le mouvement est au centre de la vie « Un mouvement qui vise l'autoconservation, la multiplication, le contact avec le monde environnant, contact qui doit être victorieux pour que la vie puisse se maintenir. »[2] Il précise sa pensée ; « Ne peut être considéré comme juste que le développement organique ou psychique bénéfique pour l'avenir le plus éloigné. » « Cette obligation de chercher à réaliser une meilleure adaptation ne peut jamais prendre fin. »[3]

À très long terme A.Adler, de manière très moderne, adhère à la fois à la théorie de l'évolution de Darwin et au transformisme de Lamarck.

La théorie de Lamarck, le transformisme, soit l'évolution des espèces en fonction de leur adaptation au milieu extérieur, qui était délaissée au bénéfice de l'évolution darwinienne (évolution par mutations génétiques et sélection naturelle des mutants) a repris de la vigueur avec la découverte de l'épigénétique.

Nos caractères héréditaires sont commandés par 25 000 gènes disposés sur 46 chromosomes, Au moment d'une fécondation, chaque parent transmet 23 chromosomes au fœtus,

---

1 Idem p193.
2 Idem p194
3 Idem p 194

reconstituant ainsi le capital de 46 chromosomes. Mais sur ces chromosomes, en plus des gènes, existent des sites dont la fonction est de gérer les gènes, par exemple de les activer ou de les désactiver. Ce sont les sites épigénétiques (épigénétique signifie autour des gènes). Or ces sites sont sensibles à l'environnement, ils peuvent être modifiés par des événements importants, une maladie, un drame familial, des conditions de vie désastreuses etc ... Si un site épigénétique est modifié chez un individu et que celui-ci devient parent, il transmettra sur son chromosome la modification à son enfant. Ainsi les conditions de vie peuvent-elles influencer l'évolution de l'espèce humaine et des autres espèces naturellement.

Pour A.Adler chaque espèce « poursuit un but d'adaptation active aux exigences cosmiques, un but idéal de perfection. » Pour l'espèce humaine, le moteur de cette évolution vers le mieux est incontestablement la faculté de créer du lien social entre les individus. Ainsi le « **sentiment social** » est-il, pour Adler, la clef de voûte de cette marche en avant. Qu'entend-il par sentiment social ? « la vie en commun, la coopération, l'humanisme ou même le moi idéal. » Tout ce qui fait lien solidaire dans une communauté, tout ce qui est intérêt pour l'autre, désir de contribuer au bien-être de l'humanité et à son progrès (remarquons, en passant, qu'il ne s'agit pas de créer une communauté qui serait en opposition avec d'autres communautés, non, il s'agit toujours d'un but global d'ouverture, de favoriser le maintien de l'humanité entière et son amélioration.)

« Cette tendance sociale héréditaire s'est ancrée dans l'être humain au cours de l'évolution. »[1] Il cite Darwin justement à ce propos : « Darwin observait que tous les animaux dont l'équipement défensif avait été quelque peu négligé par la nature voyageaient en troupeaux ... que la formation de tribus est une sorte de substitut ou de compensation à ce que la nature a refusé aux animaux sur le plan individuel, griffes, crocs, ailes, etc... »[2]

---

1 Idem p77

2 Alfred Adler L'éducation des enfants p 100

Mais la pensée d'Adler est subtile, car, si on envisage le psychisme, la personnalité et sa construction, ce qui est, bien sûr, son terrain de prédilection, dans ce cadre, l'hérédité joue un rôle, certes, mais pas de premier plan. Adler est d'accord avec Freud sur cette question. Pour eux tout se joue dans les premiers mois et les premières années de la vie. Le nourrisson doit s'adapter au monde extérieur et en premier lieu à sa mère, à sa famille et cette adaptation fondamentale qu'il va mener avec beaucoup de créativité, souligne l'importance de l'acquis et sa prépondérance sur l'inné (le génétique.) C'est à partir de ses bases génétiques, sur ce socle héréditaire qu'il doit déployer sa personnalité en adéquation à son environnement.

Ce sentiment social, premier pilier de la théorie adlérienne, même s'il est ancré dans l'homme au cours de l'évolution, se développera plus ou moins en fonction de la créativité de l'enfant et de la façon dont il sera élevé. Et même si plus tard, quel que soit l'âge, le sentiment social peut être enrichi et développé, on comprend aisément que les premières années de vie soient cruciales pour l'avenir de l'enfant.

On retrouve, avec le sentiment social, la « volonté » de Schopenhauer, cette force, cette puissance qui a pour but d'assurer la survie de l'individu et de l'espèce, mais dans ce cas il s'agit surtout de l'élan collectif.

Le deuxième pilier de sa théorie est le **sentiment d'infériorité.** Il définit cette notion en trois phrases :

« Être homme c'est se sentir inférieur. »

« Le sentiment d'infériorité est un sentiment né et développé naturellement, semblable à une tension douloureuse, qui exige une solution de soulagement. »

« Il faut considérer l'histoire de l'humanité comme l'histoire du sentiment d'infériorité et des tentatives faites pour y trouver une solution. » [1]

Aussi bien sur le plan phylogénique (histoire de l'espèce humaine) que sur le plan ontogénique (histoire d'un individu) l'homme commence en position d'infériorité. Les premiers hominidés qui ont besoin de prendre la peau d'animaux pour se protéger du froid, de se construire des abris,

---

1 A.Adler le sens de la vie p73

d'affronter des prédateurs redoutables. Le nouveau né qui est petit, fragile et complètement dépendant pour ses besoins élémentaires. On pourrait dire : au début est l'infériorité. Mais voilà, il y a cette dynamique créatrice qui, à partir de cette imperfection du commencement, recherche sans fin une adaptation, une amélioration. « Envoûté par le « tu-dois » de la vie, l'enfant est entraîné par l'envie sans cesse croissante d'atteindre un objectif final supérieur. »[1] Cette phrase résume bien la conception de la vie d'A.Adler : sortir de l'infériorité et combattre pour atteindre un mieux être, un supérieur collectif.

La phrase suivante : « L'adaptation de l'enfant à son entourage, dans la mesure de ses aptitudes, est donc son premier acte créateur, à la réalisation duquel il est poussé par son sentiment d'infériorité. »[2] montre bien que le sentiment d'infériorité, loin d'être un handicap, est utile, et même nécessaire comme moteur d'adaptation de l'enfant. Il est moteur justement parce qu'il appelle un soulagement, comme il est dit plus haut.

Et, de même que l'angoisse, qui à dose modérée, est un puissant stimulant de l'action, mais peut être paralysante à dose importante, le sentiment d'infériorité représente le moteur du désir d'élévation s'il reste raisonnable, mais qu'il vienne à augmenter dans de fortes proportions et il deviendra un frein majeur au développement psychique.

Précisément, quand cette situation défavorable se présente, quand le sentiment d'infériorité s'enracine et se développe, A.Adler parle alors de **complexe d'infériorité**.

Le complexe d'infériorité est un ensemble de symptômes qui comprend une timidité excessive, un manque de confiance en soi, des échecs répétés comme, par exemple un fléchissement scolaire chez l'enfant. Mais ce risque d'échecs va croître avec le développement de la personnalité et notamment quand les difficultés de la vie vont se présenter, quand il faudra se faire des amis, choisir une orientation professionnelle, puis l'exercer, trouver un partenaire. Dans tous ces secteurs, le sujet

---

1 Idem p75
2 Idem p 77

non seulement va hésiter mais il va contourner l'obstacle, il va éviter de résoudre le problème qui se pose à lui.

L'enchaînement des échecs fera craindre de nouveaux échecs. Il cherche donc, avant tout à les éviter sans affronter les obstacles. En effet il craint par dessus tout que ces éventuels nouveaux échecs ne rendent évident son infériorité et ça, il n'en veut à aucun prix ! Dans certains cas, pour éviter cette mise à jour de l'infériorité, l'individu affiche, de manière semi-consciente, des attitudes opposées qui évoquent un sentiment de supériorité, mais il s'agit d'un écran protecteur illusoire.

L'apparition de symptômes psychologiques névrotiques, comme une phobie par exemple, ou une addiction, ou à l'extrême une psychose, sont, pour Adler, autant de voies dans lesquelles un tel individu s'engage pour fuir la confrontation avec les obstacles de la vie. Le symptôme apparaît et rend impossible le franchissement de cette étape, la maladie exempte de l'effort d'adaptation et justifie l'échec.

Mais dans quelles conditions ce sentiment d'infériorité inévitable et naturel, se transforme-t-il en complexe d'infériorité ?

Alfred Adler y voit trois causes principales .

La première est une faiblesse organique ou psychique. L'enfant est confronté à un handicap héréditaire ou non qui lui rend plus difficile la certitude d'une dynamique supérieure.

Viennent ensuite des causes éducatives. Une éducation très autoritaire entraîne une difficulté chez l'enfant à trouver sa place car il ne se sent pas considéré ni respecté. Il en est de même d'une éducation où l'enfant est délaissé, où il n'a pas son quota d'affection et d'amour ce qui l'empêche de développer sa personnalité car il ne peut pas s'appuyer sur les adultes.

Autre cause, ce qu'Adler appelle une éducation « consentante », qu'on pourrait requalifier de permissive, où il n'est pas donné suffisamment de limites aux désirs de l'enfant, ce qui a pour conséquences de lui ôter ses repères et de ne pas lui apprendre le respect des autres.

Enfin une éducation hyper protectrice où les parents cherchent à éviter à leurs enfants tous les obstacles même mineurs de la vie, « éducation entre 2 cotons. » qui aboutit à une dépendance accrue à la protection parentale et à une impréparation à affronter les difficultés de l'existence.

À ce stade, pour comprendre les conceptions d'A.Adler, il faut introduire un troisième pilier, la notion de « **style de vie**. » Le style de vie, c'est l'ensemble des opinions, des représentations, que va se constituer l'enfant dès sa naissance. Il va naturellement développer une opinion sur lui-même, mais aussi sur son environnement, sur son rapport au monde. C'est un ensemble de modèles qui vont se constituer très tôt et qui seront déjà présents à un âge où n'existent pas encore la parole et les concepts abstraits, ce qui fait que le style de vie échappe à la compréhension.[1]

Il continue de s'enrichir mais, cette ossature pré-verbale influencera l'individu toute sa vie. Il s'agit de la constitution d'une sorte de programme qui gèrera le comportement et le vécu de la personne en restant souterrain mais en créant un référentiel qui a toutes les caractéristiques d'une évidence.

Ainsi la personnalité des parents et de la fratrie, de même que la place qu'occupe l'enfant dans cette fratrie, influencent ce style de vie, en sachant que chaque enfant tente de trouver une place spécifique dans la famille, place où il se sent valorisé par les qualités qu'il s'attribue. Une niche qu'il occupe et où il fait valoir sa différence.

Ce style de vie est unique pour chaque enfant, pour chaque histoire et il manifeste son efficacité quand les difficultés vont se présenter. À ce moment apparaîtra la capacité ou l'incapacité de s'adapter à ces difficultés, d'affronter les obstacles et d'en tirer ou non profit.

Nous l'avons vu, ce style de vie peut s'avérer inadapté, notamment en cas de développement d'un complexe d'infériorité qui va faire dévier le trajet de vie au moment où des choix importants se présentent : se faire des amis, choisir un métier et l'exercer et trouver un partenaire.

En effet « Il est évident que les enfants ne sont pas influencés par les faits (et surtout les événements chargés

---

1 Idem p 16

d'affectivité) mais par leur opinion sur ces faits. »[1] Ce qui va forger le style de vie c'est le vécu subjectif de l'enfant. Prenons, par exemple, le cas du premier enfant d'un couple qui vit avec le statut d'enfant unique pendant 3 ans jusqu'à la naissance d'un petit frère ou d'une petite sœur. Cet événement très important peut être vécu par lui de manières très différentes, il peut être fasciné par ce nourrisson, vouloir assurer un rôle protecteur, et être impatient de le voir grandir pour pouvoir jouer avec lui. Mais il peut aussi développer une jalousie féroce envers cet arrivant qui accapare l'attention de la mère. Il peut se sentir relégué au second rang, et se mettre à douter de l'intérêt de ses parents pour lui-même. Ce vécu subjectif négatif peut aboutir à une augmentation de son sentiment d'infériorité.

Ce qu'Adler appelle le style de vie peut être modifié profondément à partir d'un tel événement, qui au départ est normal et naturel. Ainsi cet enfant peut nourrir l'idée qu'il lui faut lutter pour reconquérir l'amour de ses parents, de même l'idée qu'il est toujours en concurrence avec autrui. Cette conviction peut l'amener à développer une critique systématique de tous ceux qui l'entourent et particulièrement ceux qui ont quelques qualités, en imaginant qu'en les rabaissant il mettra en évidence ses propres atouts et qu'ainsi il s'attirera la considération et pourquoi pas l'amour. Cette attitude irrationnelle est excessivement fréquente, elle participe du style de vie qui peut entretenir de telles conceptions tout au long de l'existence, tant les opinions qu'il véhicule semblent évidentes à l'individu, qui, à aucun moment ne les remettra en question. Il s'agit là de la genèse d'un trouble de la relation aux autres qui peut générer une souffrance durable si elle n'est pas prise en charge.

## Créer un pont

Que propose Adler pour venir en aide à un enfant en difficulté, qui n'arrive pas à résoudre le problème existentiel qui

1 Idem p23

se présente à lui et manifeste des symptômes variés qui vont de difficultés scolaires aux troubles du comportement à la maison en passant par des manifestations dépressives etc...etc... Si le style de vie n'est pas adapté et induit ces difficultés qui poussent l'enfant dans une impasse, il faut en priorité explorer ce style de vie pour savoir quand et comment il a dévié d'une dynamique plus saine.

Ce travail d'exploration se fera avec beaucoup de tact et de bienveillance pour s'attirer la confiance de l'enfant nécessaire à un témoignage sincère.

Dans son livre « L'éducation des enfants » publié en 1930 à New York, Adler décrit un questionnaire en 15 points qui n'est naturellement pas utilisé de manière systématique, mais qui montre bien la préoccupation d'Adler d'apprécier la personnalité de l'enfant dans sa totalité à partir d'éclairages variés.

Ainsi sont recherchés les circonstances de l'apparition des difficultés de l'enfant, des liens éventuels avec des changements importants. La personnalité des parents, le couple parental, la fratrie et toutes les interrelations de la famille. Le comportement de l'enfant à l'école, ses capacités à se faire des amis, les souvenirs les plus anciens de l'enfant ainsi que les rêves surtout ceux qui se reproduisent[1]. Ses occupations

---

1 Pour ne pas alourdir cet exposé sur la conduite à tenir, il est nécessaire de faire une petite digression à propos des rêves, des souvenirs anciens et de l'imagination en général.

Pour Adler l'imagination, celle qui anime les rêves éveillés, c'est à dire les rêveries diurnes, est une activité de l'esprit qui permet à l'enfant (ou à l'adulte d'ailleurs) de se construire une réalité provisoire qui se substitue à la réalité officielle. Ce monde imaginaire est naturellement largement influencé par le style de vie de l'individu. Ainsi l'exploration de ces données permet-elle de s'approcher du contenu de ce style de vie, ce qu'Adler appelle « jeter un regard dans l'atelier de l'esprit » (Le sens de la vie p 176). Pour simplifier, il en est de même des rêves nocturnes où le style de vie inspire ces images remplies d'émotions, de sentiments, pour induire chez le rêveur une attitude compatible avec ses exigences. Adler dira : le rêve mesure la distance entre le sentiment social et le style de vie. C'est, en quelque sorte une tromperie du rêveur par lui-même qui se laisse emporter par son style de vie. Là aussi, il faut se méfier d'une vision trop naïve de sa technique d'interprétation des rêves, car il pense aussi que pour bien comprendre les rêves il faut beaucoup d'expérience, et manifester une imagination riche qui rapproche cette activité d'une pratique

pendant les temps de liberté, ses goûts pour la lecture, ou ses héros favoris. Quel est le ou les domaines où il rencontre des succès ? Comment se projette-t-il dans l'avenir, comment vit-il son identité sexuelle et quelle relation a-t-il avec l'autre sexe ? etc... etc...

Il est à noter que lorsque le patient est adulte, naturellement l'approche est adaptée mais le but de déterminer son style de vie qui induit ses émotions et ses comportements est le même et il doit aussi plonger dans son enfance pour remonter à ses premières expériences qui structurent ce style de vie.

Cette exploration doit déboucher sur des conclusions très prudentes, qui doivent être confirmées par des recoupements dans plusieurs secteurs de la vie du patient avant d'arriver à l'élaboration du style de vie défaillant et sa définition détaillée. Adler précise même qu'il faut un talent « artistique »

---

artistique. Il fait aussi remarquer que l'immense majorité des rêves reste sans interprétation, mais que ceux-ci transmettent peut être un savoir pendant que la compréhension dort : « L'homme sait plus qu'il ne comprend. » (Le sens de la vie p 185)

On comprend mieux comment l'exploration des rêves diurnes et nocturnes affine la connaissance du style de vie. Mais l'imagination en elle même qui façonne ces mondes où les aspirations personnelles priment sur la réalité, est-elle positive dans la dynamique de l'être ? Nous avons vu avec Viktor Frankl que le recours à l'imagination pouvait être salutaire dans des conditions de vie épouvantables, que ceux qui pouvaient maîtriser ses mondes parallèles pouvaient survivre à des événements tragiques. De même pour aborder l'avenir on ne peut pas se baser uniquement sur l'expérience puisque, par définition, l'avenir est nouveau et inconnu. Il faut bien de l'imagination pour se projeter dans le futur. Un individu peut avoir beaucoup pratiqué l'imagination au profit de son style de vie et, plus tard mettre celle-ci au service du sentiment social, par exemple un artiste, un novateur ou un inventeur … L'imagination ne devient positive, selon Adler, que quand elle est inspirée par un fort sentiment social. À l'opposé celle qui n'a pour fonction que d'entretenir une fiction personnelle qui cache la réalité, éloigne la personne de son vrai destin.

Pour les souvenirs anciens, nous savons maintenant que chaque réminiscence d'un événement s'accompagne d'une modification de notre part, d'une interprétation, d'oublis et de rajouts. Naturellement pour Adler le moteur de ces innombrables micro-changements est le style de vie qui oriente notre mémoire sans que nous en ayons conscience. Ainsi les souvenirs anciens sont-ils aussi une voie d'accès au style de vie.

pour ne pas se contenter d'enfermer le diagnostic dans un style préformé, mais pour aboutir à un style de vie entièrement personnalisé.

« Je pose souvent la question suivante, qui a une grande importance : que feriez-vous si vous étiez guéri(e) ? La réponse à cette question indique nettement en face de quel problème le malade recule. »[1] Il est à noter que cette question se retrouve chez Viktor Frankl sous l'appellation de logo-hypothèse. Et, puisque nous citons V . Frankl, il est un domaine ou une nuance apparaît entre les deux médecins au sujet de la responsabilité. En parlant de cette exploration du passé du patient pour déterminer son style de vie, Adler ajoute : « La psychologie individuelle ne condamne pas, mais elle essaye d'améliorer, elle décharge l'individu de sa responsabilité, qu'elle impute aux défauts de notre civilisation. Ces défauts dont nous sommes tous responsables, elle nous convie à collaborer pour les faire disparaître. »[2] La responsabilité est donc civilisationnelle et chaque homme doit apporter sa pierre à l'amélioration de l'espèce humaine, qui est jugée par Adler simplement au début de son évolution. Je ne suis pas sûr que Frankl ait été prêt à abandonner une responsabilité plus personnelle.

Nous avons compris toute l'importance qu' Adler attribue au sentiment social et son rôle primordial dans le processus thérapeutique. Aussi est-il essentiel pour lui d'en estimer la force chez le consultant. « En étudiant sa façon de regarder, d'écouter, de parler, d'agir ou de produire, nous ferons une mesure de sa capacité de contribution à la vie sociale. »[3] Ce sentiment social peut en effet s'appréhender à travers deux notions : l'appartenance et la contribution. Le sentiment d'appartenir à une communauté et le désir de contribuer au bien être de cette communauté. Cette approche renvoie à des recherches actuelles telles que la discipline positive de Philippe Hochstrasser à Genève ou le travail dans les jardins d'enfants à Toronto au Canada.

---

1 Le sens de la vie p 60
2 Idem p 78
3 Idem p 70

Le but est de créer un pont entre ce style de vie qui a amené l'individu dans une impasse de vie et un style de vie plus adapté, plus favorable à son développement.

« La tâche qui s'impose à l'éducateur, à l'instituteur, au médecin, au conseiller psychologique est la suivante : augmenter le sentiment social et par là, renforcer le courage de l'individu par la compréhension des véritables causes de son insuccès, par la mise à jour de l'opinion inexacte, du sens erroné de la vie que l'individu avait substitué au véritable et pour le rapprocher du sens que la vie a imposé aux êtres humains. »[1]

La prise de conscience de l'enchaînement des événements qui ont amené ce style de vie inefficace doit se faire. Elle est nécessaire au changement profond de fonctionnement qui pourra libérer l'individu de ses impasses et de ses symptômes.

## La prévention : l'éducation

Mais pour Adler ce qui compte avant tout c'est la prévention, c'est à dire l'éducation. Nous avons vu que le style de vie se structure très tôt dès les premiers mois de vie. Aussi la manière dont le bébé puis l'enfant vont être accompagnés va être déterminante.

Nous avions déjà souligné le rôle essentiel de la mère qui, pour Adler, doit insuffler dès les premiers jours de vie les fondements du sentiment social.

« Mais on ne peut pas oublier que la tendance à la coopération est obligatoire dès les premiers jours. L'extraordinaire importance de la mère en ce qui concerne ce problème ressort clairement. Elle se trouve au seuil du développement du sentiment social. L'héritage biologique du sentiment social humain est confié à ses soins. »[2] « À l'occasion du bain, dans tout ce qu'elle fait pour l'enfant et dans tout ce que l'enfant impuissant exige, elle peut renforcer ou gêner le

1 Idem p 32
2 Idem p 160

contact. Ses rapports avec l'enfant, sa compréhension et son habileté sont des moyens déterminants. »[1] De même la mère met en contact le bébé avec une émotion qui lui a été transmise par l'évolution génétique, à condition qu'elle ait pu se développer en elle dans de bonnes conditions : cette émotion c'est l'amour maternel. « Car dans la mère également agit et vit l'héritage biologique de l'amour maternel une part invincible du sentiment social. Il peut être laissé en friche par des circonstances défavorables, par des soucis exagérés, par des déceptions, par des maladies et des souffrances, par un manque frappant de sentiment social avec ses conséquences. »[2]

Ainsi, même si l'amour maternel peut être défaillant du fait d'obstacles au développement de la mère, dans l'immense majorité des cas il est présent et remplit sa tâche. « Mais l'acquisition évolutionnaire de l'amour maternel est généralement si puissante chez les animaux et les êtres humains, qu'elle arrive facilement à surmonter l'instinct de nourriture et l'instinct sexuel. [3]» Ainsi, pour Adler l'amour maternel représente le levier principal de développement de l'humanité. [4]

La mère, par ses gestes, par ses regards, par sa voix, par ses intentions, insuffle donc la qualité des fondations du rapport à l'autre, ossature du sentiment social.

À ce propos je voudrais citer le livre passionnant de Jeremy Rifkin : « Une nouvelle conscience pour un monde en crise. » qui, de manière très riche, rapporte l'histoire du développement de l'empathie. Il me semble qu'on pourrait aussi associer Alfred Adler à cette longue chaîne de chercheurs de l'esprit qui ont contribué à ce travail[5]

Il l'a évoqué, la mère peut être déficiente pour de multiples raisons, elle peut aussi être excessive dans sa prise en charge, nous l'avons dit, quand elle vole au-devant de tous les désirs de son enfant ou qu'elle cherche avec acharnement à aplanir toutes les

1 Idem
2 Idem
3 Idem
4 Idem
5 Jeremy Rifkin « Une nouvelle conscience pour un monde en crises. » « Vers une civilisation de l'empathie. » Editions Babel 2011

difficultés qu'il pourrait rencontrer. Elle crée ainsi un lien qui devient unique et exclusif car, bien sûr, l'enfant ne peut trouver nulle part ailleurs de telles conditions d'assouvissement de ses désirs ou d'assurance de sa sécurité. Lien exclusif à la mère au détriment des autres acteurs de la famille et de l'environnement proche.

Un de ses rôles est justement de faciliter le rapport au père, de ne pas présenter ce dernier comme le père fouettard.

Le père précisément, quel doit être son rôle éducatif ? On peut dire qu'Adler en a une conception marquée par l'équilibre.

Le père doit être tendre avec ses enfants mais il ne doit pas entrer en compétition avec son épouse dans ce domaine. Il doit faire valoir son autorité mais sans excès, de manière à ce que les personnalités de ses enfants puissent s'épanouir. Les châtiments corporels sont totalement à proscrire. Il faut utiliser le dialogue et la patience. Le père doit consacrer du temps à chacun de ses enfants, il doit veiller à toujours encourager leurs efforts et à ne jamais se moquer d'eux. Le but est d'insuffler de la confiance, confiance envers sa famille et confiance en soi.

Les parents doivent surveiller l'apparition de signes de difficulté psychologique chez leurs enfants comme une baisse scolaire ou un changement de comportement et chercher à en découvrir la cause. En fait Adler fait une grande confiance dans le pouvoir créatif de l'enfant qui va élaborer progressivement son style de vie. Les parents n'ont qu'à laisser agir les influences favorables et seulement rester attentifs à l'émergence de troubles.

Ils doivent discuter et commenter les événements qui peuvent se présenter dans l'actualité mais aussi les livres ou les informations que peuvent recevoir leurs enfants. De même ils doivent les élever dans une égalité entre les sexes, en luttant contre les préjugés culturels et, dans ce domaine de la sexualité, leur donner des informations en fonction des questions qu'ils posent c'est à dire en respectant leur rythme de maturité. Ces échanges ne doivent pas se limiter à la physiologie de l'acte sexuel mais aborder aussi les aspects de la vie en couple.

Ils doivent organiser une famille ouverte sur l'extérieur pour que les enfants développent une confiance dans le monde environnant et ses habitants.

Tous ces principes sont somme toute assez modernes si on tient compte que les premiers centres psychopédagogiques sont ouverts par Adler en 1912.

Et puis, bien sûr, l'éducation c'est aussi l'école ! Autre fonction des parents : préparer leurs enfants à l'école qui représente un changement important pour les petits. Il est très fréquent que le début de la scolarisation soit le début de difficultés psychologiques tant le changement est radical.

Plusieurs notions clés définissent pour Adler, comme un credo, le bon enseignant.

« Celui qui croit à l'hérédité des traits de caractère ne peut et ne doit pas être éducateur. »[1]

« La tâche la plus importante d'un éducateur, on pourrait presque dire son devoir sacré, est de veiller à ce qu'aucun enfant ne soit désespéré par l'école et que celui qui y entre découragé reprenne confiance en lui grâce à l'atmosphère de la classe. »[2] « Nous devons toujours les encourager et tenter de leur expliquer la signification de leur vie réelle pour qu'ils ne créent pas un abîme entre leurs fantasmes et le monde réel. »[3]

« La première tâche du professeur est de gagner la confiance de l'élève, puis d'entretenir son courage. Si certains sont stimulés par l'échec, d'autres au contraire en sont désespérés ; il faut alors les encourager en les traitant avec gentillesse, patience et tolérance. »[4]

« Il ne faut pas oublier que l'enfant est éduqué pour s'adapter à la société et non pour s'adapter à l'école. On ne doit donc pas laisser tomber les enfants qui n'ont pas pour objectif d'être des élèves modèles. »[5]

---

1 L'éducation des enfants p 84
2 Idem p 74
3 Idem p 122
4 Idem p 131
5 Idem p 48

« La plus grande erreur d'un enseignant ou d'un parent est de .prédire l'échec à un enfant qui s'est égaré dans une mauvaise direction. Il faut toujours injecter de l'optimisme. Virgile disait : Ils peuvent parce qu'ils pensent pouvoir. »[1]

« En dehors de sa mission éducative, l'école est un lieu expérimental où les défauts de l'influence familiale sur la petite enfance sont mis à jour....L'école doit être en mesure de corriger cette erreur de l'éducation familiale ...Un professeur expérimenté peut se rendre compte de bien des troubles chez les enfants dès le jour de la rentrée. »[2]

À ce propos Adler aborde les problèmes qui se posent dans les rapports parents-professeur. Comme quoi rien n'a vraiment changé. Il précise que les parents qui sont invités à un entretien avec l'enseignant se pensent facilement accusés et mis en question dans leurs méthodes éducatives. Il préconise donc de marcher sur des œufs, d'utiliser un champ sémantique très positif, de suggérer et d'essayer de proposer une collaboration école-maison.

Un des buts de l'école est donc d'associer l'apprentissage des choses et l'éducation des personnalités.

Ensuite viennent des orientations dans les types d'enseignement. Ainsi Adler pense qu'on devrait toujours relier un enseignement théorique avec ses applications pratiques. Ainsi par exemple les mathématiques doivent être complétées par des exemples tirés de l'architecture ou de la comptabilité. L'aspect abstrait s'estomperait au bénéfice d'une vision pratique.

De même il conseille l'enseignement combiné, qui, il est vrai, s'est développé depuis. « L'enseignement combiné unifie l'instruction ; il combine par exemple l'information sur une plante avec son histoire, le climat de la région, etc... De cette façon, non seulement il stimule l'intérêt de l'enfant pour des matières qui, sous d'autres conditions, l'ennuieraient, mais il leur donne également une approche ordonnée et synthétique des choses ce qui est le but final de toute éducation. »[3]

---

1 Idem p 72
2 Idem p 50
3 Idem p 144

Privilégier la coopération entre les élèves plutôt que la compétition pour développer le sens d'une appartenance à un groupe.

Proposer une autogestion et une autoévaluation progressives. Elles permettront des prises de responsabilité et cimenteront l'esprit de groupe.

Puis viennent des structures mises en place dans les écoles Adler comme les « clubs du soir » qui permettent aux enfants en difficulté de bénéficier de répétitions après les cours. Ils peuvent y faire aussi leur travail du soir ainsi que découvrir des livres.

Dans les centres psychopédagogiques un psychologue formé à la psychologie individuelle organise régulièrement une réunion avec les enseignants qui y amènent des cas d'enfants en difficulté qui sont largement discutés, puis, la fois suivante, la mère et l'enfant sont invités, la mère entre la première et expose sa version de la situation. Le groupe essaie de mettre sur pied des éléments de changement dans la vie de l'enfant. Quand la mère est en accord avec ces contenus, alors l'élève entre à son tour, son enseignant et le psychologue lui expliquent les raisons de ses difficultés et les pistes à suivre pour améliorer sa scolarité.[1]

Ce court chapitre sur l'éducation selon A . Adler n'a pas la prétention de tout détailler mais de donner un aperçu de ses conceptions dans un domaine qu'il juge prioritaire.

Pour en revenir à notre thème du sens, il n'y a aucune ambiguïté sur le sens de la vie selon Adler. L'homme n'en est qu'au début de son évolution, tant la distance lui paraît longue jusqu'à un homme idéal. Chaque individu a vocation à jouer un rôle positif dans ce processus qui de ce fait devient collectif. Ses premiers devoirs sont de se libérer de conditionnements erronés adoptés dès le plus jeune âge qui définissent son style de vie et qui peuvent le perturber toute sa vie s'il ne les remet pas en cause. Il doit aussi développer en lui le sentiment social pour pouvoir contribuer directement au bien-être de l'humanité et à son évolution favorable. Il s'agit donc d'un travail sur lui-même mais aussi d'un perfectionnement de ses qualités

1 Idem p 154

d'éducateur pour transmettre le flambeau collectif aux générations suivantes.

# Carl Gustav JUNG : l'aventure intérieure

## Les jeunes années

Au cours d'une interview à la BBC en Octobre 1959 Carl Gustav Jung répond à une question du journaliste John Freeman: « Croyez-vous en Dieu ? » Après un temps d'hésitation, il déclare: « Je ne crois pas, je sais. » Cette réponse fait sensation. Quel est cet homme capable d'une telle pensée ? Que faut-il entendre dans cette affirmation ? Comment en est-il venu à donner cette réponse ? Un tel homme doit assurément avoir des idées intéressantes sur le sens de la vie. Essayons de remonter le temps qui mène à cette interview surprenante.

Carl Gustav Jung est né en 1875 sur les bords du lac de Constance en Suisse à Kesswil d'une famille d'origine allemande. Son père Paul Jung est pasteur et sa mère Émilie Preiswerk est fille de pasteur. Celle-ci est issue d'une famille protestante française, les Faber, qui, comme de nombreux protestants quittèrent la France à la révocation de l'édit de Nantes qui mettait fin à la tolérance vis à vis des réformés.

Un oncle maternel est également pasteur. En tout 6 membres de la famille proche de sa mère sont pasteurs et 3 dans la famille paternelle. La religion est donc omniprésente dans l'histoire de C.G.Jung.

À trois ans un bouleversement survient dans la vie du petit Carl Gustav, sa mère est hospitalisée à Bâle pendant plusieurs mois. C'est une tante qui s'occupe de lui en remplacement, mais aussi une jeune servante dont il gardera toute sa vie des souvenirs précis, des détails de son physique, sa peau, ses cheveux et, curieusement, ces attributs de féminité resteront gravés dans son psychisme comme ceux d'un éternel féminin intime et mystérieux à la fois.

Quelles sont les raisons de cette maladie maternelle, Jung pense qu'il s'agit d'une dépression liée à un problème de couple. Son père est un homme bon et estimé de tous mais il est sujet à des emportements, des colères subites et son humeur est souvent dépressive. Plus tard Jung parlera également de difficultés financières qui auraient modifié le statut social de cette famille.

Les troubles du caractère de son père sont une source d'inquiétude permanente et d'interrogation de la part du jeune Carl Gustav. Il est simplement surpris que ces difficultés psychologiques surviennent chez un homme de Dieu, si proche de Jésus et si apprécié de ses coreligionnaires. Plus tard il en donnera une explication plus précise quand ses propres conceptions religieuses vont s'affirmer et ce sera très tôt chez Jung.

Nous allons maintenant décrire simplement l'itinéraire religieux de Jung mais auparavant il est nécessaire de faire une remarque capitale pour la compréhension de l'homme et de son œuvre. Cette remarque, Jung l'a martelée toute sa vie. Je pense que c'est l'idée qu'il a le plus exprimée dans ses livres et dans sa correspondance. Jung fait une différence catégorique entre son évolution personnelle où naturellement il entretient des mythes et des croyances qui lui sont propres et n'ont pas valeur de faits scientifiques et son attitude de médecin, de psychiatre, médecin de l'âme comme il dit et de chercheur qui étudie des faits psychiques, issus de rêves, de délires ou d'imaginations de ses patients. Dans son expérience professionnelle, ces images psychiques font parfois référence au fait religieux, elles évoquent des symboles religieux, croix, mandalas, etc... ou des personnages, moines, yogi, bouddha, etc... ou des monuments, églises, temples, etc... Toutes ces images sont des faits psychiques objectifs qui peuvent être étudiés scientifiquement. Ils ont une réalité en tant que tels et permettent au médecin de les catégoriser et ensuite d'élaborer des hypothèses d'interprétation, ainsi est la démarche scientifique générale.

Le fait de traiter ce matériel psychique qui fait référence à la religion n'implique en aucune manière que le fait religieux est vrai ou faux. Ainsi si vous rêvez du Christ, ce rêve est une donnée psychique qui peut être étudiée mais qui n'affirme en rien l'existence ou non du Christ en tant qu'homme historique pas plus qu'il ne renseigne sur sa nature humaine ou divine.
Le médecin qui échafaude des hypothèses de travail à partir de ces données ne parle donc jamais ni de la réalité du fait religieux ni de ses propres croyances.

Malgré cette mise au point constamment répétée, Jung sera l'objet de critiques constantes de la part de collègues médecins lui reprochant d'être mystique, de philosophes ou d'hommes de foi, pasteurs ou prêtres catholiques, lui reprochant soit son athéisme, soit sa volonté de fonder une nouvelle religion. Critiques contradictoires qui s'expliquent par l'absence de formation à l'épistémologie de la science, c'est à dire la philosophie de la science, qui définit les champs d'application, les limites de l'objet étudié, les méthodes scientifiques utilisées, etc...

Dans tous ses livres Jung respectera systématiquement ces principes qui font de lui un scientifique empiriste c'est à dire qui se base sur l'expérience des faits.

Deux ouvrages échappent à cette règle. Le premier « le livre rouge » dans lequel il décrit l'expérience de sa confrontation avec son propre inconscient. Livre énorme qui ne sera publié qu'après sa mort, après de nombreuses hésitations. Le second est l'ouvrage autobiographique, écrit avec la collaboration d'Aniéla Jaffé, 3 ans avant de mourir, dans lequel, bien sûr, il témoigne de nombreux souvenirs accompagnés d'états d'âme très personnels. Dans ces ouvrages se font jour les représentations et les croyances de l'homme et non plus du scientifique.

Enfin, pour être complet sur ces problèmes d'épistémologie, il faut comprendre que nous sommes dans les premières années du XXe siècle, c'est le tout début de la psychanalyse, les médecins chercheurs de cette époque glorieuse, Freud, Adler, Jung, Frankl etc... travaillent sur des données issues de consultations mais aussi sur leur propre matériel psychique, rêves, visions ou événements significatifs de la vie quotidienne. On se consulte, on s'analyse mutuellement les rêves comme entre Freud et Jung. Le chercheur est à la fois matériel d'étude et théoricien. Malgré cela Jung conservera toujours cette rigueur dans la démarche scientifique.

Revenons donc à la naissance des conceptions religieuses chez Jung.

Deux événements psychologiques sont structurants chez Jung. Le premier est un rêve qu'il fait très jeune, 3 ou 4 ans. Dans un champ près de chez lui il découvre un trou carré et maçonné avec un escalier qui s'enfonce dans le sol. Le tout a l'aspect d'une tombe. Curieux et inquiet, il descend les quelques marches qui débouchent sur une grande salle richement décorée à allure de temple. Dans cette salle un trône d'or magnifiquement ouvragé et, sur ce trône un objet cylindrique de 4 à 5 mètres de haut, dressé. Cet objet est vivant et il est fait de chair. Il possède une tête sans visage, avec seulement un œil à son sommet qui regarde vers le haut. Il s'agit d'un phallus qui a des attributs de divinité. La peur paralyse l'enfant d'autant plus qu'il entend la voix de sa mère venant de l'extérieur qui lui dit : « Regarde bien, c'est l'ogre, le mangeur d'homme. » Une peur insoutenable réveille alors l'enfant en sueur.

Ce rêve va hanter l'enfance du jeune garçon qui redoute qu'il se reproduise. Il essaie d'en comprendre le sens et considère cette expérience comme un secret terrible, un tabou incommunicable.

Dans sa recherche de sens, il est orienté par une prière que lui a apprise sa mère et qui dit :

« Étends tes deux ailes
Oh Jésus ma joie
et prends ton poussin en toi

Si Satan veut l'engloutir
fais chanter les angelots
Cet enfant doit rester indemne. »

Qui est cet ogre sacré dans le temple du rêve : Satan qui engloutit les enfants, Jésus qui incorpore les poussins (en allemand il y a une consonance proche entre les mots poussin et petit gâteau) ou bien ce jésuite aperçu sur la route, tout de noir vêtu, avec chasuble et grand chapeau et qui semblait redoutable vu la réaction irritée du père de l'enfant à sa présence menaçante. À côté de l'image de Jésus et de son amour inconditionnel qui est un peu ébranlée par ce rêve, l'enfant entrevoit une divinité souterraine dangereuse qui fait contrepoids .

Le deuxième événement psychologique se présente lorsque le jeune Jung a 12 ans. En rentrant du collège, il traverse la place de la cathédrale en admirant la beauté de celle-ci et notamment de sa toiture scintillante de tuiles vernissées. L'émotion esthétique lui fait imaginer le bon Dieu siégeant au-dessus du bâtiment en tant que créateur. Plongé dans sa contemplation, il en sort brutalement, victime d'un malaise oppressant. Il ne comprend pas ce brusque changement d'humeur, la seule chose qui s'impose à lui est qu'il doit impérativement stopper le cours de ses pensées. En effet, s'il devait laisser libre cours à ses imaginations celles-ci le mèneraient à commettre une faute terrible. Le pire péché qui existe, le péché contre le Saint Esprit qui ne peut être pardonné et condamne le malheureux coupable à la damnation perpétuelle. Bien sûr cette perspective terrifiante le paralyse et fait naître une angoisse importante pour ses parents qui, étant si pieux seraient effondrés d'apprendre la déchéance de leur fils. Donc il n'est pas question que cette pensée voit le jour. Mais cette pensée il n'en connaît pas le contenu. Il redoute et il réprime une pensée qu'il ignore.

Il s'ensuit 3 jours d'angoisse et d'intense réflexion. Le jeune Jung ne sait toujours pas le contenu de cette pensée dont il a la certitude qu'elle est sacrilège. Il se demande, un peu comme Job, à qui il consacrera un livre plus tard, comment, lui qui a toujours eu une vénération pour le Seigneur, pourrait-il être amené à commettre ce péché qui le condamnerait à l'enfer éternel. Après tout Dieu l'a créé tel qu'il est et, dans l'immense épreuve qu'il traverse, Dieu ne lui offre aucune solution, aucune aide. Dieu l'a créé par l'intermédiaire de ses parents, auraient-ils une responsabilité pour avoir introduit en lui le germe de ce malheur ? Il rejette cette hypothèse trop incompatible avec l'image qu'il a de ses parents. Aussi remonte-t-il le lien de sa parenté, ses grands parents qu'il ne connaît que par les tableaux accrochés aux murs de la maison. Il extrapole jusqu'à Adam et Eve, qui eux, n'avaient pas de parents. Dieu les a créés parfaits et pourtant ils ont succombé à la tentation du serpent. Ce serpent existait donc avant eux, il a été créé par Dieu lui-même qui n'a nullement empêché la désobéissance de la femme et de l'homme ! Pour le jeune garçon, tout semble alors indiquer que Dieu avait programmé le péché originel. Une autre question tourmente le jeune Jung : qui lui envoie cette pensée terrible ? Il n'en connaît pas le contenu et n'en est pas le créateur ! Peut-être est-ce Dieu qui lui envoie cette pensée et réclame une obéissance totale, au-delà de la morale, à l'image d'Abraham devant sacrifier son fils.

Ce qui serait alors exigé serait une obéissance totale mais aussi un grand courage. En effet il faudra bien décider quoi faire et s'il choisit cette option, il risque la damnation en cas d'erreur d'interprétation de la situation.

La pression de la terrible pensée ne faisant que croître au troisième jour, Jung fait le choix de croire en cette hypothèse de la volonté de Dieu et franchit le pas fatidique. Il laisse venir la pensée : il revoit la cathédrale et la beauté de la scène, il revoit Dieu assis sur le trône d'or et là, sous le trône … tombe un énorme excrément qui détruit le toit neuf de la cathédrale et en fait éclater les murs !

Aussitôt l'enfant ressent une indescriptible délivrance, il pleure de joie, et est envahi d'une félicité immense qu'il n'avait jamais connue et qu'il identifie à la grâce. Grâce qui l'a touché car il a obéi au destin qui lui a été fixé. Il parle même d'illumination .[1]

Ainsi se grave à tout jamais dans son être la conviction qu'il faut accepter notre destin et nos propres limitations. Accepter mais aussi chercher à donner un sens aux événements

1 Ma vie p20.

et faire des choix. Essayer de comprendre et en fonction de ce nouvel éclairage, choisir.

De cette expérience d'illumination il conçoit une autre certitude: si on peut rencontrer Dieu, cela ne peut être qu'à l'intérieur de soi, par une expérience intime et non en projetant hors de soi, une autorité suprême.

Plus tard, lorsque Jung essaiera de discuter avec son père à propos de ses expériences religieuses, il se heurtera à un refus. Le pasteur Paul Jung fait tout reposer sur la foi et pense qu'il n'est pas bon d'essayer de comprendre, d'expliquer le fait religieux. Seule compte la foi. Insister dans ces analyses déclenche rapidement chez lui une irritation et il met fin à la discussion. Jung perçoit, au cœur du malaise de son père, un conflit interne lié à cette position doctrinale. Seule la foi compte, mais quand celle-ci vacille sous les coups de boutoir du doute, comment peut-on gérer la situation. Demander du secours pour raffermir sa foi ? La tension psychique de son père lui paraît d'autant plus importante qu'il s'interroge sur lui en tant qu'homme de Dieu. A-t-il déjà fait une expérience de la grâce ? Il pense que non.

Pourquoi parle-t-on si peu des manières d'obtenir la grâce, de faire l'expérience directe de Dieu dans les sermons du temple ou dans les livres de religion ? Et puis ce Dieu qui écrase la cathédrale et se place ainsi au-dessus et même au-delà de la religion ou plutôt de la confession chrétienne...

À ce stade de notre étude nous avons atteint une des raisons qui explique la phrase de Jung : Je ne crois pas, je sais. » Il oppose la foi aveugle (de son père) au désir de comprendre, d'expliquer, de savoir, qui est empirique, voire scientifique.
L'autre grande raison de cette affirmation est contenue dans l'ensemble de son œuvre scientifique que nous aborderons plus loin.

Mais pour rester dans cette période de formation, de l'enfance et de l'adolescence, il ne faut pas croire que les deux événements psychologiques évoqués, séparés par huit années, sont les seules manifestations structurantes. Une autre phrase énigmatique de Jung, toujours dans son autobiographie « Ma vie » résume ce que j'évoque ici :

« La différence entre la plupart des hommes et moi réside dans le fait que, en moi les « cloisons » sont transparentes. C'est ma particularité. »[1] Phrase étonnante, il parle sans doute des cloisons de l'esprit, qui se laissent traverser par le regard intérieur. L'accès aux différents processus psychiques en est facilité. L'étude de ces mécanismes repose donc aussi sur une base d'observation directe. « J'ignore ce qui a déterminé ma faculté de percevoir le flot de la vie. C'était peut-être l'inconscient lui-même. Peut-être étaient-ce mes rêves précoces. Ils ont dès le début déterminé mon cheminement.

La connaissance des processus de l'arrière plan a déjà, très tôt, préformé ma relation avec le monde. Au fond, elle était déjà dans mon enfance ce qu'elle est aujourd'hui. [2]»

Avoir des cloisons transparentes, pour percevoir à travers les apparences et contempler la vie à l' œuvre dans son mental et sa personne.

C'est cette facilité de perception qui explique peut être aussi la vision du jeune Jung une nuit qu'il passait dans la chambre de son père, il vit sortir de la porte qui menait à la chambre de sa mère « une figure quelque peu lumineuse, indécise, dont la tête se sépara du cou et plana en avant comme une petite lune. Aussitôt après une nouvelle tête s'éleva aussi. Ce processus se répéta 6 ou 7 fois. »

Ou bien vers 11ans quand il souffre de crises d'asthme qu'il qualifie de pseudo-croup. Il s'étouffe, on le penche en arrière, son père le soutient et il voit, au-dessus de lui « un cercle bleu brillant de la grosseur de la pleine lune, où se meuvent des formes dorées que je prenais pour des anges. »[3] Cette vision calme ses angoisses.

Les visions sont nombreuses, les rêves étranges, souvent prémonitoires émaillent la vie de Jung. De même les intuitions subites ou les phénomènes de poltergeist[4] ou des événements synchronistiques (nous reviendrons sur cette notion de

---

1 Idem p404.

2 Idem p404.

3 Idem p38

4 Phénomène de bruits spontanés ou de déplacement d'objets comme l'éclatement incompréhensible d'un couteau que Jung fit expertiser et dont il gardera les morceaux toute sa vie.

synchronicité page 170 qui qualifie une action extérieure liée à l'activation de contenus psychiques.)

Ainsi quand il se rend chez une ancienne amie de ses parents, il a 21 ans. En arrivant , il voit une adolescente de 14 ans avec des tresses sur le seuil de la maison et il sait dans l'instant que cette jeune fille sera sa femme.

Ou bien cette vision en Octobre 1913 d'une vague de sang qui submerge l'Europe et qu'il interprète avec inquiétude comme un risque de trouble mental pour lui-même jusqu'à ce que la vision se renouvelle, plus explicite et qu'il comprenne l'annonce d'une guerre terrible..

Ou ce chinois qui apparaît dans sa chambre et le salue, annonçant ainsi la mort de son ami Richard Wilhelm .

Ou encore le passage plus connu en présence de Freud. Les deux hommes discutent passionnément, comme ils en ont l'habitude. Mais Jung ressent un malaise étrange, une oppression respiratoire, comme si son diaphragme se contractait violemment et devenait brûlant. Au même moment un craquement terrible se fait entendre dans l'armoire qui est tout près d'eux, faisant craindre une explosion ou une chute de ce meuble imposant. Les deux hommes en sont naturellement effrayés. C'est alors que Jung, spontanément propose une explication : « Il s'agit d'un phénomène catalytique d'extériorisation ! » Sans doute tente-t-il alors de faire un lien avec son malaise intérieur. Mais Freud rejette radicalement cette approche : « Ah ! Dit-il, c'est là pure sottise ! » Jung ne désespère pas de convaincre son mentor et, pour confirmer ses dires, affirme que le phénomène va se reproduire, ce qui a effectivement lieu dans les secondes qui suivent avec la même violence.

« J'ignore encore aujourd'hui, d'où me vint cette certitude. Mais je savais parfaitement bien que le craquement se reproduirait. Alors pour toute réponse, Freud me regarda, sidéré. Je ne sais pas ce qu'il pensait, ni ce qu'il voyait. Il est certain que cette aventure éveilla sa méfiance à mon égard ; j'eus le sentiment que je lui avais fait un affront. Nous n'en avons plus jamais parlé ensemble. »[1]

---

1 Ma vie p182.

On pourrait multiplier les récits à volonté. Cette dimension fantastique de la vie de Jung a aussi des racines familiales. Ainsi son grand père maternel, Samuel Preiswerck, pasteur érudit, professeur d'hébreu, avait, dans son cabinet de travail, un fauteuil réservé à l'esprit de sa première femme décédée avec laquelle il s'entretenait une fois par semaine, à heure fixe. Quand il préparait un sermon, sa seconde épouse, Augusta Faber, grand-mère de Jung, devait s'asseoir derrière lui pour éviter le passage des esprits dans son dos qui l'auraient gêné dans son travail.

Cette même Augusta Faber ne devait pas être trop étonnée de tels comportements, car à l'âge de 18 ans elle passa près de la mort au cours d'une scarlatine. Inconsciente, son cercueil était déjà prêt, mais, après 3 jours de coma, elle se rétablit à la suite de quoi elle développa un sens de « double vue .»

Enfant et adolescent Jung n'a jamais pu partager ses expériences très puissantes accompagnées d'émotions intenses. Il était toujours un porteur de secrets. Il se sentait seul et se vivait différent des autres enfants de son âge. Il sentait son être partagé en deux, la personnalité N°1 qui était un collégien, solitaire, timide, pas très doué en mathématiques et la personnalité N°2 moins bien définie, il s'agissait souvent d'un homme d'âge mûr, sûr de lui, lié au passé, surtout le XVIIIème siècle, mais aussi au moyen âge. Cette personnalité N°2 était liée au monde intérieur, mystérieux et changeant. Avec le recul, Jung ne pensait pas que cette dissociation de sa personnalité était pathologique, il pensait alors qu'une telle séparation existait en chacun de nous sans qu'elle fut toujours totalement consciente.

À l'âge de choisir une orientation d'étude, Jung fait un rêve qui l'aide dans sa décision :

C'est la nuit, il y a du brouillard, il marche contre un vent violent qui souffle en tempête. Il tient une petite lumière qu'il tente de protéger. Soudain il sent une présence dans son dos, se retourne et perçoit une forme sombre et immense qui le suit. Il sait que, malgré la terreur qui le gagne il doit garder sa petite lumière allumée.

Le rêve lui indique que la lumière qui représente sa conscience doit être une priorité, et, même si les forces de l'inconscient sont puissantes, en dernière analyse c'est la conscience qui doit garder le cap.

Ainsi il privilégie sa personnalité N°1 pour son orientation d'étude. Il choisit les sciences de la nature, puis, plus tard, la médecine.

Nous n'entrerons pas dans le détail de la carrière médicale de C.G.Jung, ce n'est pas le propos du livre, je donnerai simplement quelques repères. À 25 ans il entre comme assistant à l'hôpital du Burghözli à Zurich. Le jeune médecin acquiert rapidement une réputation de chercheur dans le monde de la psychiatrie, notamment après la publication de « Psychologie de la démence précoce ». Jung part du principe que tout ce qu'exprime un malade névrotique mais aussi psychotique, comme dans la démence précoce, autre nom de la schizophrénie, que tout a un sens. Dans le délire le plus éloigné de la raison, les mots utilisés, les idées émises, sont en lien avec l'histoire émotionnelle du malade. À cette époque, les médecins portaient des diagnostics, par exemple psychose paranoïaque, décrivaient les symptômes : délire de persécution. Mais le contenu et les détails du délire importaient peu.

Freud avait ouvert la voie à une approche psychologique de la maladie mentale avec ses travaux sur l'hystérie et son livre : « la science des rêves. ». Jung prend conscience que, en arrière plan de ces symptômes bigarrés et d'aspect irrationnel, se cachent des mécanismes psychologiques propres à chacun de nous : « C'est dans ces circonstances que m'apparut pour la première fois clairement que gît et se cache dans la psychose une psychologie générale de la personnalité et qu'en elle se retrouvent tous les éternels conflits de l'humanité. Chez les malades qui donnent l'impression d'être irrémédiablement détériorés, obtus, apathiques, s'agite plus de vie et plus de sens qu'il n'y paraît. Au fond, nous ne découvrons chez le malade mental rien de neuf et d'inconnu ; nous rencontrons la base même de notre propre nature. Cette découverte fut pour moi, à cette époque, un tournant capital qui me bouleversa profondément. »[1]

---

1 Ma vie p 153

Aussi, pour ne rien perdre du discours du malade, pour ne pas passer à côté d'une explication, d'un sens, adopte-t-il une écoute libre, c'est à dire qu'il évite de recourir à une grille de lecture basée sur une théorie. Les théories explicatives, il faut les connaître, mais il faut les oublier au moment de l'entretien avec le malade.

Dans « Psychologie de l'inconscient. » il se livre à un exercice de méthode. À partir d'un cas clinique, d'une jeune femme, il propose deux interprétations, toutes deux cohérentes et plausibles, la première avec la théorie freudienne de la libido, la seconde avec la théorie adlérienne du sentiment social.

Une façon de montrer qu'il y a beaucoup de possibilités d'interprétation à partir d'un cas. Que chacune d'elles n'épuise pas le sens et qu'elle n'explore qu'un aspect de la personnalité.

Dès cette époque des premières armes psychiatriques, Jung entrevoit un lien entre névrose et sens de la vie : « Les hommes cherchent situation, mariage, réputation, réussite extérieure et argent , mais ils restent névrosés et malheureux, même lorsqu'ils ont atteint ce qu'ils cherchaient. Ces hommes le plus souvent souffrent d'une trop grande étroitesse d'esprit. Leur vie n'a point de contenu suffisant, point de sens. Quand ils peuvent se développer dans une personnalité plus vaste, la névrose, d'ordinaire cesse. C'est pourquoi, l'idée de développement, d'évolution a eu chez moi, dès le début, la plus haute importance. »[1]

Se guérir en se développant, là on commence à se rapprocher de V. Frankl et du sujet !

Alors, bien sûr, les travaux de Freud ont été éclairants pour le jeune Jung qui déclarera que « la science des rêves. » avait révolutionné son époque.

Les deux hommes se rencontrent en février 1907 chez Freud. Jung est très impressionné par le charisme et l'intelligence de Freud. Nous ne développerons pas tous les épisodes, les hauts et les bas, de la relation entre ces deux grands scientifiques. Tout a été dit et nous possédons leur correspondance. Mon opinion est qu'ils ont éprouvé l'un pour l'autre beaucoup d'admiration et des sentiments d'intimité père-fils (Freud a 20 ans de plus que Jung.) On perçoit ces sentiments forts des deux côtés, dans leur

---

1 Ma vie p166

correspondance et cet espoir de Freud d'avoir en Jung un fils aîné. On a beaucoup commenté leur séparation et les responsabilités réciproques. Malgré toutes les découvertes majeures de Freud que Jung partageait en grande partie, il existait quelques points essentiels qui les opposaient et c'est une bénédiction que leur séparation ait pu leur permettre de suivre leurs routes singulières qu'ils nous ont ainsi léguées et il en va de même de tous les autres, à commencer par Adler et Frankl. Ces séparations étaient des chocs d'egos, bien sûr, mais elles témoignaient avant tout de bases théoriques différentes, d'hypothèses de travail éloignées, que l'histoire nous a ainsi transmises.

## Vision de l'esprit humain selon C.G.Jung :

Sur quels fondements Jung a-t-il bâti sa vision de la psychologie qu'il a appelée psychologie analytique ?

La distinction entre conscient et inconscient est bien sûr admise. Nous allons voir que, sur ce schéma commun avec S.Freud les différences vont bien vite apparaître.

### Le conscient

Si on veut décrire la constitution d'une personnalité avec les yeux de Jung, on va être amené à définir plusieurs instances.

En surface du conscient, en contact direct avec le monde extérieur Jung définit une instance qu'il nomme la *persona.* Par ce terme de persona il entend la personnalité qu'on offre à voir aux autres, les masques que nous portons pour nous présenter. Ainsi un professeur de mathématiques, par exemple s'attribuera volontiers l'autorité, la connaissance, la rigueur, la fonction sociale et morale de donner, de transmettre etc... À côté de ces aspects professionnels s'en ajoutent d'autres qui regroupent les attributs moraux qu'on juge siens, les traits de caractère que nous pensons être essentiels, en bref toute une construction ayant pour but de faire face au monde extérieur et lui opposer un front uni, et, en principe, plutôt favorable.

Déjà il nous faut introduire une remarque pour tenir compte de la réalité complexe de ces données. Parmi les qualités que nous nous reconnaissons bien volontiers certaines font réellement partie de notre personnalité. D'autres au contraire sont en quelque sorte usurpées, il nous plaît de les croire nôtres car cela flatte et nourrit notre ego. D'où nous vient cette fausse impression d'appartenance ? Dans le chapitre suivant nous étudierons l'inconscient et à l'intérieur de celui-ci l'inconscient collectif. Nous verrons que ce dernier est constitué d'archétypes que ceux-ci peuvent être extrêmement séduisants et attirants par leurs côtés exceptionnels voire magiques. Il est donc tentant de s'identifier à ces contenus de notre inconscient au risque d'une inflation de notre personnalité qui représente un réel danger. Nous reviendrons sur cet aspect plus loin. Cette remarque pour montrer que les différentes parties du mental ne sont pas cloisonnées strictement, mais au contraire, le lieu d'échanges incessants qui sont le propre de la vie psychique. Cette intrusion de données venant de l'inconscient collectif dans la persona pose le problème de la distinction entre ce qui est moi et ce qui ne l'est pas.

La seconde instance est l'*ego*. L'ego est à peu près le Moi freudien. Pour simplifier, on peut dire que c'est le centre de la conscience. Cette conscience est tournée à la fois vers l'extérieur avec une prise en compte du monde environnant et vers l'intérieur avec la possibilité de percevoir les images mentales. La persona est donc une couche périphérique de l'ego, tournée vers l'extérieur.

Ces 2 instances s'interpénètrent pour former le conscient (dans la première topique freudienne : Inconscient, préconscient, conscient.)

**L'inconscient** :

*L'inconscient personnel* :

En allant vers l'intérieur de la psyché commence l'inconscient, avec en première ligne la troisième instance : *l'ombre*. Pour faire simple l'ombre est en grande partie l'opposé de la persona, c'est à dire qu'elle contient les défauts et les carences qui font contre-point aux qualités que nous nous adjugeons. Ainsi le professeur de mathématiques présentera, dans cette partie de lui-même, une personnalité hésitante, solitaire, irrationnelle. Tel autre ayant une persona bourgeoise et policée, gardera dans l'ombre son côté révolutionnaire, brutal et insolent. Vous l'avez compris, l'ombre a un contenu essentiellement négatif. Elle représente un peu l'inconscient et le préconscient freudien où sont refoulés les pensées et désirs jugés inappropriés ou inadmissibles.

Se trouvent également dans cette zone, les pensées qui ne sont pas encore assez conscientes pour arriver à la surface de la conscience. Idées en devenir. Il n'y a donc pas que des éléments négatifs dans l'ombre. Ainsi les tendances qui n'ont pas été retenues dans la vie quotidienne pour de multiples raisons. Imaginons ainsi que notre professeur de mathématiques soit passionné d'entomologie (étude des insectes) mais qu'il ait une grande famille. Il aura délaissé cette passion pour s'occuper de ses nombreux enfants et celle-ci dormira dans l'ombre.
Ainsi il est possible de trouver de véritables pépites dans l'ombre. Toutes les potentialités que la personne n'aura pas eu l'occasion ou le courage de réaliser.

D'autre part un individu qui mène une vie en marge de la morale collective, sujet à la violence et dont la persona est de fait très négative pourra aussi trouver dans son ombre des qualités qu'il ne soupçonnait pas, l'ombre étant l'opposé de la persona, elle peut alors être étonnamment riche.

Enfin, pour compléter cette réhabilitation de l'ombre, il faut comprendre qu'une tendance qui se trouve dans l'ombre est, par définition inconsciente, elle ne participe pas directement ou grandement à la vie quotidienne. On pourrait comparer cet écartement à la mise de côté d'un membre de la famille, d'un ami. Quand une telle situation dure, il peut, à la longue accumuler du ressentiment et, une personne qui, au départ, était amicale, développe de l'agressivité et de l'irritation. Ainsi beaucoup de contenus de l'ombre et de l'inconscient en général adoptent une attitude négative précisément parce qu'inconscients, ils ne participent pas suffisamment à la vie consciente. En fait beaucoup de forces inconscientes tentent de devenir conscientes et leurs échecs répétés modifient la façon dont elles se présentent à nous.

Nous rencontrons l'ombre dans les rêves par exemple. Dans ce cas elle se présente comme une personne du même sexe que nous. Un peu comme un alter ego, un double. Une femme rêvera d'une voisine très médisante ou bien un homme d'un ami qui est très imprudent en voiture. À travers ces personnes étrangères de même sexe, l'ombre montre le côté sombre de la personne.

Le travail de confrontation à l'ombre est essentiel car si les contenus de l'ombre ne sont pas identifiés nous aurons la tentation pratiquement automatique de les projeter sur les autres, voyant partout à l'extérieur ce que nous portons en nous. Ainsi il est facile de connaître la nature profonde d'un individu, il suffit pour cela d'écouter les jugements qu'il porte sur ses proches ou sur ses voisins.

Le deuxième intérêt majeur de ce travail est d'empêcher la possession par ces contenus. En effet plus un contenu est inconscient plus il jouit d'une autonomie par rapport à la conscience et plus il peut la submerger si les conditions extérieures lui en donnent la possibilité.

Prendre connaissance des éléments de l'ombre c'est limiter nos projections et éviter des drames initiés par nos travers qui prennent le commandement de notre être.

À ce stade nous avons exploré l'espace entre la persona tournée vers le monde extérieur l'ego et l'ensemble de l'ombre, comprise dans l'inconscient. Cet ensemble ne serait pas fondamentalement différent de la représentation freudienne de la première topique, mais, voilà, pour Jung l'exploration de la personnalité n'est pas finie, l'inconscient ne s'arrête pas à l'ombre qui reste un inconscient personnel. Pour Jung l'inconscient est beaucoup plus vaste et contient d'autres éléments importants pour la vie psychique.

### *L'inconscient Collectif :*

Cette autre partie de l'inconscient, Jung l'appelle l'*inconscient collectif*.

C'est à propos de cette hypothèse d'un inconscient collectif et sur le thème de l'inceste qui y est lié (nous y reviendrons plus tard p144) que la rupture entre Freud et Jung s'est opérée.

Cette partie de l'inconscient Jung la qualifie de collective car les complexes qu'elle renferme sont communs à tous les êtres humains quelles que soient leurs origines, ils s'éloignent donc des contenus psychiques générés par l'histoire personnelle de l'individu.

Je rappelle que la notion de complexe recouvre un contenu psychique de l'inconscient auquel s'agrègent des émotions, des images, des souvenirs pour former une sorte d'entité plus ou moins autonome qui n'est pas simplement virtuelle car elle est riche d'une énergie qui peut être importante dans certaines circonstances. Jung a, en effet, une vision énergétique de la vie psychique.

Ses travaux à l'hôpital et en consultation auprès des psychotiques et des névrotiques ont confronté Jung à ces complexes qu'il retrouve de manière universelle chez tout un chacun, comme des schémas structurels.

Jung fit plusieurs voyages pour rencontrer d'autres civilisations et notamment ce qu'on appelle maintenant des peuples premiers, au Kenya, Ouganda, Soudan, mais aussi en Tunisie, en Inde. Il se rendit aussi au Nouveau Mexique rencontrer les indiens Pueblos. Ces voyages enrichirent son regard et confirmèrent l'universalité des contenus de l'inconscient collectif.

Avant d'approfondir l'étude de cet inconscient collectif, un petit rappel des bases philosophiques qui ont nourri Jung et les autres psychiatres de cette époque.

Adler, Jung mais aussi Freud sont compatibles avec le grand philosophe de la fin du XIXème siècle Schopenhauer. Celui-ci écrit son manifeste « Le monde comme volonté et représentation. » en 1819. Il entend par volonté, la force de vie qui a deux buts : maintenir l'individu en vie et maintenir l'espèce en vie. C'est cette volonté qui anime toute la création dont l'homme. La libido freudienne[1] et la volonté de pouvoir et

1 Métamorphose de l'âme et ses symboles p238

de puissance sociale d'Adler peuvent très bien s'inscrire dans cette vaste notion. Pour Schopenhauer, ce qui anime cette volonté c'est le désir. Le désir, quand il n'est pas réalisé, entraîne la souffrance, mais, quand il arrive à ses fins, quand il est satisfait, il disparaît et c'est l'ennui. L'homme, ainsi, selon lui, oscille entre la souffrance et l'ennui. C'est par l'activité créatrice qu'il peut se détacher, un temps du désir et donc de la souffrance et de l'ennui.

Jung fait une lecture très personnelle de cette « volonté » de Schopenhauer, il y voit un archétype de Dieu, le moteur et l'organisateur de la vie. Il me semble que, ce faisant, il s'éloigne de la conception du philosophe, même si, Schopenhauer découvrant le bouddhisme fut enchanté d'y trouver une confirmation de ses vues. En effet dans cette philosophie orientale, le désir est la cause de la souffrance, et, pour supprimer cette souffrance, ce qui est le but, il faut supprimer le désir. Être ainsi en accord avec cette tradition vieille de 2500 ans fut, pour lui, un signe de sa sagacité.

À côté de la « volonté », la « représentation ». La représentation c'est la conscience, la conscience de soi, des autres, du monde. Pour Schopenhauer cette « représentation » est arrivée bien après la volonté. La vie a très bien fonctionné sans elle pendant longtemps. Une vie sans conscience.

Puis elle est apparue progressivement et tend à se développer. Elle cherche une compréhension de soi, du monde, elle perfectionne ce savoir d'explication.

De nos jours, la vie sans conscience perd du terrain. Nous attribuons une conscience de plus en plus fine aux animaux, de même dans le monde végétal ou de nombreuses recherches vont dans ce sens. Peut être bientôt reconnaîtrons-nous aussi au monde minéral une part de conscience, rejoignant ainsi Victor Hugo[1] qui lui trouvait une âme. Il faut toujours écouter les génies visionnaires !

---

1 « Et les bois, le désert, l'onde aux vastes rivages
Et les herbes des champs et les bêtes sauvages,
Émus, et les rochers ces ténébreux cachots
Voyaient d'un antre obscur couvert d'arbres si hauts.....Victor Hugo 1855

Ce développement progressif de la conscience dans l'histoire des êtres vivants est tout à fait en accord avec la vision de Jung. Pour lui cette évolution n'est pas terminée, il reste à l'humanité à intégrer les contenus inconscients, donc les rendre conscients, pour enrichir notre conscience.

L'inconscient collectif date d'avant l'apparition de la conscience, puis il s'est enrichi pendant des millénaires d'évolution de l'humanité. Pendant ces centaines de milliers d'années puis dans la période historique il a peu changé et il se transmet de génération en génération. Une longue continuité de complexes psychiques qui témoignent des expériences vécues et accumulées par tous ces hommes qui nous ont précédé.

Cet inconscient est donc présent chez l'homme dès sa naissance.

Il se compose de deux parties principales : les instincts et les *archétypes* (« La sphère des instincts représente les impulsions naturelles, la sphère des archétypes représente les dominantes qui entrent dans la conscience sous forme d'idées dominantes. »)[1] .

Les instincts, on comprend bien qu'ils ont leur place dans cet inconscient collectif puisqu'ils sont communs à l'espèce humaine et que nous les partageons parfois aussi avec les espèces proches.

Les archétypes ce sont les complexes qui peuplent cette partie de l'inconscient. Jung a choisi ce terme d'archétype qui signifie modèles anciens. Ce sont des modèles qui inspirent notre conscience, qui génèrent en nous des idées, des sentiments et des actions reliées avec ces temps anciens.

Quelle est la nature de ces archétypes ? Pour répondre à cette question il faut puiser aux sources de la philosophie classique qui ont inspiré Jung, à savoir Héraclite, Empédocle et Platon.

C'est chez Platon qu'il faut chercher une piste pour comprendre la subtilité du concept d'archétype.

Dans la République de Platon il est un passage très connu qui développe l'allégorie de la caverne. Des hommes sont immobilisés dans une caverne, tous assis dans le même sens,

1 Les racines de la conscience p 544.

tournés vers le fond de la caverne sur laquelle apparaissent des formes. Ils suivent ce spectacle avec attention et même fascination. Ils ont la certitude de percevoir la vie dans son essence. En réalité ce que les hommes perçoivent est une projection sur la paroi de la grotte, en ombres chinoises. Ne pouvant pas se retourner ils n'ont pas la possibilité de savoir ce qui est à l'origine de ce reflet. Ainsi pour Platon l'homme croit percevoir la réalité mais en fait il n'en voit qu'un reflet. L'origine de ces reflets, qu'il appelle le monde des idées n'est pas accessible mais pourtant il est la réalité profonde des choses.

Il en est de même chez Jung pour les archétypes. L'homme perçoit l'archétype à travers la forme qu'il présente dans un rêve ou dans une vision, par exemple un homme âgé, avec une longue barbe blanche et un regard mystérieux sera la forme de l'archétype du vieux sage. Sa forme perçue peut varier à l'infini, chaque détail aura alors une signification précise par rapport à la situation du rêveur. Cependant l'apparition de ce personnage indique que cet archétype a été activé dans la vie du rêveur mais l'archétype en lui même, dans son être et sa nature reste un mystère total. On perçoit sa forme on ignore son contenu. On peut même ajouter : on ressent sa force, on ignore son origine.

Ces archétypes, complexes très anciens mais toujours actifs au fond de nous-mêmes, adoptent des formes variées et communiquent une énergie parfois considérable pour exister dans notre conscience et inspirer des idées, des sentiments ou des actes qui leur paraissent essentiels. Jung distingue donc les instincts des archétypes mais les liens qui les unissent sont assez étroits en témoigne cette phrase de Jung « L'archétype est d'une part un facteur spirituel et, d'autre part, une sorte de sens caché inhérent à l'instinct. »[1] Ou à fortiori celle d'Aniéla Jaffé, une collaboratrice très proche de Jung qui rédigera son autobiographie, « Ma vie. » dans « The myth of meaning in the work of C.G.Jung » « The archetype is an element of spirit, it is an instinct... »[2] Ces nuances indiquent que nous sommes en

1 Les racines de la conscience p549

2 L'archétype est un élément de la psyché. Il est un instinct... »

présence de définitions certes claires mais incomplètes qui délimitent des champs flous parce qu'il existe toujours une part d'inconnu surtout quand on aborde les couches les plus profondes de l'inconscient. Il en est souvent ainsi dans toutes les hypothèses de la psychologie, aussi bien chez Freud que chez Jung. Peut être le futur comblera-t-il ces ignorances.

Je voudrais illustrer cette proximité entre instinct et archétype par le rêve d'une femme de 50 ans :

« La rêveuse sort de sa maison par le couloir qui mène à l'extérieur. Elle est accompagnée d'un lion domestiqué. Ce lion est blanc et se déplace lentement. Arrivée dehors elle voit plusieurs animaux qui convergent vers ce lieu et notamment des lions et des éléphants. Son propre lion ne se joint pas à ce rassemblement. Les autres animaux se regroupent et, progressivement, s'organisent pour former un cercle qui tourne comme une ronde. » Le rêve se termine ainsi

Ce n'est pas toujours le cas, mais dans bien des rêves les animaux représentent nos instincts, notre partie animale. C'est le cas dans ce rêve où le lion est une évocation des instincts de la rêveuse. Il est blanc et se déplace lentement car il est vieux, en tout cas plus vieux qu'elle. Son âge l'empêche de participer au rassemblement des autres animaux. Ce rassemblement aboutit à cette ronde dont la forme circulaire évoque l'archétype du soi. Nous reviendrons page 164 sur cet archétype très important pour la compréhension de la psychologie analytique. Pour l'heure il suffit de savoir, pour comprendre ce rêve, que le cercle représente la réalisation d'une totalité, au même titre que la sphère, le mandala (dessin circulaire d'inspiration bouddhiste) ou la croix. Toutes ces formes sont autant d'aspects que peut prendre l'archétype du soi. Celui-ci représente le centre organisateur de tout le mental, la conscience et l'inconscient réunis. Le rêve montre que les animaux regroupés créent une représentation du soi et donc, que les instincts forment une assise archaïque nécessaire au fonctionnement ou au développement du soi. En d'autres termes, notre animalité, loin d'être secondaire et méprisable, est un socle de la structure la plus aboutie du mental (Jung dirait de la psyché). Parce que ses instincts sont peu développés ou ont été négligés, la rêveuse ne peut participer à cette réalisation. Ainsi le lien entre instincts et archétypes se révèle de manière spectaculaire.

Jung qualifie les archétypes de « psychoïdes » pour signifier qu'ils ne sont pas que psychiques, mais aussi transcendants à la conscience.[1](voir aussi p 170) « Les idées religieuses, loin de reposer simplement sur la tradition et la croyance, dérivent des archétypes, dont la prise en considération attentive (religere[2]) constitue l'essence de la religion. Les archétypes sont constamment présents et actifs, ils n'ont en eux-mêmes besoin d'aucune croyance, mais demandent que l'on reconnaisse leur sens. »[3]

L'inconscient collectif est en nous comme une base de données archaïque témoin de notre évolution. Ses contenus sont proches de ceux de la mythologie pour la simple raison que cette mythologie a été une projection d'archétypes. Ces contenus inconscients, projetés sur le monde extérieur, apparaissaient comme réels et objectifs aux grecs ou aux romains. Il en est de même des contes traditionnels, qui sont eux aussi des projections de cette partie de notre inconscient. À ce sujet, il faut conseiller à tous ceux qui sont amenés à interpréter des rêves ou à aider psychologiquement des patients, de lire les ouvrages de Marie-Louise Von Franz qui, à partir des contes traditionnels, proposent une analyse excessivement riche des contenus inconscients. C'est vraiment une œuvre majeure dans ce domaine.

### *Anima-animus*

Pour explorer ce monde foisonnant des archétypes nous allons utiliser deux boussoles, tout d'abord « Le livre rouge » dans lequel, nous l'avons vu, Jung relate sa propre exploration de l'inconscient et ensuite le fil rouge de notre thème : les sens de la vie, qui nous éclairera sur certains aspects de notre psychologie. Il est en effet nécessaire de limiter notre étude car

---

1 Les racines de la conscience p525 et 611

2 Comme origine du terme religion, Jung préfère le verbe religere qui signifie examiner avec attention, au verbe religare qui signifie réunir.

3 Les racines de la conscience p549

ces archétypes sont très nombreux et l'inconscient n'a pas vraiment de frontières balisées.

Essayons maintenant de nous familiariser avec l'archétype le plus accessible. Cet archétype c'est l' *anima ou l'animus.* Il a en effet deux versions : l'anima a une forme féminine et elle est l'attribut de l'homme, l'animus se présente comme un (ou des) hommes(s) dans l'inconscient des femmes. C'est donc le contraire de l'ombre qui est l'alter ego du même sexe aux qualités opposées. Dans ce cas c'est le sexe opposé.

Avec l'anima, nous sommes au seuil de l'inconscient collectif, et, bien souvent, l'anima (ou l'animus) va jouer le rôle d'intermédiaire, de passeur. Elle aide l'individu à prendre contact avec les autres composants de ce monde mystérieux. Mystérieux car ce qui caractérise cette partie de l'inconscient c'est son aspect magique, fascinant ; Jung utilise le terme de « numineux ». L'anima peut guider la conscience dans ce monde où elle n'est pas à l'aise. Elle peut aussi servir d'avocate si des situations angoissantes se présentent.

L'anima féminine est en rapport avec l'Eros, le sentiment. En miroir, chez une femme, l'animus masculin, est en lien avec le Logos, la pensée le pouvoir du verbe.

Voici une petite illustration de ces données, à travers le rêve d'un de mes patients qui est alors en thérapie depuis 3 ans.

« Le rêveur se trouve dans une cour d'école sur laquelle s'ouvrent plusieurs salles de classe. Dans l'une d'elles se trouve un vieux livre posé sur un écritoire. Ce livre paraît très précieux et le rêveur comprend qu'il contient des réponses ou des solutions à ses problèmes et, peut être contient-il plus que cela tant il l'attire. Il décide d'entrer dans cette salle dont la porte est ouverte, mais, au moment de franchir le seuil, il s'aperçoit qu'il est affublé de 2 ailes dans le dos, que celles-ci sont assez grandes, comme des ailes de papillon, en tout cas suffisamment grandes pour faire obstacle à son entrée. Il fait plusieurs tentatives en variant les postures, mais non, rien n'y fait, les ailes empêchent le passage vers la salle de classe au vieux grimoire.

C'est alors qu'il s'aperçoit de la présence d'une jeune fille, qu'il n'avait pas remarquée, fasciné qu'il était par le livre. Cette jeune fille a l'air plutôt timide, plutôt gentille.

Naturellement une idée lui vient : « Et si je demandais à cette demoiselle de prendre le livre pour moi ou au moins de le lire ?! » Le rêve se termine ainsi.

Ce patient a déjà fait un travail sérieux sur l'ombre pendant 3 ans qui lui a permis de progresser dans la compréhension de ses symptômes. Le rêve qui se passe dans une école, lieu consacré à l'acquisition de connaissances, montre un vieux livre qui a justement ce caractère « numineux » dont nous parlions à l'instant, caractéristique des contenus de l'inconscient collectif. Il fait miroiter des connaissances mystérieuses et anciennes, reliées à des mondes du passé. Cette somme de savoir est à portée de main. Un des messages de ce rêve est que le travail accompli en thérapie a certes été utile mais un autre horizon est donné avec la possibilité d'assimiler ces connaissances qui sont d'une toute autre nature que celles déjà comprises. À portée de main oui, mais voilà, ce qui paraît facile : franchir le seuil, se complique soudain. Ce qui fait obstacle c'est l'attribut du rêveur, ces ailes qu'il ne savait pas posséder. Pour le dire autrement, il lui serait possible d'entrer mais il lui faudrait pour cela se changer lui-même. C'est un homme intelligent et à forte tendance intellectuelle, qu'il a fallu souvent encourager à davantage se placer sur le plan du sentiment, de l'émotion pour approfondir son analyse de lui même. Sa tendance naturelle étant plutôt de raisonner et de disséquer. Dans ce rêve les grandes ailes de papillon évoque le monde aérien de la pensée qui est donc très développé chez lui. Peut être aussi ces ailes témoignent d'un potentiel spirituel déjà présent et en devenir.

Son anima qui se présente sous la forme de cette jeune fille avenante, représente bien l'Eros, le sentiment qu'il lui faut encore une fois privilégier s'il veut franchir ce cap. Cette anima est bienveillante ce qui traduit le travail déjà accompli dans ce domaine de l'émotionnel. On voit à l'œuvre dans ce cas, la fonction d'intermédiaire de l'anima qui se propose de servir de guide, de facilitatrice.

À partir de ce rêve, il est aussi possible d'établir un lien avec la notion de déréflexion de V. Frankl. Déréflexion comme une diminution de l'importance de l'analyse mentale d'une situation au profit d'une utilisation de ses émotions ou de son intuition pour résoudre son problème. Frankl cite le cas d'un violoniste qui voulant contrôler son art dans tous les détails se retrouve en grande difficulté. « Il fallait recourir à ce que, dans un autre contexte nous avons appelé la déréflexion. Le traitement psychothérapeutique devait redonner à ce patient confiance en l'inconscient, lui bien faire voir que son inconscient était plus musicien que ses facultés conscientes. Il se soumit effectivement à une thérapie visant à débloquer, en quelque sorte, les forces créatrices de son art. »[1]

Voici quelques aperçus de l'archétype anima-animus. On pourrait écrire plusieurs livres sur ce thème car, vous l'avez compris, ce complexe peut se présenter sous une infinité de formes différentes en fonction de la situation de l'individu. Sa promiscuité avec la conscience fait aussi que l'anima est le premier contact, la première image que l'inconscient collectif a de la conscience. Elle sert donc d'intermédiaire dans les deux sens conscient-inconscient nous l'avons vu, mais aussi inconscient-conscient.

Voici ce qu'en dit Jung à plus de 80 ans : « L'anima de l'homme porte un caractère éminemment historique. Personnification de l'inconscient, elle est imbibée d'histoire et de préhistoire. Elle renferme les contenus du passé et remplace en l'homme ce qu'il devrait connaître de sa préhistoire. Toute vie qui a été dans le passé et qui est encore vivante en lui contribue dans l'homme à l'anima. Par rapport à elle, j'ai toujours l'impression d'être un barbare qui, au fond, n'a point d'histoire - comme un être sorti du néant sans passé ni futur. »

### *La plongée dans les profondeurs*

En 1913 Jung traverse une période difficile, il vient de se séparer de Freud et cela lui a été douloureux. Nous l'avons vu cette séparation est la conséquence de différentes hypothèses de travail entre les deux hommes. Jung a 38 ans mais il a déjà des acquis théoriques : la notion de complexe, l'inconscient collectif transmissible, une conception des rêves qui ne sont pas

1 V. Frankl « Le Dieu inconscient » p 23

seulement des témoins de désirs refoulés, comme chez Freud, mais aussi une compensation, c'est à dire que l'inconscient donne son avis qui est complémentaire de celui de la conscience et qui tend à l'équilibrer et ainsi à participer à la vie psychique. Les rêves ont aussi une fonction prospective, c'est à dire qu'ils peuvent parler du futur, des processus en cours qui déjà conditionnent l'avenir. L'idée qu'une partie au moins de l'inconscient fonctionne en dehors du temps et de l'espace est déjà présente chez Jung. Enfin, pour Jung le rêve n'est pas affublé d'une censure qui le rend difficile à comprendre mais cette difficulté vient de la grande opposition entre les représentations de la conscience et des couches profondes de l'inconscient, celui-ci utilisant le langage le plus compréhensible possible.

Malgré toutes ces avancées, Jung se cherche. Il veut donner un sens à sa démarche scientifique mais aussi un sens à sa vie. Quel est le mythe qui l'anime et lui donne du sens ?

Et là Jung le sait, s'il veut connaître son mythe, il n'y a qu'une manière c'est d'explorer son inconscient et notamment les couches les plus profondes, là où vivent les archétypes, sources des mythes.

Il décide de se lancer dans cette exploration qui va durer 2 ans de manière intense et se prolonger plusieurs années.

Pour entrer en communication avec son inconscient, Jung utilise l'interprétation de ses rêves ainsi que l'interprétation de ses visions spontanées qui ne sont pas rares chez lui. Il utilise aussi une méthode qu'il a découverte au cours de ce travail d'introspection et qu'il nomme « imagination active ». Dans cette méthode il est possible de partir d'un rêve récent et d'y « plonger ». J'utilise le terme de plonger car il ne suffit pas de repenser à ce rêve et de se laisser aller à des imaginations libres, mais de restaurer un état hypnotique tout en restant éveillé. Un rêve éveillé qui se prolonge. Il est également possible de commencer l'imagination active en faisant une observation minutieuse des idées qui nous viennent et, un peu comme dans certaines techniques de méditation, ne pas chercher à supprimer ces idées, mais ne pas non plus y adhérer, les laisser s'en aller d'elles-mêmes. Au bout d'un certain laps de temps, vont arriver des idées ou des images qui ne viennent plus de notre conscience mais directement de l'inconscient. On s'en aperçoit car leur contenu nous surprend. Cette fois ces pensées ou ces images sont volontairement prolongées. Jung dit à ce sujet, qu'au début il voyait souvent des paysages, puis il a eu l'idée de plonger dans ces paysages, il entendait par là y projeter une partie de lui-même. Alors, aux paysages se sont ajoutés des personnages et, progressivement, il s'est aperçu qu'il pouvait dialoguer avec eux. Quoi qu'il en soit, il est utile de garder une trace de tout ce matériel qui apparaît, car ce qui vient de l'inconscient ne reste pas très longtemps dans la mémoire. La trace de ce qui a été vu ou entendu peut être un dessin, un texte ou même une musique ou des pas de danse dans certains cas plus rares.

Barbara Hannah, proche de Jung a consacré un ouvrage très intéressant à cette technique de l'imagination active[1]

Jung la pratiquait, il la conseillait fortement à ses collaborateurs mais aussi à ses patients. C'est une technique qui demande à être apprivoisée mais là encore les cloisons transparentes que nous évoquions précédemment ont aidé Jung dans cette pratique.

Pour mesurer l'implication de Jung dans ce processus d'exploration, voici le récit d'une des premières séances :

« Le 12 Décembre 1913. J'étais assis à mon bureau, pesai une fois encore les craintes que j'éprouvais, puis je me laissai tomber.

Ce fut alors comme si, au sens propre, le sol cédait sous moi et comme si j'étais précipité dans une profondeur obscure. Je ne pus me défendre d'un sentiment de panique. Mais soudain, et sans que j'eusse encore atteint une trop grande profondeur, je me retrouvai – à mon grand soulagement-- sur mes pieds, dans une masse molle et visqueuse. J'étais dans une obscurité presque totale. Après quelque temps mes yeux s'habituèrent à l'obscurité, celle d'un sombre crépuscule. »[2] Jung se retrouve alors dans une atmosphère oppressante de rochers humides, une

---

1 Barbara Hannah : Rencontre avec l'âme l'imagination active selon C.G.Jung. La fontaine de pierre

2 Ma Vie p 208

entrée de caverne semble donner une direction possible mais un personnage se tient debout devant cette issue, une sorte de nain momifié qu'il lui faut contourner pour accéder au boyau. Il est alors attiré par le scintillement d'un cristal rouge, disposé un peu plus loin. Il parvient à s'en saisir, le soulève et découvre en-dessous tout un univers souterrain. Un courant d'eau traverse cet espace mystérieux. « Un cadavre passa, entraîné par le courant ; c'était un adolescent aux cheveux blonds, blessé à la tête. Il fut suivi d'un énorme scarabée noir, et alors apparut, surgissant du fond des eaux, un soleil rouge naissant. Aveuglé par la lumière, je voulus replacer la pierre sur l'orifice. Mais à ce moment un liquide fit pression pour passer à travers la brèche. C'était du sang ! »[1] Et voilà Jung agrippé à son cristal et maculé du sang qui continue de déborder de l'orifice. La scène dure jusqu'à l'écœurement. Finalement le sang se tarit et la vision s'arrête.

On mesure l'intensité dramatique de ces séances à la hauteur de l'implication de Jung.

Voici planté le décor du « Livre rouge » qui relate jour après jour et nuit après nuit, les péripéties de cette exploration.

Pour aborder ce texte du livre rouge, recueilli au fur et à mesure des expériences intérieures , il faut s'accoutumer à un style un peu grandiloquent qui peut gêner le lecteur, en tout cas qui gênait Jung lui-même alors qu'il était l'auteur de ces lignes. Mais voilà était-il vraiment l'auteur ? Rien n'est moins sûr car ce fut un travail important de toute sa vie que la distinction entre ce qui est soi, est ce qui ne l'est pas, qui est donc le non-soi. L'inconscient collectif présent dans la psyché de tous les hommes n'est-il pas une partie de nous-mêmes ? Ce serait trahir Jung d'affirmer cela, mais par contre, il est important pour lui de ne pas s'identifier à tous ces personnages qu'il va rencontrer dans cette aventure au fond de son mental. C'est à dire de lier fortement son ego et sa persona à eux . Ils sont des éléments de l'inconscient, ils sont constitutifs de sa psyché mais ils ne sont pas Jung ; et, quand ils parlent, ils parlent en leurs noms. S'identifier à un archétype serait une *inflation,* c'est à dire une sorte de possession de la conscience qui perdrait ainsi sa liberté

1 Idem p 209

et son autonomie. D'où le respect de Jung pour le style de ces intervenants, qui contamine, il est vrai de temps en temps les passages où Jung parle en son nom. Cependant il a décidé de ne pas censurer cet aspect du texte.

### *L'esprit du temps et l'esprit des profondeurs*

Le livre commence par une distinction fondamentale, mais qui ne nous est pas étrangère, entre *esprit du temps* et *esprit des profondeurs.*

Cette distinction nous renvoie à la jeunesse de Jung et à ses deux personnalités, la personnalité N°1 et la N°2. Ainsi toute sa vie il oscillera entre ces 2 pôles. L'esprit du temps c'est l'ensemble des idées admises dans la société actuelle, les croyances dominantes, on dirait maintenant tous les consensus. Y adhérer c'est être intégré à la communauté, c'est l'ouverture sur l'extérieur. L'esprit des profondeurs, c'est la vie intérieure, le monde inconscient, le lien, souvent irrationnel avec le passé ancestral. La remise en question inconfortable des consensus.

Dans le « Livre rouge » Jung parle du rêve, le langage de l'esprit des profondeurs. Pour lui, comprendre les rêves ne nécessite pas seulement une érudition c'est le langage du cœur qui est le plus apte à ce déchiffrement. Et ce langage il est bien difficile de trouver un professeur qui l'enseigne. Le seul véritable enseignant c'est la vie elle-même. Assumer son existence, être créatif. Ne pas déléguer à d'autres les expériences. Accepter les défis et les épreuves.

En effet Jung pense que la meilleure école est celle de la vie. Faire des expériences, vivre des émotions contrastées, accepter toutes les occasions de se confronter à des situations qui nous remettent en question aussi bien physiquement que mentalement. Du reste ce savoir du cœur qu'il évoque lui sera confirmé en 1924 lors de son voyage en Amérique chez les indiens Pueblos. Jung demande à un chef de village pourquoi celui-ci considère les hommes blancs comme des fous ? « Ils sont fous car ils prétendent penser avec la tête. Ici nous pensons avec le cœur. »

Les deux voies de connaissance sont liées à l'esprit du temps et l'esprit des profondeurs. L'équilibre entre les deux sources de savoir est primordiale. Je me souviens d'un rêve que je fis à 22 ou 23 ans, j'étais alors étudiant en médecine.

J'étais assis à une table de travail avec mes livres de médecine empilés à droite et à gauche. Ce qui était particulier c'était la pièce dans laquelle je me trouvais. Elle avait la forme d'un igloo en pierre, voûtée, basse de plafond, avec des murs très épais n'offrant que très peu d'espace vital. Une seule fenêtre minuscule, allongée, sale et couverte de toiles d'araignées donnait peu de lumière. Le tout provoquait une sensation d'étouffement extrême et inspirait fortement le désir de sortir, de respirer à pleins poumons au milieu de la nature, de porter sa vue au loin.

Oui porter sa vue au loin, ne pas se contenter d'accumuler des savoirs livresques. Le rêve évoquait bien le risque d'appauvrissement lié à l'acquisition exclusive d'un savoir encyclopédique. On peut même dire que les araignées à la fenêtre évoquaient la notion de « maya » que l'on trouve dans les religions asiatiques. Maya l'illusion du mental.

Bien sûr cette exploration de l'inconscient se fait sous l'influence de l'esprit des profondeurs.

L'esprit des profondeurs nous sollicite toute notre vie, la preuve avec ce rêve. Cependant la première partie d'une vie d'homme ou de femme est souvent consacrée à se former, faire des études, trouver un travail, fonder une famille, avoir une maison. Il s'agit d'une réalisation dans le monde concret qui est tout à fait utile pour notre équilibre. Mais, quand ces objectifs sont atteints, que les cinquante ans s'approchent, l'appel de l'esprit des profondeurs se fait plus pressant. Il demande à être associé à la vie psychique de manière plus importante. Les rêves de cet âge parlent souvent de cette demande. Ils évoquent cette démarche de manière symbolique. Apparaissent des images de matrices, de chrysalides permettant une mutation, d'utérus lieu de renaissance. L'individu se coupe du monde extérieur, s'enferme dans un lieu clos, se tourne vers l'intérieur, s'ouvre à son inconscient et notamment à son inconscient collectif. Le réceptacle peut aussi être un arbre creux, qui souligne le caractère naturel de cette expérience.

Deux exemples peuvent être donnés de la symbolique de cette démarche, tous deux dans la Bible.

Jonas, perdu dans la mer est englouti par un grand poisson. Il reste ainsi enfermé dans l'estomac de l'animal trois jours, puis ressort indemne mais transformé puisqu'il décide d'obéir à Dieu, ce qu'il n'avait pas fait auparavant. La mer Méditerranée et son caractère illimitée de l'époque, mystérieux et dangereux est un symbole fréquent de l'inconscient collectif. Ce passage renvoie donc à ce retour sur soi nécessaire pour l'évolution du personnage.

Et que dire de Noé qui construit lui-même son réceptacle d'après le plan de Dieu pour affronter les eaux sans limite. Il bâtit un bateau réservoir dans lequel il fait entrer tous les animaux symboles de ses instincts. Il reste ainsi enfermé 220 jours dans ce lieu clos porté par les eaux. Sa maturation se fait lentement. Il envoie un oiseau noir en éclaireur, puis la colombe blanche qui ramènera le rameau d'olivier signe de la présence de terre. On pourrait écrire tout un chapitre sur ces deux oiseaux qui évoquent des travaux approfondis de Jung sur des textes du moyen âge traitant de l'alchimie. Nous n'entrerons pas dans ces détails, il suffit de savoir que les alchimistes étaient les premiers chimistes, qu'ils consacraient souvent leur vie à des travaux austères. Certains ont vu, à travers ces efforts pour acquérir une science, un cheminement personnel sur les plans psychologique et spirituel. Pour ceux-ci il s'agissait de chimie mais avant tout d'un travail intérieur. Et précisément ils ont décrit des étapes successives dans ce travail intérieur. La première est l'œuvre au noir bien connue par l'ouvrage de Marguerite Yourcenar puis intervient l'œuvre au blanc. Ainsi les deux oiseaux matérialisent l'avancée du travail intérieur. Noé sort de l'arche dans un état d'ivresse total qui témoigne qu'il n'a pas encore totalement assimilé sa transformation. Il est nu car il a fait le cheminement inverse d'Adam, la nudité étant l'attribut du jardin d'Eden.

Ces passages de la Bible montrent bien l'importance de ce retour vers l'intérieur, de cette confrontation avec l'inconscient. Il est clair que les symboles qui évoquent cette situation sont les mêmes , quelles que soient les époques, témoignant des archétypes à l'œuvre depuis toujours. Par ces exemples je marche aussi dans les pas d'Annick de Souzenelle[1] que je salue bien amicalement et avec beaucoup de respect pour l'ensemble de son œuvre. Comment ne pas citer aussi le merveilleux livre de Delphine Horvilleur : « en tenue d'Eve » et toute la tradition des exégètes du Livre.

Mais cette symbolique du retour à la matrice pour y effectuer ce travail est aussi à l'origine du désaccord entre Jung et Freud dont nous avons parlé (p129). Pour Freud un traumatisme sexuel est à l'origine des névroses. Jung n'est qu'en partie d'accord avec cette affirmation. De plus il veut extraire de l'explication sexuelle de tels cas qui manifestent certes cette recherche de matrice mais dans le cadre d'un travail psychologique. Pour Jung il y aurait contresens à appliquer une grille de lecture stéréotypée qui laisserait l'essentiel du sens de côté et donnerait une fausse interprétation.

Sans forcément chercher toujours un consensus, il faut dire qu'ils ont eu raison tous les deux. Freud car on mesure aujourd'hui toute l'importance et le nombre des traumatismes sexuels dans le passé des plaignants. Une libération récente de la parole a bien montré le phénomène. Et Jung car, effectivement il serait absurde d'assimiler toute cette symbolique du retour à l'inconscient à une démarche sexuelle simplement parce qu'elle utilise des images voisines. Dans ce cas précis l'évocation de la tentation de l'inceste est un contresens même si les illustrations alchimiques montrent des couples frère-soeur comme symbole de la confrontation conscient-inconscient.

### *L'esprit du temps et l'archétype du héros*

L'archétype du héros est souvent présent dans les rêves ou tout autre contenu de l'inconscient dans lesquels il prend la forme d'un homme jeune, puissant, sûr de lui. Il représente les

1 Annick de Souzenelle dont vous trouverez la bibliographie en fin d'ouvrage consacre sa vie à l'étude des symboles notamment des symboles religieux.

forces d'émancipation du jeune adulte qui conquiert son autonomie et se libère de l'influence de sa mère et du confort douillet qu'elle lui assure. C'est un thème fréquent dans les rêves mais je vous propose une illustration par un conte basque bien connu.

« Un jeune ours, Dion l'ours, se promène à travers bois et prairies. Il rencontre deux compagnons, Portepierre et Abatcolline qui se joignent à lui dans cette aventure. Un jour, les trois amis découvrent par hasard un gouffre. Ils décident de l'explorer. C'est Dion l'ours qui arrive le premier au fond du gouffre grâce à une longue corde et une petite lumière. Au fond de ce trou inquiétant un tunnel s'enfonce dans l'inconnu. À la fin du tunnel, une vieille porte de bois. Dion l'ours ouvre la porte et aperçoit la princesse de Navarre en train de pleurer. Le voyant, celle-ci l'avertit : « Échappe toi malheureux, la sorcière va te tuer ! » Dion l'ours refuse de partir. La princesse a juste le temps de lui donner une arme que la sorcière est déjà là. Un combat s'ensuit où Dion l'ours neutralise la sorcière. Puis il remonte la princesse à la surface avec la corde et l'aide de ses amis. Mais ceux-ci le trahissent, partent avec la princesse et laissent Dion l'ours au fond du gouffre. Comprenant la situation Dion l'ours oblige la sorcière à utiliser sa magie pour le libérer et attend ses amis au palais du roi avec son makhila, son bâton de marche, pour les corriger copieusement. La princesse remercie Dion l'ours par un baiser qui le transforme, bien sûr, en un prince charmant. »

L'ours est un animal proche de l'homme dans la mythologie pyrénéenne mais, pour que Dion l'ours puisse accéder à son humanité pleine et entière, il va lui falloir descendre dans son inconscient symbolisé par ce gouffre, et libérer son anima (la princesse) des griffes de la sorcière qui représente un aspect négatif de l'archétype de la mère. Ce thème est très fréquent dans les contes et apparaît régulièrement dans les rêves des jeunes adultes qui ont besoin de franchir le cap de l'autonomie.

À côté de ce héros libérateur qui coupe le cordon ombilical de la relation mère-fils, il y a donc le héros symbole de l'esprit du temps, le représentant, le leader et le protecteur de la société actuelle. C'est celui que tous les hommes admirent et imitent : le modèle. Il est porteur des idées et des croyances dominantes, la référence.

Aussi ce héros doit-il mourir et c'est lui que Jung voit, sous la forme d'un jeune homme blond, mort, la tête ensanglantée, entraîné par le courant de la grotte et suivi d'un grand scarabée. Le héros est mort et le scarabée indique que le renouveau peut alors commencer.

Quelques nuits plus tard, la vision se fait plus précise : Jung se retrouve en montagne, avec un jeune compagnon. Ils sont à l'affût, ils attendent Siegfried. « Alors nous le vîmes venir, très haut au-dessus des montagnes, sur un char fait d'ossements mortuaires. »[1] « Il arriva sur l'étroit sentier où, cachés, nous attendions. Lorsqu'il tourna à un angle, devant nous, nous fîmes feu simultanément, et il tomba, touché à mort. Après quoi je pris la fuite, tandis qu'une pluie monstrueuse s'abattait avec fracas. Mais ensuite, j'endurai un tourment mortel et je sentis de manière certaine qu'il me faudrait me tuer moi-même si je ne parvenais pas à résoudre l'énigme du meurtre du héros. »[2]

Siegfried fait naturellement référence aux croyances germaniques pré-chrétiennes qui ne sont plus d'actualité mais dont les traces sont enfouies dans l'inconscient.

Du reste, pour Jung, la folie du nazisme avait pour origine un réveil du dieu Wotan, ancien dieu du vent mais aussi de la violence, qui, étant totalement inconscient, avait pu réaliser une véritable possession collective. En effet, plus un contenu est inconscient, plus il a de facilité pour envahir et dominer la conscience. Une façon efficace d'empêcher ce risque est de se confronter à ces archétypes, la prise de conscience de leur existence en nous est déjà très importante, l'intégration de certains de leurs aspects dans la conscience, quand cela est possible, diminue grandement la puissance qui leur est attachée. Ainsi on peut dire qu'ils meurent, mais en fait c'est leur influence possible sur nous qui disparaît (eux sont éternels). Peut-on dire que le mal est alors incorporé à la conscience, assimilé ?

---

1 . Livre Rouge p 241
2 Idem

Le meurtre nécessaire du héros témoigne de l'importance du renoncement à l'imitation de ce modèle que représente le héros. Ce meurtre est le premier acte qui permet un renouveau (symbolisé par le scarabée.) L'homme n'est pas un imitateur, il est un créateur

« Si tu ne t'avoues pas ton aspiration profonde, alors tu ne te suis pas toi-même, mais tu empruntes des chemins étrangers qui t'ont été désignés par d'autres. Ainsi tu ne vis pas ta vie, mais une vie étrangère. »[1]

Accepter la vie et être soi. Refuser le réconfort et la réassurance de suivre le modèle collectif.

Mais le héros est aussi la toute puissance de la conscience. Il faut ainsi diminuer les prétentions du Moi et c'est peut être sur ce point que Jung se sépare de Nietzsche dont le Zarathoustra s'incorpore la dimension héroïque dans une inflation de son être. Ne pas accepter la prédominance hégémonique du Moi, mais diriger la lumière de la conscience vers les profondeurs. Aller à la rencontre de ce monde inconnu qui est une partie de nous-mêmes trop souvent négligée.

C'est en faisant vivre cet univers inconscient, en lui conférant une place équivalente à la conscience que l'on crée un véritable couple conscient-inconscient.

Il s'agit d'un recentrage. Ce couple, cette conjonction des opposés réalise l'archétype de la conjonction, « mystérium conjonctionis » comme la nomme Jung, tant de fois représentée par le soleil et la lune ou simplement le couple d'un homme et d'une femme. À cette occasion nous touchons du doigt l'influence d'Héraclite qui se représentait l'explication du monde comme une conjonction de 2 opposés, un peu à l'image du Tao avec le yin et le yang présents en toute chose.

Ce changement majeur de positionnement de l'être qui intègre l'inconscient, ouvre la porte à un renouveau. L'archétype inconscient introduit la dimension mythologique éternelle dans la corbeille de mariée, mais celle-ci prend une forme neuve, adaptée à la situation de l'individu. Aussi cet apport d'un passé lointain, accompagné d'une énergie considérable débouche sur une solution nouvelle, originale, synthétique. Cette solution

1 Idem p249

nouvelle est représentée par le symbole de l'enfant sacré, fruit de l'union des opposés. (conscient-inconscient) L'homme est devenu créateur, acteur de sa propre vie, il construit l'à-venir que représente cet enfant.

Nous sommes au cœur du paradoxe jungien car le chemin qui nous est indiqué est d'accepter tous les événements de notre vie, donc une confrontation ouverte au monde extérieur, mais de rencontrer aussi les contenus intérieurs archaïques et immuables qui peuplent notre inconscient. Ces contenus archaïques immuables étant les moteurs d'un renouveau créatif. Les archétypes sont à l'origine d'un éternel retour des mythes anciens mais sous des formes nouvelles et adaptées au présent. À la différence de Nietzsche il ne s 'agit donc pas d'un éternel retour de l'identique mais d'un éternel retour du mythologique à chaque fois réadapté. C'est le couple réuni de l'inconscient et de la conscience, la conjonction des opposés, qui permet la naissance de l'enfant symbole du renouveau.

### *L'archétype de Dieu*

Naturellement, au cours de cette exploration intérieure, Jung va rencontrer de multiples archétypes et vivre des émotions bouleversantes. Il faut bien comprendre que ces expériences lui sont personnelles que chacun de nous faisant la même démarche vivrait des péripéties très différentes. Que ces archétypes appartiennent à l'inconscient collectif, ils sont donc communs à tous, mais ils sont très nombreux, et n'ont pas entre eux de frontières toujours strictes mais peuvent s'interpénétrer. Ainsi ce ne sont pas forcément les mêmes qui sont activés chez chaque individu et quand ce sont les mêmes ils ne se montrent pas sous les mêmes formes qui sont ciselées pour chaque personnalité.

Il serait donc illusoire de passer en revue toutes les rencontres de Jung pendant son voyage dans les profondeurs, si passionnantes soient-elles. Cependant certaines vont pouvoir nous aider à comprendre les enjeux majeurs de la psychologie analytique.

Nous avons déjà étudié l'archétype de l'anima dans ses grandes lignes (p134). Il nous faut maintenant revenir sur l'aspect d'opposition entre l'éros, le sentiment, représenté par l'anima et le logos, la pensée.

Jung a développé une hypothèse de travail qu'il a de multiples fois confirmée par la clinique qui est celle des types psychologiques. Outre cette opposition sentiment-pensée il existe une autre opposition : sensation-intuition. On peut dire que se trouvent ainsi opposés 2 à 2 les différentes façons d'aborder le monde extérieur.

Sans doute la première opposition (sentiment – pensée) est-elle assez facile à comprendre. Pour illustrer la seconde : sensation-intuition, je vais vous raconter un événement qui s'est déroulé il y a quelques années.

Nous étions en vacances avec mon épouse et une amie en Martinique qui est un peu notre seconde patrie. Nous logions dans une petite maison dont le jardin arboré donnait sur une belle plage où des tortues énormes venaient pondre régulièrement. Cette année-là, mon épouse s'aperçut que des petits larcins se produisaient dans la cuisine qui était attenante à la maison. Un jour, nous nous sommes absentés après avoir fermé la porte de cette cuisine à clé. En revenant de notre périple, nous constatâmes que cette porte avait un trou rectangulaire béant qui avait permis à un visiteur d'entrer. Ces vols de nourriture semblaient porter la signature d'une personne qui menait une vie précaire et désargentée. Le trou avait été réalisé avec un outil pointu.

Quelques jours plus tard, nous nous baignions sur cette jolie plage. Pour ma part j'avais franchi les vagues du bord pour nager un peu plus loin. Ma femme et son amie discutaient sur le sable. Cette plage, très connue était assez fréquentée et, pourtant, ma femme, signala brutalement à sa compagne, un jeune homme qui se trouvait à une trentaine de mètres et se dirigeait vers elles. « Regarde, dit-elle, cet homme c'est lui qui vient prendre de la nourriture à la maison ! » Pourquoi cette affirmation alors que le visage du jeune homme n'était pas encore discernable et que, de toute façon ma femme n'avait jamais eu de contact avec le voleur ? De fait, quand cet individu arriva à leur hauteur, elles s'aperçurent qu'il marchait les mains dans le dos et qu'il tenait un grand poinçon, ce qui n'est pas assurément un équipement de plage courant. L'homme était visiblement gêné par le regard insistant des deux femmes. Il passe cependant son chemin, et, quelques secondes après, au retour de ma baignade, elles me racontent ce qui s'est passé. « Tu peux encore le voir si tu te dépêches, il est grand, il a les cheveux courts, un tee-shirt blanc et un short beige. C'est un chabin[1] avec des cicatrices sur le visage. » me dit mon épouse. Notre amie, alors réplique surprise : « Mais non il est plutôt petit avec les cheveux longs, il a une tunique noire ajourée et un short vert ! Mais oui, par contre son visage porte bien des cicatrices d'acné. » Après de vifs commentaires, nous nous amusâmes de ces différents témoignages. Heureusement une photo de l'homme avait été prise... et, que montrait cette photo… ? Et bien elle montrait que mon épouse avait fait une description fantaisiste du jeune homme, alors que son amie avait fourni des détails exacts et précis.

L'avenir confirma l'identité de ce chapardeur « portoclaste ».

Ainsi donc, mon épouse, avait été capable de reconnaître, sans arguments logiques, cet homme comme notre voleur, mais s'était avérée incapable d'en faire une description fiable. Son diagnostic très précis pour identifier le coupable était intuitif, s'appuyant sur une impression générale, sur une appréhension émotionnelle s'accompagnant d'une certitude irrationnelle. À l'inverse, elle n'avait pas su analyser les détails pratiques, les séparer, les retenir ce qui est le propre de la fonction sensation. Notre amie, au contraire, n'aurait jamais remarqué ce jeune homme, mais, l'ayant vu, elle a su parfaitement analyser et retenir ses différents attributs. Ainsi en est-il de celui ou de celle chez qui la fonction sensation est la fonction principale. On peut dire, par exemple que Sherlock Holmes est une caricature du type sensation.

Ainsi intuition et sensation sont deux modes d'appréhension des événements qui sont opposés et complémentaires, de même que sentiment et pensée.

---

1 Chabin, une des nombreuses dénominations locales pour qualifier un métis.

L'expérience a enseigné à Jung que bien souvent, parmi ces quatre fonctions, une d'entre elles est privilégiée. C'est la fonction principale, que l'individu a le plus de facilité à utiliser, sur laquelle il se repose, pour Jung c'est la pensée. (Vous aurez compris que la fonction pensée comme fonction principale ne signifie en rien que la personne est plus intelligente, mais plutôt qu'elle intellectualise spontanément une situation pour la comprendre.) La fonction opposée est donc logiquement moins développée, dans le cas de Jung le sentiment.

Nous aboutissons donc à une quaternité théorique de fonctions, mais qui, en pratique, se présente souvent comme une trinité plus 1 (3+1 au lieu de 4) pour tenir compte de cette fonction un peu délaissée du sentiment dans le cas qui nous occupe.

Ainsi une des premières rencontres de Jung dans les ténèbres de ses profondeurs inconscientes est un couple[1]. L'homme est âgé et a l'aspect d'un vieux prophète, la femme est jeune, belle et aveugle. La scène se situe dans une maison à colonnes aux pieds d'une falaise. Le vieil homme se présente : il est Élie, le prophète et la jeune femme est Salomé qu'il présente comme sa fille. À leurs pieds un grand serpent noir.

On imagine facilement l'incompréhension inquiète de Jung, Salomé la nièce d'Hérode, qui demanda la tête de Saint Jean Baptiste ! Fille d'Élie, tout cela ne semble avoir aucun sens ! Sans entrer dans les détails de l'évolution de leurs relations, il va falloir du temps à Jung pour assimiler le sens de cette expérience. Élie, ce vieux prophète plein de sagesse et de compréhension, représente la fonction pensée qui est, nous l'avons vu, développée chez Jung. C'est pourquoi elle apparaît ici sous une forme positive, facile d'accès. À l'opposé, la fonction sentiment, trop souvent délaissée, prend une forme plus négative en la personne de Salomé qui évoque la perversion des mœurs, l'ambition prenant le pas sur la morale. De plus Salomé est aveugle et donc impuissante et dépendante de son père Élie.

Accepter que cette femme honnie et crainte à la fois représente une partie de lui est une épreuve. D'autant plus que,

1 Livre rouge p245

nous l'avons vu, la dimension de l'éros alimente l'archétype de l'anima dont cette Salomé est une image. Comment s'appuyer sur une anima aveugle et sournoise ? Voilà le défi qui se présente à Jung dans ce livre premier du « Livre rouge ».

Bien sûr la fonction sentiment eut été principale, les rôles eurent été inversés. La figure féminine aurait été rassurante et bienveillante mais à l'inverse la figure du vieil homme aurait peut être été celle d'un sorcier ou de quelques héros sanguinaires.

Au fil des nuits le travail d'acceptation se fait, le travail d'apprivoisement aussi auprès de Salomé qui de son côté adoucit son image. Il s'agit d'établir la fonction sentiment dans toutes ses dimensions toutes ses nuances. Et, de fait, le lien à cette anima orientale s'intensifie jusqu'à devenir enrichissant.

Alors, quand Jung pourrait croire qu'il a initié une transformation importante, participé à une évolution positive en intégrant cette Salomé-anima, va se produire une scène incroyable qui sera sans doute un des moments les plus terribles de toute cette exploration. Un moment où Jung va craindre la perte de sa lucidité. Et on le comprend !

À ce moment Jung est en présence d'Élie et tourne son regard vers une pierre cristalline à la demande de ce dernier. Dans cette pierre une image apparaît, celle du Christ en croix. Rapidement Jung sent qu'il prend la place du Christ sur cette croix mais des détails surprenants s'ajoutent. Le grand serpent noir entoure d'abord ses pieds puis tout son corps à l'exception de sa tête qui a l'aspect d'une tête de lion. L'étreinte du serpent se fait intense, elle broie le corps de Jung qui saigne abondamment. À l'oppression physique terrible du serpent s'ajoute celle, morale, de cette phrase alors prononcée par Salomé : « Tu es le Christ. » Cette scène dramatique se prolonge jusqu'à cette autre déclaration de Salomé : « Je vois la lumière ! » Et, en effet ses yeux sont ouverts. Le serpent desserre son étreinte et s'effondre sur le sol. C'est alors Elie qui déclare : « Ton œuvre est accomplie ici. D'autres choses viendront. Cherche inlassablement et, avant tout, écris fidèlement ce que tu vois. »

Jung, spécialiste de la schizophrénie, attentif à toute invasion de la conscience par des contenus mythologiques, à toute identification à ces contenus, ne peux être que terrorisé par cette expérience. Il craint que ces éléments inconscients, plus puissants que sa conscience lui imposent une déraison délirante. Il trouve que ces images sont réelles et tellement pleines d'émotions et de sens qu'elles s'imposent à la conscience qui est subjuguée. Pourtant il est animé par une grande confiance dans son psychisme. Il sait qu'il vient d'aller très loin dans les profondeurs, en terre inconnue, mais que toute cette expérience a un sens et qu'il doit le comprendre pour suivre son destin.

Déjà certains détails de cette scène fantastique l'ont interpellé. Ce Serpent, qui enserre son corps et laisse dépasser la tête à face de lion, évoque chez cet érudit des religions les mystères de Mithra[1]. En effet c'est cette même image d'un corps enlacé par un serpent et d'une face de lion qu'on retrouve dans les rites initiatiques de ce culte solaire qui avait pour but de faire vivre au participant de manière progressive la nature divine à l'intérieur de lui-même.

Ainsi cette scène terrible associe-t-elle manifestement le mythe chrétien avec cette affirmation de Salomé : « Tu es le Christ. » et des mythes plus anciens qui eux aussi cherchent à provoquer l'expérience directe de la divinité, non pas à l'extérieur de soi mais à l'intérieur.

Cette même Salomé qui recouvre la vue aux pieds de la Croix témoigne de son évolution favorable en tant qu'anima. Ainsi l'intégration de la fonction inférieure sentiment, qui n'est plus aveugle et qu'elle personnalise est intimement liée à cette expérience mystique.

Jung perçoit alors que c'est ce travail d'intégration du matériel inconscient et notamment dans le domaine qui en avait le plus besoin des sentiments qui a amené cette expérience

Ainsi pour lui, pour en revenir au titre que nous avons choisi pour ce chapitre, l'archétype de Dieu fait-il son apparition quand une réalisation importante des forces inconscientes crée une harmonie de totalité. Les 4 fonctions ne sont plus 3+1 mais bien 4. Cette quaternité symbole d'une totalité réalisée. De fait

---

1 Mithra était un dieu solaire d'origine perse, dont le culte s'est répandu dans les empires grec et romain. Il faisait l'objet de rites initiatiques.

ce symbole de 4 est très souvent retrouvé dans les rêves comme symbole de totalité.
C'est aussi le symbole du couple d'opposés qui se constitue et qui aboutit à la naissance d'un enfant signe de renouveau.

L'inconscient nous offre cette image de Dieu qui prend vie dans l'homme et qui, dans cet enracinement, y trouve un renouveau. Les forces profondes de l'inconscient s'allient à la conscience pour faire naître une image nouvelle du Dieu. L'image mythologique du Dieu évolue. Pour bien me faire comprendre, il faut distinguer l'histoire réelle d'un personnage comme Jésus par exemple, qui est celle que peuvent écrire des historiens à partir de documents, de traces, d'analyses de restes archéologiques, et son histoire mythologique qui est l'ensemble des écrits sur Jésus, les évangiles et tous les textes canoniques ou non qui créent une mythologie du personnage. Deux conséquences sont à tirer de ce fait scientifique.

D'abord Jung a ainsi montré que l'homme, qu'il soit croyant ou non, possède, dans son inconscient des images de Dieu qui sont préformées, qui y sont depuis toujours. Que ces images sont vivantes et évoluent. Il pense que de présenter la religion sous cet angle d'un fait scientifique est plus attractif pour l'homme du XXème siècle[1] qui s'est éloigné des croyances dogmatiques et est nourri d'une conception scientifique.

L'idée de l'évolution de la mythologie divine est très chère à Jung. L'inconscient ne renvoie pas une image figée et immuable de Dieu mais au contraire un univers vivant en perpétuel transmutation. Deux points sont particulièrement importants pour lui pour rester dans la religion chrétienne. Ce sont les attributs de Dieu le père d'une part et la place de la Vierge Marie d'autre part. Avec un dénominateur commun, le problème du mal.

Combien de fois Jung a-t-il relaté dans sa correspondance ce courrier qu'il a adressé à quatre savants protestants les interrogeant sur l'évolution manifeste entre le Dieu de l'ancien testament et celui du nouveau testament. Quels étaient leurs regards sur le changement de ce Dieu ancien qui pouvait être dur, violent et inspirer la crainte et parfois même un

1 Jung est décédé en 1961.

sentiment d'injustice comme dans le cas de Job et le Dieu du nouveau testament qui est un Dieu d'amour et de compassion. En effet, dans le cas de Job par exemple, et Jung lui a consacré un livre, le texte parle d'un dialogue entre Dieu et Satan qui discutent de ce fidèle dévoué et pieux qu'est Job. Ils décident en commun de le mettre à l'épreuve et commence ainsi l'histoire terrible de Job qui va tout perdre et qui en est réduit à prier Dieu de le défendre contre sa propre injustice.

Deux des 4 pasteurs n'ont pas répondu, le troisième a dit qu'il y avait longtemps que ces questions n'avaient pas été débattues et le quatrième que l'explication était assez simple : le Dieu de l'ancien testament était une version archaïque alors que le Dieu du nouveau testament était une version plus moderne. Naturellement cette explication avec des versions changeantes ramenait le texte biblique à une nature mythologique éloignée de la vision dogmatique.

Le problème central est la place du mal : le mal est-il une composante de la divinité centrale comme semble l'indiquer le livre de Job ? Ou au contraire Dieu le père est le bien absolu et dans ce cas le mal est relégué dans la créature. On arrive à la version de Saint Augustin de « privatio boni » c'est à dire que la créature fait le mal quand elle s'éloigne des prescriptions de Dieu et ainsi se prive du bien.

L'incarnation de Dieu en la personne de Jésus, le fils de l'homme, permet à Dieu d'assumer le mal et de faire œuvre de rédemption.

La question que pose Jung est la suivante : il est évident que le mal n'a pas disparu de la terre aussi l'homme doit-il se considérer comme sauvé du péché par le sacrifice du fils de l'homme et se contenter d'appliquer sa morale par imitation, ou bien doit-il devenir un Christ lui-même en assumant sa part du mal et en reprenant à son compte le chemin du Christ. Cette position a sans doute été influencée par les expériences intérieures comme celle citée plus haut.

L'image de la Vierge Marie a une longue histoire qui va nous faire voyager dans le temps. Il est intéressant de constater la lente évolution de l'histoire mythologique de Marie.

Première étape, le concile d'Éphèse en 431 ApJC. Cette ville est actuellement en Turquie mais faisait partie du monde grec avant d'être romaine puis rattachée à l'empire de Constantinople. Du temps des grecs elle était le siège d'une des 7 merveilles du monde antique avec ce fabuleux temple d'Artémis. Chose curieuse Artémis (ou Diane pour les romains) était associée au culte de la femme mais également à celui de la virginité. Ce concile d'Éphèse est convoqué par l'empereur de Constantinople Théodose sous la papauté de Célestin Ier. Il sera l'occasion d'affirmer la double nature humaine et divine de Jésus mais aussi de donner à Marie le titre de « Mère de Dieu ». Cette dernière décision donna lieu à une âpre bataille entre Nestorius et Cyrille. Nestorius voulant simplement le titre de Mère de Jésus, c'est à dire mère de l'homme mais pas Mère de Dieu. C'est finalement Cyrille qui l'emportera et Nestorius et tout son mouvement seront désavoués.

Deuxième étape 813 Concile de Mayence convoqué par Charlemagne sous la papauté de Léon III. Il institua l'assomption de Marie comme fête d'obligation. L'assomption étant l'ascension du corps de Marie à « la fin de sa vie ».

Troisième étape 1854 le pape Pie IX décrète le dogme de l'Immaculée Conception. Marie a donc été préservée du péché originel.

Quatrième étape 1954 le 11 Octobre le pape Pie XII publie la lettre encyclique « ad caeli Reginam » qui instaure une fête annuelle en l'honneur de la dignité royale de la Vierge Marie et confirme le dogme de l'Immaculée Conception.

Ainsi se marque l'évolution des conceptions religieuses à propos de Marie et l'importance de plus en plus grande qu'elle prend dans le dogme catholique.

Cette évolution apparaît très positive à Jung qui est pourtant protestant en tout cas qui appartient à la culture protestante de manière indéniable. Ce qui l'intéresse c'est l'introduction d'une dimension féminine dans le dogme chrétien et le fait que cette dernière lettre encyclique de Pie XII élève pratiquement Marie au statut de la divinité. Elle devient donc, à ses yeux, un quatrième élément qui complète la trinité. La trinité devient une quaternité qui pourrait s'écrire ainsi :

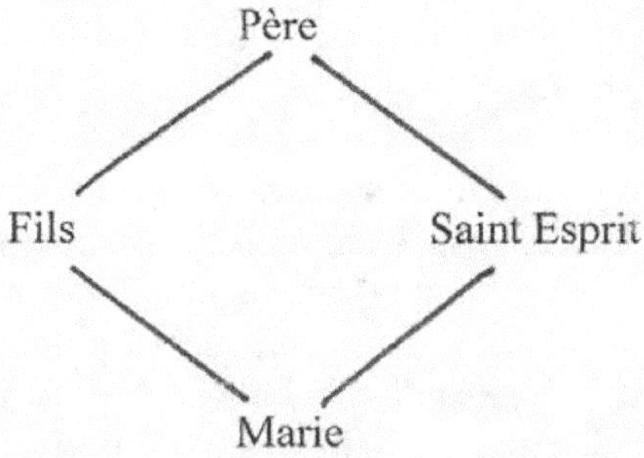


Cette quaternité évoque de manière puissante les images de totalité que Jung rencontre dans l'inconscient et fait écho à l'archétype de la divinité. Cette évolution dans la mythologie mariale lui paraît correspondre davantage avec les modèles éternels que les hommes portent en eux.

C'est Empédocle qui se nourrit de cette conception et sanctifie la structure à 4 éléments. Ce philosophe qui était aussi médecin pensait que tout ce qui vit peut être ramené à une unité de base 4.

Quel est le lien avec le problème du mal ? Dans la Trinité où se trouve le mal ? On serait tenté de dire nulle part, le Père, le Fils et le Saint Esprit sont au-dessus de tout soupçon. Pourtant le Fils qui a une partie divine mais aussi une partie humaine assume cet ancrage dans l'imperfection. L'introduction de Marie qui est femme, certes divinisée, certes aussi Immaculée Conception, apporte encore cet ancrage sur la terre et toutes ses imperfections. Elle apparaît alors comme une intermédiaire parfaite entre la divinité et les hommes comme une « intercesseuse » de l'humanité . Un symbole finalement proche de l'anima qui est certes dans l'inconscient mais si proche de la conscience.

À propos de cette évolution des images mythologiques, nous allons faire une petite digression dans un autre univers scientifique qui va détendre un peu nos neurones. Il y a quelques années est paru un livre que beaucoup d'entre vous avaient sans doute lu et que j'ai trouvé très intéressant par sa clarté et son adossement scientifique solide, ce livre c'est Sapiens de Yuval Noah Harari, son sous-titre : une brève histoire de l'humanité.

L'histoire de l'humanité commence, bien sûr par l'histoire de notre genre Homo et de notre espèce Homo sapiens qui est à ce jour la seule espèce humaine existante. Il y 100 000 ans il n'en était pas de même, sapiens cohabitait avec d'autres hominidés qui avaient, comme lui déjà quitté le berceau africain. L'homme de Neandertal qui vivait en Europe, homo erectus qui vivait en Asie, les dénisoviens[1] qui vivaient aussi en Asie et l'homo luzonensis dont les restes ont été trouvés dans l'île de Luçon aux Philippines. Il est maintenant établi qu'il y a eu des métissages entre ces espèces dont sapiens a conservé des gènes qui lui sont parfois fort utiles. Cependant les 4 autres espèces d'homo ont disparu et cela reste encore une interrogation pour savoir la ou les raisons de leur disparition.

Cet auteur fait l'hypothèse argumentée que la domination de sapiens n'est pas venue de son intelligence, de ses capacités physiques ou de sa technologie mais de ce qu'il appelle une révolution cognitive. Il pense qu'il y a environ 70 000 ans une mutation génétique s'est opérée de manière aléatoire chez homo sapiens qui a eu comme conséquence la possibilité mentale accrue de commenter des faits ou des situations ainsi que de créer des concepts plus ou moins abstraits mais qui faisaient sens.

Quel est l'intérêt pour la survie d'une espèce d'une telle acquisition ? Eh bien c'est la possibilité de créer du mythe, de concevoir des valeurs que l'on peut partager avec d'autres. Par exemple définir un point commun qui fédère un groupe, proposer une croyance qui réunit au delà de la tribu, attribuer à un objet sans valeur une fonction de monnaie d'échange etc...Ainsi grâce à cette faculté accrue, homo sapiens eut la possibilité de réunir dans des circonstances utiles des groupes importants d'individus qui de ce fait étaient plus efficaces.

---

1 Le nom dénisoviens vient du nom de la grotte Dénisova en Sibérie du Sud où ont été trouvés des restes de néandertaliens et d'une autre espèce d'homo jusqu'alors inconnue.

L'espèce sapiens a acquis des avantages qui se sont avérés déterminants.

Déjà un petit commentaire sur cette introduction : si cette mutation génétique a abouti à une intensification de la possibilité de créer du mythe et qu'on revienne au schéma explicatif de Jung, on peut le voir soit comme une activation des archétypes, moteurs des mythes, soit une intensification de la communication entre ces archétypes et la conscience, au niveau de l'anima ou bien de la conscience elle-même devenue plus perméable à ces schémas de pensées.

Bien sûr les autres espèces homo avaient aussi en moindre quantité ces capacités puisqu'on sait que Neandertal par exemple enterrait ses morts et donc possédait des rites donc des mythes.

Avec une grande vitesse sapiens a su tirer parti de cet avantage qui a structuré des organisations de plus en plus complexes . « Comment homo sapiens a-t-il réussi à franchir ce seuil critique pour finalement fonder des cités de dizaines de milliers d'habitants et des empires de centaines de millions de sujets ? Le secret réside probablement dans l'apparition de la fiction. De grands nombres d'individus peuvent coopérer avec succès en croyant à des mythes communs. »[1]

« Entre nous et les chimpanzés, la vraie différence réside dans la colle mythique qui lie de grands nombres d'individus, de familles et de groupes. Cette colle a fait de nous les maîtres de la création. »[2]

« Dans les circonstances appropriées, les mythes peuvent changer vite. En 1789, la population française changea de croyance presque du jour au lendemain, abandonnant la croyance au droit divin des rois pour le mythe de la souveraineté du peuple. »[3]

Cette colle mythique qui réunit les hommes doit rester efficace sinon la communauté se délite et là Y.N. Harari utilise presque les mêmes mots que Jung pour expliquer l'importance de convaincre une grande quantité d'individus et notamment les

1 Sapiens p39.
2 Sapiens p51.
3 Sapiens p46.

leaders d'une société : « Voilà pourquoi un ordre imaginaire ne saurait être maintenu que si de grandes sections de la population et notamment les élites y croient vraiment. »[1]

D'où l'importance de mettre en avant une symbolique crédible qui soit renouvelée en fonction de l'évolution des mentalités et entraîne l'adhésion du grand nombre.

La crainte de Jung sur la perte d'influence des mythes chrétiens et le vide de sens qui s'ensuit dans la société occidentale, la perte de direction, les conflits internes liés à la non intégration des archétypes religieux, semble justifiée.

Il est possible de quantifier cette tendance. Je vous propose une autre digression, dans le monde de la sociologie cette fois avec le livre de Jérôme Fourquet « L'archipel français. » Ce livre très bien documenté analyse le fractionnement de la société française. Donc première remarque, cette analyse ne porte que sur la France et n'a pas valeur sur d'autres territoires à la différence de « sapiens ». Dans le premier chapitre l'auteur étudie l'évolution de l'attachement aux mythes et aux rites catholiques. Il se base sur plusieurs mesures.

La première est le nombre de prêtres diocésains : ils étaient 25 000 en 1990 et 12 000 en 2015. Le nombre global de religieux et de religieuses était de 177 000 en 1950 pratiquement autant qu'avant la révolution française et de 51 000 en 2015.[2]

La seconde mesure est plus surprenante le nombre de nouveau-nés portant le prénom de Marie. En 1900 on atteint le chiffre de 20% soit une fille sur 5 s'appelle Marie et en 2016 0,3% soit une sur 300 environ.[3]

Troisième critère la fréquentation de la messe. Le pourcentage de catholiques qui vont à la messe tous les dimanches passe de 35% en 1961 à 6% en 2012. Ceux qui n'y vont jamais de 24% en 1961 à 46% en 2012.[4]

Finalement le sacrement qui résiste le mieux c'est le baptême. En 2012 le pourcentage de baptisés dans la tranche

1 Sapiens p140.
2 L'archipel français p27-28
3 Idem p30-31
4 Idem p26

d'âge 50 ans et plus est de 89%, il est de 65% pour les 18-24 ans.[1]

La baisse de la pratique du catholicisme est nette et semble s'accentuer. Le diagnostic de Jung dans les années 50 semble se confirmer. Son remède : encourager l'homme moderne à rechercher les mythes religieux à l'intérieur de lui-même, plutôt que de compter sur une foi fragile en des dogmes extérieurs. Intégrer donc la recherche religieuse dans une démarche scientifique plus proche de notre siècle.

*L'inconscient : le pays des morts ?*

Un des épisodes les plus étonnants de cette longue exploration de son inconscient est la rencontre des morts. Une nuit Jung est confronté à tout un groupe de morts, mais ils ne sont que de passage car ils se rendent à Jérusalem pour obtenir des réponses. Quelques nuits plus tard ils sont de retour, insatisfaits de leur pèlerinage qui n'a, disent-ils, pas répondu à leur attente. Ils s'adressent donc à Jung, qui ne sait trop quoi leur dire et se retrouve en difficulté. Il ne faut pas oublier que cet homme qui se soumet à cette confrontation avec ses profondeurs pendant de longs mois, conserve son activité professionnelle et, bien sûr, sa vie de famille qui fonctionne d'ailleurs aussi comme un refuge rationnel de stabilité émotionnelle.

[2]Ce jour-là Jung se sent fébrile sans en connaître la raison, il perçoit un changement dans l'atmosphère de la maison, une tension, comme si elle était remplie de fantômes. Ce malaise est aussi ressenti indépendamment par les autres membres de sa famille présents, qui témoignent de faits bizarres. Le dimanche la clochette de la porte d'entrée résonne. Les deux employées occupées à la cuisine voient par la fenêtre le balancement sonore, ainsi que Jung qui accourt . Mais il n'y a personne devant la porte. La tension monte d'un cran. Il dira : « La maison était pleine d'esprits ! Ils se tenaient partout,

1 Idem p24
2 Ma Vie p221-222

jusque dessous la porte. » Comment donner du sens à tous ces faits angoissants ? Il sent bien qu'il faut apporter une réponse quelconque. C'est alors qu'il perçoit cette interrogation collective des morts insatisfaits de leur voyage à Jérusalem. Il se met à écrire très spontanément ce qu'il croit être les réponses qu'ils demandent. En trois jours il termine « les sept sermons aux morts. », rédaction qui met fin à cette série d'événements.

Quelles explications Jung donne-t-il de la présence de ces morts, de cette invasion ? Il pense que son état émotionnel lié à la constellation inconsciente a provoqué ces phénomènes parapsychologiques. Ceci est arrivé peu de temps après qu'il eut perdu contact avec son anima et de ce fait celle-ci s'est retirée dans l'inconscient et a activé des traces ancestrales contenues dans « le pays des morts »[1]

Qui sont ces morts qui le sollicitent ainsi ? Je n'ai pas trouvé de réponse claire à cette question. En parlant de traces ancestrales il sous-entend qu'ils puissent être liés à ses ancêtres. Je pense qu'on peut éliminer l'idée que ce soient des restes de vies antérieures car Jung n'adhérait pas à cette représentation, bien que, au moment d'écrire « Ma vie », soit à 83 ans il avait recueilli quelques contenus inconscients allant dans ce sens et il était moins catégorique. Par contre, une piste peut être évoquée grâce au peu de renseignements que ces morts ont donnés.

D'abord ils se sont présentés comme des anabaptistes. Les anabaptistes sont une secte protestante qui émergea au XVIème siècle à la suite de Thomas Münzer. Ils reprochaient à Luther de ne pas être assez réformateur et voulaient notamment baptiser les adultes. Les premiers baptêmes anabaptistes eurent lieu dans la petite ville de Zollikon qui se situe à seulement quelque 5 kilomètres de Küsnacht où habite Jung. Quand on sait que ce mouvement a été réprimé et décimé on peut peut-être évoquer une relation de voisinage historique.

Ensuite un des morts s'est présenté comme s'appelant Ézéchiel et on sait que Jung a beaucoup étudié les visions d'Ézéchiel, ce prophète du VIème siècle avant JC, de la période d'exode à Babylone. Il s'est intéressé notamment à sa vision du char de Yahweh avec ses quatre personnages ailés et les doubles

1 Idem p 223

roues aux centaines d'yeux qui représentait un symbole de quaternité et donc de totalité.

De fait il en est des morts comme des archétypes, Jung constate leur présence en tant que contenus psychiques, mais leur nature et leur origine il les ignore, ce qui le met en dehors de la croyance et le situe sur le plan de la science.

Toujours est-il que Jung attribue une grande importance à ce lien avec les morts qui sont en demande et pour lesquels il se sent des devoirs. Il rapproche ce lien du fait que le Christ sur la Croix au moment de sa mort est descendu aux enfers. Cette descente aux enfers est considérée, dans certaines traditions chrétiennes comme le désir de libérer aussi les morts avant sa résurrection. Après ce contact si particulier avec les morts, Jung dira : « Désormais, toujours plus clairement, les morts me sont apparus comme porteurs des voix de ce qui est encore sans réponse, de ce qui est en quête de solution, de ce qui est en mal de délivrance.[1] »

Dans le passage de son autobiographie que nous avons cité, il raconte comment le début de la rédaction de ce qui sera son livre « 7 sermons aux morts » a fait disparaître tous ces phénomènes angoissants . Il faut savoir que la plus grande partie du texte a été dictée par un personnage de son inconscient qui s'est présenté comme Philémon, qui représentait pour Jung un archétype de la sagesse et qui sera pour lui une grande source d'inspiration. On peut donc dire que ce texte des 7 sermons est écrit par un composant de son inconscient pour un autre composant (les morts). Néanmoins Jung dira que c'est en présence de Philémon qu'il ressentira le plus fort l'impression d'une personne étrangère et que les idées qu'il exprimait lui semblaient venir d'un ailleurs de sa conscience.

### *Le Soi et le processus d'individuation*

J'essaie de vous transmettre quelques axes importants de cette expérience personnelle qui a duré des années. On ne peut pas présenter ce travail avec ordre et rationalité, ce serait

1 Ma vie p223

un contresens, mais j'essaie de rester simple et de garder un minimum de clarté.

Il faut bien comprendre que Jung se trouvait devant une quantité énorme de matériel, aussi bien des dialogues donc des échanges d'idées entre sa conscience et les entités qui peuplaient son inconscient, que des émotions puissantes, des visions magnifiques ou effrayantes. La cohésion de sa personne était chahutée par l'intensité de tous ces vécus. Cependant il cherchait inlassablement à comprendre tout cela. En parallèle il continuait son travail de médecin et naturellement assumait sa vie de famille, rappelons qu'il avait 5 enfants. « J'avais compris que tant d'imagination nécessitait un terrain solide, et que je devais d'abord revenir entièrement dans la réalité humaine. Cette réalité, pour moi, était la compréhension scientifique. Il me fallait tirer des conclusions concrètes des connaissances que l'inconscient m'avait transmises, et cela devint la tâche de ma vie et son contenu. »[1]

Il lui a fallu de nombreuses années pour assimiler ces données. Les contenus des carnets noirs dans lesquels il décrivait ses expériences, puis du livre rouge qui a regroupé l'ensemble des textes et des dessins, ont inspiré tout le reste de sa vie de chercheur et cela de manière intime puisque le livre rouge n'a été publié que longtemps après sa mort et n'était connu de manière fractionnée que de quelques collaborateurs et amis.

Une des premières questions à laquelle il a voulu apporter une réponse était : tout ce travail sur lui-même est-il un travail sans fin et sans but ou au contraire peut-on espérer une direction, un sens et un aboutissement ?

En 1916, peu de temps après la rédaction des 7 sermons aux morts, Jung dessine une image qui lui apparaît spontanément, comme il a l'habitude de le faire. Il s'agit d'une image circulaire avec plusieurs motifs à l'intérieur. Il en dessinera ou peindra beaucoup d'autres notamment entre 1918 et 1919 période où il exerce comme commandant de la région anglaise des Internés de guerre. Il prend ainsi l'habitude de produire quotidiennement un mandala.

---

1 Idem p219

Ce n'est que lentement qu'il discerne le sens et l'importance de ces dessins. Il comprend que son mandala quotidien lui donne un reflet de l'état de l'ensemble de sa psyché. Que les illustrations qui y prennent place témoignent d'une harmonie ou au contraire d'un déséquilibre. Que cette structure s'organise autour d'un centre qui a une grande importance. Jung donne le nom de Soi à cette totalité de la personnalité qui est ainsi représentée. Sa conception est confirmée par un rêve qu'il fait en 1927 et dont voici un extrait : « Les quartiers de la ville étaient disposés radialement autour de la place. Au milieu se trouvait un petit étang au centre duquel il y avait une petite île. Alors que tout se trouvait plongé dans la pluie, le brouillard, la fumée, et que régnait une nuit faiblement éclairée, l'îlot resplendissait dans la lumière du soleil. Un seul arbre y poussait, un magnolia, inondé de fleurs rougeâtres. C'était comme si l'arbre se fût tenu dans la lumière du soleil, et comme s'il eut été en même temps lumière lui-même. »[1] Ce qui frappe Jung c'est l'attitude de ses compagnons qui ne perçoivent que le mauvais temps et semblent ne pas voir la splendeur de l'île et de l'arbre : « Manifestement ils ne voyaient pas l'arbre. J'étais transporté par la beauté de l'arbre en fleur et de l'île baignant dans le soleil. »[2]

Jung va vivre ce rêve comme un acte de grâce car il lui permet de comprendre que le centre du mandala représente le but à atteindre, il représente le sommet du développement de la conscience. Le Soi est l'ensemble de la psyché, c'est un ensemble en mouvement permanent, Ce mouvement n'est pas un mouvement linéaire mais circulaire vers et autour du centre. Le centre représente le développement ultime de la conscience ou individuation.

Par contre le Moi n'est que le centre du champ de la conscience, il n'est qu'une partie de la psyché, c'est un simple complexe. Le Soi, totalité de la psyché, contient le Moi

Jung va travailler pendant des années sur les ouvrages d'alchimie. Il fera un lien symbolique entre les efforts de ces

---

1 Ma vie p 230
2 Idem

hommes pour atteindre la pierre philosophale qui change le plomb en or et le travail psychologique qui mène à une augmentation de la conscience par l'assimilation de contenus inconscients. Il nommera *processus d'individuation* ce long cheminement volontaire.

Avec ses patients, s'opère le travail de psychothérapie, qui est selon lui un travail à quatre voix : le patient, son inconscient, le médecin et son inconscient, Au début les efforts sont dirigés vers la prise de conscience de l'ombre mais aussi des éléments de la persona qui se sont invités, venant de l'inconscient collectif. Qu'est-ce qui est moi, qu'est-ce qui n'est pas moi ? Rappelons que pour Jung il est dangereux de s'identifier aux archétypes de l'inconscient collectif qui sont des éléments archaïques qui doivent être intégrés mais qui ne doivent donc pas être un support d'identification au risque d''inflation.

Bien souvent ce stade de progression du traitement suffit à donner des améliorations sensibles au niveau des symptômes ou de la souffrance d'un plaignant. Bien des psychothérapies s'arrêtent ainsi et c'est bien naturel. Dans l'introduction de son livre « Psychologie et Alchimie. »[1] Jung essaie de répertorier toutes les circonstances qui peuvent amener à la décision d'arrêter le traitement. Peu de patients vont prolonger cette démarche et initier la confrontation avec les archétypes de l'inconscient collectif pour une première raison bien simple qui est que la possibilité de vivre cette expérience n'est pas offerte à tous, et la seconde, que pour pouvoir assumer ce travail il est nécessaire de disposer d'une structure mentale du Moi suffisamment solide pour affronter le risque principal d'inflation.

Dans « Psychologie du transfert » Jung évoque même des cas qui ne sont pas rares où la thérapie adopte un premier objectif de fortifier le Moi, en fonction de certaines de ses faiblesses avérées, et cela avant même d'aborder le travail sur la persona et sur l'ombre. Cette restructuration du Moi peut, à elle seule déclencher une bonne amélioration des symptômes et un

---

1 Psychologie et Alchimie. Introduction à la problématique religieuse et psychologique de l'alchimie p4.

arrêt de la thérapie : « Il n'est pas superflu d'ajouter que le renforcement ainsi produit du point de vue conscient possède en soi déjà une grande valeur thérapeutique et suffit assez souvent pour obtenir des résultats satisfaisants. Ce serait un préjugé fâcheux de croire que l'analyse de l'inconscient soit la panacée et doive donc être entreprise dans toutes les circonstances. L'analyse de l'inconscient ressemble à une intervention chirurgicale et il ne faut avoir recours au bistouri que si tous les autres moyens échouent.[1] »

Néanmoins certains continuent le travail et à travers l'intégration des contenus inconscients réalisent autant de « mysterium conjonctionis » enrichissant ainsi leur conscience d'éléments nouveaux et même novateurs. Ce processus d'enrichissement, « d'individuation » alimente le mouvement du Soi vers son centre. Le but de ce processus d'individuation serait d'intégrer le plus complètement possible ces éléments inconscients et ainsi de façonner un homme complet. Le Soi symbole de la totalité de la psyché est donc aussi symbole de l'homme accompli, image mythique du Christ ou du Bouddha.

Mais là encore, même si ces images religieuses peuvent être projetées sur cet archétype, il reste clair que le centre du Soi symbolisé par le centre du mandala est inconnaissable dans sa nature et dans son origine, ce qui met Jung en dehors de toute croyance. Il affirme seulement l'existence de cette structure d'organisation mentale qui est un fait psychique constaté et vérifiable.

Jung note[2] qu'ayant revu des années après des patients qui avaient interrompu leur analyse comme décrit précédemment, constata une évolution dans le travail psychanalytique qui témoignait donc d'un processus naturel à l'œuvre de manière souterraine pourrait-on dire en tout cas indépendamment des efforts consentis dans le cadre d'une analyse. Ainsi, pour Jung, le processus d'individuation qui nourrit la totalité psychique du Soi est un processus naturel présent dès le début de la vie mais qui peut être accéléré par tout ce travail psychologique.

---

1 Psychologie de transfert p40.
2 Idem p5.

Plus il avance en âge plus Jung développe une humilité envers l'importance des services qu'il a pu rendre à travers son activité de psychiatre. Ainsi cet extrait de lettre adressée en Août 1960 à Robert.C.Smith professeur de philosophie et de religion au Strenton State College dans le New Jersey[1] : « Le mieux que l'analyste puisse faire est de ne pas perturber l'évolution naturelle de ce processus. Mes soi-disant conceptions à ce propos ne sont que de pauvres moyens pour mettre en mots ce très mystérieux processus de transformation, et ces mots n'ont d'autre fin que de décrire son cours. » Il insiste sur le fait que l'analyste doit se garder de toute suggestion qui pourrait orienter les représentations ou les croyances du patient.

Dans sa lettre de 1955 au père allemand Lucas Menz[2] il précise que le but à atteindre est bien la complétude et non la perfection qui lui semble inatteignable et qui a une connotation trop religieuse.

Pour Jung le Moi peut ainsi se rapprocher du centre du Soi mais il ne peut pas fusionner avec lui car sinon il serait dissout et alors il n'y aurait plus de conscience.

Pour que toutes ces données un peu théoriques soient plus faciles à comprendre je vous propose quelques schémas représentant la psyché humaine selon Jung. Je vous demande un peu d'indulgence car ceux-ci sont bien sûr incomplets, naïfs et contaminés par mes propres représentations mais il faut l'assumer, il en est ainsi de toute création.

Ce premier schéma est une projection sur un plan, donc à 2 dimensions. La persona est reliée à l'inconscient collectif. Les cloisons en pointillés symbolisent les interpénétrations. Les tuyères qui partent de l'inconscient collectif évoquent (maladroitement j'en conviens) l'absence de limites connues ainsi que l'émancipation de ce secteur de la psyché par rapport au temps et à l'espace. Vous remarquerez que dans cette représentation le Soi n'est pas représenté par souci de clarté.

---

1 C.G.Jung Correspondance 1958-1961 p193.

2 Le divin dans l'homme p199.

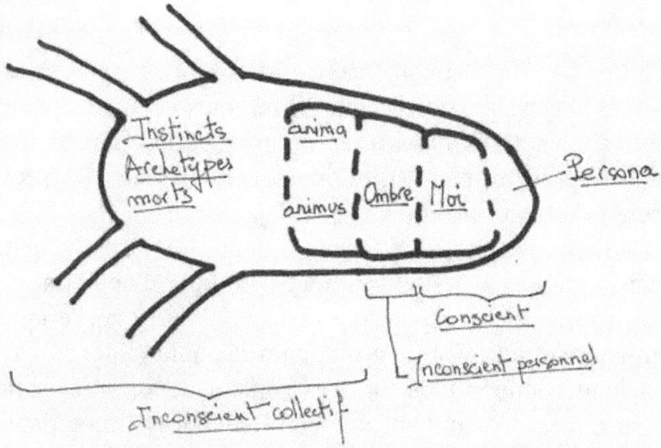


Dans ce <u>second schéma</u> en trois dimensions le Soi est représenté comme l'ensemble de la psyché. De ce fait l'ensemble conscience, inconscient personnel paraît beaucoup plus petit.
J'ai ajouté les trois symboles : oiseau, âme humaine et serpent, qui apparaissent à plusieurs reprises dans le livre rouge et notamment dans le 6ème sermon aux morts. Le serpent représente les forces chthoniennes c'est à dire souterraines, celles qui habitent le fond de l'inconscient collectif. À l'opposé l'oiseau représente la conscience spirituelle. L'homme cherche son chemin entre les deux.

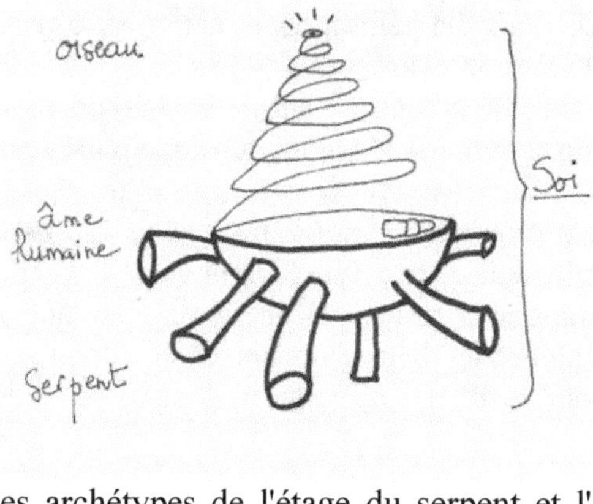


Les archétypes de l'étage du serpent et l'archétype du Soi de l'étage de l'oiseau ont un point commun, ce ne sont pas seulement des éléments psychiques, mais Jung les qualifie de

« psychoïdes » ce qu'on pourrait traduire par presque psychiques. Pourquoi fait-il cette différence, eh bien, quand ces éléments sont activés dans une situation particulière de la vie, ils ont la possibilité d'agir physiquement sur le réel, de déclencher des faits concrets.

Jung appelle ces épisodes événements « synchronistiques ». Ils témoignent d'un lien, d'une connivence entre un mouvement psychique et le contexte énergétique qui l'accompagne et un fait réel qui apparaît spontanément.

Jung donne plusieurs exemples de ces événements synchronistiques. Notamment une consultation avec une dame qui évoque un rêve dans lequel un scarabée joue un rôle important et, à ce moment précis, une cétoine (scarabée doré) entre dans la pièce et se pose sur le bureau.

Il raconte également comment la première fois qu'il entre en contact avec Philémon, ce personnage de son inconscient qui va jouer un rôle très important dans son expérience, celui-ci apparaît en volant avec des ailes magnifiques identiques à celles d'un martin-pêcheur. Le lendemain Jung sort de chez lui et trouve un martin pêcheur mort devant sa porte alors que cette variété d'oiseau est très rare dans ce secteur.

Bien sûr, vous me direz, ce sont de petits détails mais celui qui y fait attention notera sans doute de tels événements et nous avons tous des exemples similaires. Ce ne sont pas des faits magiques mais ils témoignent d'un lien direct entre le psychisme et le monde extérieur.

Cette liaison a-causale entre l'archétype et le monde extérieur est aussi évoquée dans les schémas par la présence de ces tuyères.

On peut proposer un troisième schéma qui est une autre version plus esthétique et plus épurée pour aider à se représenter la psyché selon Jung. Du reste peut être avez-vous une façon très différente d'imaginer les liens entre toutes ces données. Dans ce cas garder votre schéma personnel, il sera sans doute plus fonctionnel pour vous.

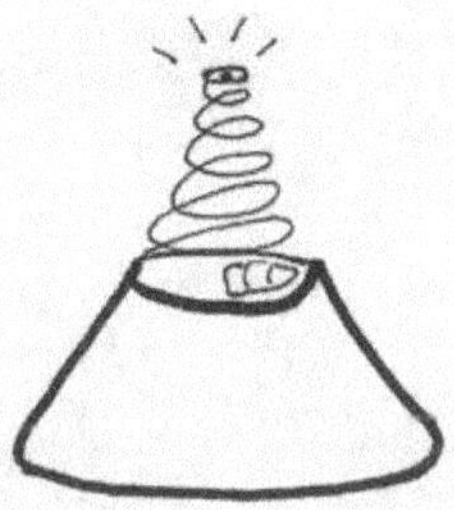

En tout cas il ne faut pas oublier un symbole très efficient du Soi dont nous avons déjà parlé précédemment à savoir le mandala. En effet si nous nous représentons cet ensemble examiné depuis, le haut, le sommet, avec l'œil de l'oiseau, si je peux me permettre, eh bien nous verrons un cercle avec, à l'intérieur tous les composants du mental. Ce dernier schéma peut en effet expliquer plus facilement comment, vu du dessus, l'ensemble de la psyché, apparaît comme un cercle.

Comme illustration de l'importance des mandalas chez Jung, en voici un qui a joué un rôle particulier que Jung nous explique : « En 1928 je peignis un mandala qui représentait au centre un château en or. Lorsqu'il fut terminé, je me demandais : « Pourquoi cela est-il si chinois d'allure ? » J'étais impressionné par la forme et le choix des couleurs qui me semblaient avoir quelque chose de chinois, quoique extérieurement le mandala n'offrît rien de tel. Mais l'image me donnait cette impression. Ce fut une étrange coïncidence de recevoir peu de temps après une lettre de Richard Wilhelm : il m'envoyait le manuscrit d'un traité alchimique chinois taoïste intitulé *Le secret de la fleur d'or* dont il me priait de faire un commentaire. [1]» Encore un événement synchronistique.

---

1 Ma vie p229 et Livre rouge p 320 note 307

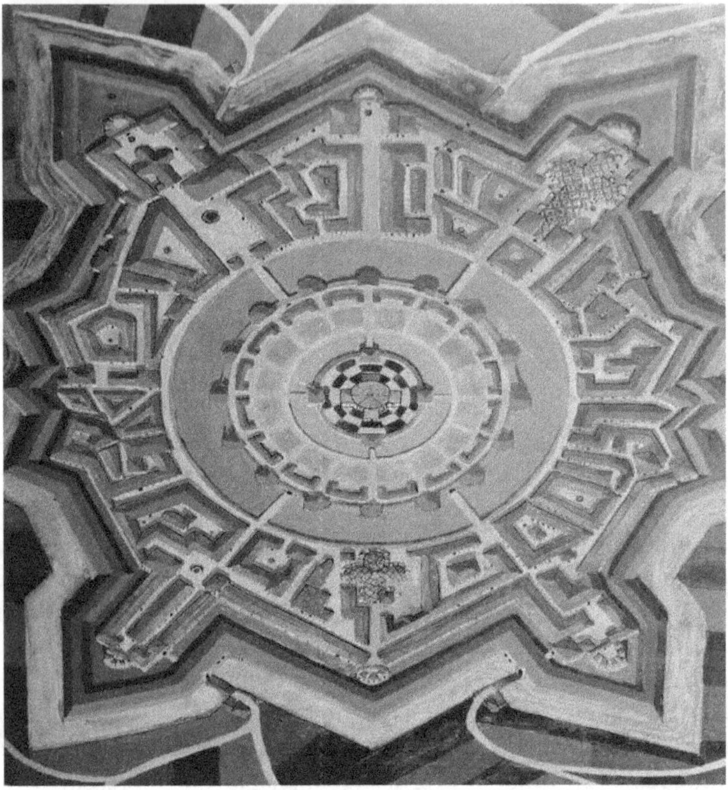

Vraisemblablement l'architecture du dessin avec ces ponts et ces canaux évoquait-elle la cité interdite. On remarque le dallage blanc et noir au centre qui évoque l'union des contraires et ce château au toit d'or dont il est justement question dans le secret de la fleur d'or.

## Jeter un œil derrière le voile

Avant de conclure sur les sens de la vie que Jung nous propose, je voudrais revenir sur un événement important de sa vie qui l'a confronté à des expériences intenses.

En 1944 Jung fait un infarctus du myocarde, il est mis sous oxygène et là débute ce que nous nommons actuellement

une NDE[1] mais qui n'était pas encore connue à cette époque (le livre de Raymond Moody « La vie après la vie » date de 1975) Voilà ce qu'il écrit sur ces événements dans Ma vie mais également dans une lettre de 1945 adressée à une amie psychiatre de New York, Kristine Mann, souffrant alors d'un cancer qui l'emportera peu de temps après.

« Vous savez que j'ai été moi aussi terrassé par l'ange de la mort qui a bien failli réussir à m'effacer de ses tablettes...[2] ».

« En fin de compte, cette maladie a été pour moi une expérience extrêmement précieuse ; elle m'a donné l'occasion rare de jeter un œil derrière le voile. C'est déjà là une chose difficile : se détacher du corps, devenir nu, vide du monde et de la volonté du Moi... C'est quelque chose d'indiciblement grand. J'étais libre, complètement libre et j'éprouvais des sensations totalement nouvelles ... »[3]

Dans cette expérience, Jung est en suspension dans l'espace. Il est dans un lieu précis : juste au-dessus de la pointe de l'Inde, puisqu'il voit bien l'île de Ceylan. Il s'aperçoit que, près de lui un rocher gros comme une maison est aussi en suspension et dans ce rocher un temple a été creusé. Il peut donner tous les détails de ce temple, comme les petites lampes à huile qui encadrent le porche où l'attend un homme à la peau foncée en position du lotus.

Quand il s'approche de ce temple il fait une expérience double. D'une part toutes ses pensées, ses croyances et ses désirs s'évanouissent, lui sont comme arrachés de manière presque douloureuse, mais, en même temps ses expériences vécues et ses actions passées persistent et constituent dorénavant l'essence de son être. « Je suis ce faisceau de ce qui a été et de ce qui a été accompli. »[4]

En même temps que cette nouvelle identité, il a la certitude que les personnes qui sont dans ce temple appartiennent au « même groupe humain » que lui. Que cette

1 NDE = near dead experience = Expérience proche de la mort.

2 Lettre au Dr. Kristine Mann « Le divin dans l'homme » p31

3 Idem

4 Ma Vie p 333

familiarité profonde va leur permettre de lui expliquer le pourquoi et le comment des événements de sa vie. Ces événements qui sont sa véritable nature, jusqu'à présent il ne sait pas comment leur donner du sens. « Ma vie semblait avoir été coupée avec des ciseaux dans une longue chaîne et bon nombre de questions étaient restées sans réponses. Pourquoi s'est-elle déroulée de cette façon ? Pourquoi ai-je apporté avec moi ces conditions préalables ? Qu'en ai-je fait ? Qu'en résultera-t-il ? »[1]

Alors qu'il vit pleinement cette expérience du temple, il aperçoit une image qui s'approche de lui, venant de l'Ouest. Il est surpris de constater que c'est l'image du médecin qui lui a prodigué les soins. C'est ce médecin mais Jung est frappé de son aspect : il apparaît avec des attributs mythologiques. Il vient lui porter un message : « Je n'avais pas le droit de quitter la terre et je devais y retourner. Au moment où je perçus ce message, la vision disparut. »[2]

Pendant les trois semaines qui vont suivre Jung va vivre selon un rythme étrange. Il dort une grande partie de la journée et toutes les nuits il se réveille pendant une heure et se retrouve plongé dans cette vision. « C'était une fête muette, invisible, traversée par un sentiment incomparable et indescriptible de félicité éternelle ; je n'aurais jamais cru qu'un tel sentiment soit du domaine de l'expérience humaine. Tant que nous nous situons à l'extérieur de la mort et que nous la voyons du dehors, elle est de la plus grande cruauté. Mais dès que l'on se tient à l'intérieur de la mort, on éprouve un sentiment si profond de totalité, de paix et d'accomplissement que l'on voudrait ne plus en revenir. »[3]

Bien sûr le retour quotidien à la réalité concrète de la vie est difficile. Il est réellement dépressif à la perspective de reprendre son existence habituelle. De plus il est contrarié car il a interprété l'aspect particulier de son médecin-messager comme un signe d'une grande fragilité de santé. Or celui-ci ne comprend pas bien ses arguments qui le mettent en garde contre

1 Idem
2 Idem p 334
3 Lettre au Dr. Kristine Mann p 32

cette menace. Quoi qu'il en soit cet homme va interrompre son travail pendant le séjour de Jung et malheureusement il va décéder dans les semaines suivantes.

Il faut bien ces trois semaines pour que Jung accepte de guérir et de revenir dans cet univers « grossier et limité dans l'espace et en esprit ; tout était rétréci artificiellement pour des fins inconnaissables et cependant semblait avoir un pouvoir hypnotique péremptoire pour que nous y croyions. »[1].

Bien sûr ce monde ne supporte pas la comparaison avec cet univers entrevu. « Je n'aurais jamais pensé qu'on puisse vivre un tel épisode, que, d'une façon générale, une continuelle béatitude fût possible. Ces visions et ces événements étaient parfaitement réels »[2]... « On recule devant l'emploi du mot « éternel » ; pourtant je ne peux décrire ce que j 'ai vécu que comme la béatitude d'un état intemporel, dans lequel passé, présent, avenir ne font plus qu'un. Tout ce qui se produit dans le temps y était concentré en une totalité objective. Rien n'était plus séparé dans le temps ni ne pouvait être mesuré par des concepts temporels. )[3] »

### Manger le monde

Autant l'épisode initial de NDE est assez habituel, comparé à tous les exemples qui ont été recueillis à ce jour, autant ces réminiscences toutes les nuits pendant une heure sont un phénomène peu courant.

Jung semble interpréter cette NDE comme une exploration du seuil de la mort : « Jeter un œil derrière le voile. » Vit-il ces épisodes nocturnes de manière identique, il semble que oui, d'après cette phrase de commentaire sur ces phénomènes : « Mais dès qu'on se tient à l'intérieur de la mort, on éprouve un sentiment si profond de totalité... »

Se représente-t-il cette expérience comme une identification au Soi qui serait rendue possible justement parce

---

1 Ma Vie p 337
2 Idem
3 Idem p 337-338

que le processus de mort était enclenché ? Jung pense que si le Moi s'identifie au Soi, il disparaît et la conscience avec. Cependant dans le courrier qu'il adresse à des correspondants indiens entre 1938 et 1957 on perçoit une hésitation.

En 1938 Jung est invité par le gouvernement indien pour le 25ème anniversaire de l'université de Calcutta. Au cours de ce voyage il retrouve V. Subrahmanya Iyer qui est le gourou du maharadjah de Mysore chez lequel Jung est invité. En effet, l'année précédente, il avait déjà rencontré cet homme en Suisse et même chez lui à Küsnacht pour discuter de la culture indienne.

Dans une lettre d'août 1938, soit peu de temps après son voyage en Inde, il évoque la vie et son corollaire l'opposition des contraires : joies-peines, espoir-accablement …

« Bien sûr, on aimerait se libérer de l'action des contraires mais on ne peut y parvenir que jusqu'à un certain point ; car dès qu'on se retire du conflit, on esquive la vie. Ainsi la libération ne peut être que très fragmentaire. Elle peut se situer, dans la structure d'une conscience, au-delà des contraires. Mais si la tête est libérée, les pieds restent liés. Une libération totale signifie la mort...Cependant, il reste l'hypothèse d'une conscience sans Moi, une sorte de conscience-âtman[1]. Je crains qu'il ne nous soit impossible à nous autres, hommes, de posséder cette suprême conscience. Dans la mesure où elle existe, nous n'existons pas. »[2]

Première idée : vouloir dépasser l'opposition des contraires est difficile, surtout si on veut s'en libérer totalement. C'est l'opposition des contraires qui crée une énergie, qui donne son élan, son dynamisme à la vie. Dépasser totalement l'opposition des contraires c'est donc fuir la vie, c'est mourir.

Dans le même but, on peut être tenté de diminuer l'intensité du Moi, ce complexe qui est à l'origine des conflits, mais son anéantissement supprime la conscience, ce n'est plus la vie.

---

1 Atman dans la religion hindou fait référence à l'âme humaine, le microcosme par rapport au Brahman l'âme divine, le macrocosme.

2 Lettre à V.Subrahmanya Iyer 29 août 1938 Le divin dans l'homme p 237.

Finalement dépasser l'opposition des contraires, réduire le Moi c'est s'identifier au Soi et Jung ne varie pas sur ce point : il ne faut pas chercher l'identification au Soi.

Il émet cependant l'hypothèse théorique de l'âtman cette notion philosophique indienne qui représente l'âme humaine reliée au brahman une âme cosmique. Cette conception s'apparente aux idées de maître Eckhart ce dominicain des 13ème-14ème siècles qui prônait le détachement de tout ce qui n'est pas Dieu. Ce détachement aboutit à se vider soi-même et ainsi, l'âme évidée peut recevoir la trinité, ce qui aboutit à une déification de l'homme. En somme Dieu s'est fait homme pour que l'homme soit à son tour divinisé. Il pensait que Dieu avait besoin de l'homme pour accéder à la conscience. Ses thèses ont été rejetées par le pape Jean XXII en 1329 et sa réhabilitation refusée en 1992.

Le 15 Septembre 1947 soit 1 mois après la proclamation de l'indépendance indienne, Jung répond à une lettre adressée par un sociologue hollandais Mr. Mees qu'il avait rencontré en Inde et qui est disciple de Sri Ramana Maharshi considéré à l'époque comme un des plus grands sages de l'Inde.

« Une vie vécue pendant 65ans dans l'harmonie la plus pleine, je la considère comme très malheureuse. Je me réjouis de n'avoir pas entrepris de vivre une telle merveille. C'est si parfaitement inhumain que je n'y trouverais pas le moindre plaisir. Certes c'est tout à fait merveilleux, mais pensez-y donc : cette merveille, indéfiniment prolongée ! En outre il est d'ordinaire, je pense, plutôt recommandé de ne pas s'identifier au Soi. Je concède que pour l'Inde un tel exemple est d'une grande valeur pédagogique... Je vous serais très obligé si vous vouliez bien me communiquer à l'occasion quelques détails sur les habitudes quotidiennes du Maharshi. J'aimerais savoir en quoi consiste sa réalisation du Soi et ce qu'il a réellement fait. »[1]

L'homme dont il est question, Ramana Maharshi est né en 1879 il a donc à peu prés l'âge de Jung. Il a la particularité d'une grande précocité puisqu'à 18 ans il aurait atteint la réalisation spirituelle après une période de 2 ans d'ascétisme

1 Le divin dans l'homme p242

rigoureux. Il est installé dans le Sud de l'Inde dans le Tamil Nadu au pied de la colline Arunachala considérée par tous les hindous comme un lieu sacré car le Dieu Shiva y aurait affirmé sa présence. Il reçoit dans son ashram les indiens ou les étrangers qui viennent le consulter pour avoir un conseil, un éclairage ou un enseignement. Il est difficile de résumer la philosophie de cet homme car elle s'enracine profondément dans la philosophie traditionnelle de l'Inde. Si on veut la traduire en termes jungiens on pourrait dire que pour lui l'homme s'identifie à son ego, à son Moi et se vit comme une monade[1] attachée à son corps. Cette conception est pour lui extrêmement réductrice mais si fortement ancrée dans l'homme qu'elle agit comme un état hypnotique. Il faut alors plonger à l'intérieur de soi pour comprendre la nature réelle du Moi et observer ses racines. On s'aperçoit alors que le Moi est entièrement créé par le Soi dont il est une partie. L'homme prend alors conscience que le Soi est sa véritable nature. La réalisation de ce fait s'accompagne d'expériences somme toute assez proches des épisodes nocturnes qu'avait vécus Jung pendant sa maladie, bien qu'elles puissent être de natures différentes suivant les individus. D'après Ramana Maharshi ces expériences sont au début fugaces et courtes mais un travail sur soi permet de les stabiliser et de les pérenniser, si bien, qu'en effet l'homme peut maintenir dans sa vie quotidienne cet état océanique où il est relié aux autres et au monde. Il ne s'agit pas d'atteindre une réalisation, il s'agit de faire l'expérience de ce qui est déjà notre propre nature.[2]

Je demande aux spécialistes de l'hindouisme de m'excuser de la hardiesse de mon résumé mais il faut bien comprendre ce que Jung commente dans sa lettre.

Il parle de plaisir qui serait absent d'une vie comme celle du Maharshi, il évoque ainsi, bien sûr les plaisirs simples de la vie mais aussi il marque une opposition de conception qu'il détaille dans son autobiographie : « Le but que poursuit l'indien n'est pas d'atteindre la perfection morale, mais

1 Il faut prendre dans ce cas le terme de monade comme une unité minimale indivisible mais séparée des autres et du monde.

2 Entretiens avec Ramana Maharshi Albin Michel

d'atteindre l'état de nirdvandva[1]. Il veut se libérer de la nature et par conséquent atteindre par la méditation l'état sans image, l'état de vide. Moi au contraire je vise à me maintenir dans la contemplation vivante de la nature et des images psychiques. Je ne veux être débarrassé ni des hommes, ni de moi-même, ni de la nature car tout cela représente à mes yeux une merveille indescriptible. »[2]

Je ne pense pas que le Maharshi aurait été d'accord avec la description du but qu'il cherche à atteindre, cependant on perçoit une vraie différence. Jung considère que le Soi dirige sa vie, lui impose des épreuves qui sont à surmonter et des tâches qui sont à accomplir. Pour cela il lui faut rester ancré dans la réalité objective et affronter de ce fait l'opposition des contraires. Il pense que rechercher l'identification avec le Soi est une fuite vis à vis des missions qu'il a à mener.

Il cite un professeur indien ayant beaucoup d'enfants qui lui avait été présenté au cours de son voyage. Cet homme était un disciple de Ramana Maharshi et avait impressionné Jung par sa sagesse. Dans une lettre il dit de lui qu'il a assimilé toute la sagesse de son maître et qu'il l'a même dépassée par le fait d'avoir aussi « mangé le monde. » Il veut dire bien sûr par là qu'il a aussi assumé une vie personnelle et familiale et donc qu'il s'est confronté au réel.

« Ce qui vous intéresse c'est avant tout le retour au Soi, et non pas de vous efforcer de faire ce que le Soi attend de vous en ce monde où nous nous trouvons. »[3]

Il craint également que la philosophie indienne qui dépasse l'opposition entre le bien et le mal dans cette réalisation du Soi ne laisse en profondeur le mal subsister en invisible.

Ce qu'on peut dire c'est que Jung, qui a pourtant vécu des expériences océaniques très intenses pendant sa maladie, ne considère pas que, pour lui, ce modèle indien va dans le sens de sa propre vie.

---

1 . Il entend par là un état où il n'existe plus d'opposition des contraires.

2 Ma vie p317

3 Lettre au Pr. Arvind Asavada psychothérapeute indien. Le divin dans l'homme p198

Pendant son voyage en Inde en 1938 il aurait eu l'occasion de rencontrer Ramana Maharshi dont il connaissait la réputation, mais il a refusé cette entrevue. Voici la raison qu'il en donne : « Par contre j'ai évité toute rencontre avec les « saints personnages ». Je les ai évitées parce que je devais me contenter de ma propre vérité et ne devais rien accepter en dehors de ce que je pouvais atteindre par moi-même. J'aurais eu l'impression de commettre un vol si j'avais tenté d'être instruit par les « saints » et d'accepter pour moi leur vérité. Leur sagesse est à eux, et à moi n'appartient que ce qui provient de moi-même. »[1]

On peut comprendre que cet homme qui s'est engagé sur une route solitaire, qui a vécu les affres de cette confrontation avec son inconscient pendant des années, qui en a tiré des enseignements scientifiques, qui a entrevu un sens et un but à tout son processus d'individuation, veuille consacrer sa vie à cette œuvre et la poursuivre vers son achèvement sans l'hybrider avec des données qui lui sont étrangères. Cette position le met à l'abri d'influences extérieures qui auraient pu infléchir ses théories. De plus son expérience lui a montré que, dans son inconscient, même s'il a rencontré des personnages venant d'autres cultures comme celle de Mithra, comme nous l'avons vu, ou Izdubar ce Dieu solaire mésopotamien du VIIème siècle av JC, l'essentiel fait référence à une culture occidentale dont il lui faut assumer le passé. « Les notions de purusha-âtman et de tao ne parlent qu'à mon intellect, et demeurent étrangères à ce qui prend possession de moi, avec toute la force de la vie. Car cette émotion-là est déterminée par mes racines, par le lieu où je vis, elle est barbare, infantile et absolument dépourvue de scientificité. »[2]

L'inconvénient d'avoir refusé cette rencontre, c'est qu'il n'a pas accédé à ce regard différent sur le lien qui existe entre le Moi et le Soi. Finalement sa maladie lui a fait vivre des expériences qu'il imaginait impossibles et il a survécu à cela. Existe-il une voie pour vivre le Soi en gardant une conscience ? Après tout le Moi n'est qu'une partie du Soi pourquoi devrait-il

1 Idem p316

2 Lettre à Erich Neumann (Psychologue et écrivain proche de Jung) à Tel Aviv. Le divin dans l'homme p 39

être anéanti ? Dans son courrier, la demande de renseignements pratiques sur le Maharshi peut, peut-être, se lire comme un regret, une occasion manquée. Je partage l'avis que Luca Governatori exprime dans son livre magnifique : « Les nuits de Jung[1] » sur un pont possible entre ces deux conceptions. D'autre part il est assez étonnant que sa NDE se déroule au-dessus de la pointe Sud de l'Inde, précisément où se situe le petit temple de R. Maharshi et qu'il devait y retrouver un groupe d'hommes auquel il appartenait.

### Pourquoi sait-il ?

Au début de ce chapitre sur Jung nous avons dit qu'il y avait deux raisons qui justifiaient sa réponse : « je ne crois pas, je sais », la première est liée à son enfance et à sa famille nous l'avons vue. La seconde, avions nous dit, est liée à son œuvre. En ayant accepté cette confrontation avec son inconscient, Jung a vécu l'objectivité et la puissance des archétypes, il a compris leur fonction de créateurs de symboles, d'initiateurs des mythes, de liens entre un passé millénaire et notre présent. Il a vécu le dialogue possible entre eux et la conscience. Il a perçu que ce monde qui sous-tend la transcendance de l'être est vivant, évolutif. Pour Jung l'homme porte en lui le religieux et cela quelles que soient ses croyances. Dans l'archétype du Soi, présent en chacun de nous, il a compris qu'un travail s'opérait le plus souvent en silence. Ces conceptions lui sont venues d'expériences vécues et non de simples conjectures, auxquelles se sont ajoutées celles apparues au cours de sa maladie. Alors bien sûr cet homme qui avoue sur le tard que plus il vieillit moins il se connaît, ne va pas nous dire oui Dieu existe ou le contraire, mais il s'est assez confronté au fait religieux pour davantage s'appuyer sur ses connaissances que sur une croyance hypothétique.

---

1 Les nuits de Jung : mystique et psychologie du livre rouge p333 Luca Governatori Éditions Almora

## **La vie a-t-elle un ou des sens ?**

En ce qui le concerne, Jung a répondu à 83 ans : « Si je me mesure aux idées du passé, je peux dire oui, ma vie a un sens . »[1]

Peut être pouvons-nous essayer de découvrir ce qui donne sens à sa vie. Sans doute certaines réponses seront personnelles et donc uniquement valables pour cet homme, mais peut être d'autres seront exploitables et peuvent alors nous inspirer.

Incontestablement une réponse universelle est que l'homme doit accepter sa vie avec la plus grande ouverture possible. Assumer les difficultés et les épreuves, mais aussi saisir toutes les occasions heureuses, s'immerger dans le réel, produire, créer. Une vie totalement assumée est assurément pour Jung la meilleure voie de réalisation

La vie n'est ni choisie, ni maîtrisée, elle ne peut être qu'assumée, voici ce qu'il en dit à son amie anglaise, mère supérieure d'un couvent de contemplatives [2]: « Je n'ai pas choisi ma vie avec ses manques et ses accomplissements. Elle est venue à moi avec un pouvoir qui n'est pas le mien. Tout ce à quoi je suis arrivé sert un projet que je n'ai pas prévu. Tout doit être réalisé et rien ne m'appartient. »

Si l'homme ne choisit pas sa vie, il peut cependant intervenir pour infléchir son destin. En effet, au départ il est soumis aux forces de l'inconscient . Il n'est pas maître dans sa propre maison. En prendre conscience devrait le motiver pour étudier cette partie de lui-même qui anime son inconscient. Il peut ainsi reprendre au moins en partie, le pouvoir sur son destin.

Ainsi il a cette possibilité qui est presque un devoir d'explorer toute la partie de sa personnalité qui est en-dessous du seuil de la conscience. Nous l'avons vu cette exploration a au moins trois buts.

Le premier est d'éviter les projections sur les autres. L'exploration de l'ombre et la prise de conscience de nos défauts

1 Ma vie p16
2 Le divin dans l'homme p527.

et de nos pulsions morbides, diminuent fortement la tendance à les projeter sur autrui.

Ce premier but d'éviter les projections est dramatiquement d'actualité quand on pense à tous ces extrémismes de tout poil qui diabolisent l'autre, celui qui est différent par sa couleur de peau, sa provenance, sa religion ou sa sexualité. L'autre devient le support de tout le négatif ce qui permet de faire l'économie d'une remise en question et même de s'attribuer un statut élogieux, une fois le mal éliminé de soi. Bien sûr le paroxysme de ce mécanisme se manifeste dans le fait terroriste où l'autre devient un tel support du mal qu'il doit être tué et que l'individu endosse le rôle du héros débarrassé de toute ombre. Jung serait sans doute très préoccupé et attristé par ces événements. Il est vrai qu'ayant vécu le nazisme en première ligne, son époque n'a pas été épargnée.

Par ces exemples on mesure que l'exploration de l'ombre n'est pas seulement une exigence personnelle mais qu'elle a des répercussions générales sur la société. Jung disait volontiers que l'avenir de la société dépendait du nombre de gens qui auront le courage de se connaître.

Le deuxième but est de diminuer le pouvoir de ces contenus inconscients sur la conscience. Nous avons déjà abordé ce mécanisme qui est somme toute assez simple : plus un complexe inconscient devient conscient plus il perd sa force et son autorité sur notre personnalité. C'est justement dans ce sens, que l'homme peut intervenir pour infléchir son destin. Alors, bien sûr tout le monde ne peut pas, comme Jung, se lancer dans une confrontation aussi intense avec les archétypes des profondeurs, mais chacun peut faire ce qu'il peut et, celui qui est sincère dans sa démarche peut aussi compter sur ce travail souterrain et invisible de l'archétype du Soi qui, à son rythme, fait aussi évoluer notre psyché sans que notre conscience y participe.

Je voudrais citer ici un passage du beau livre de Bertrand Vergely « Notre vie a un sens. » : « Derrière des moments de la vie où il ne se passe rien, il se passe souvent de grandes choses. Parfois même, c'est là que se passent les plus grandes. Ainsi en vivant pour vivre, sans savoir forcément où l'on va, ce que signifie la vie et quelle est sa valeur, c'est là que, dans l'invisible, on rencontre la vie pure. La souffrance consiste à vivre cette vie pure en ayant le courage et la force de la vivre. Quand on a cette force et ce courage, on pratique la plus grande aventure qui soit. On est dans le oui pur à la vie et, derrière lui, dans l'harmonie absolue. »[1]

Le troisième but est l'enrichissement de la conscience. En effet, le fait d'intégrer des contenus inconscients dans la conscience, de leur donner une place dans la gestion de notre vie, d'une part les rend moins négatifs et donc plus aptes à cette cogestion, et d'autre part, ouvre l'horizon de la conscience, enrichit la palette émotionnelle, bref rend la vie plus intéressante et plus belle. Sans compter que l'activation des archétypes, nous l'avons vu, s'accompagne parfois d'événements synchronistiques qui certes sont imprévisibles mais représentent un piment de l'existence.

Jung insiste beaucoup sur le fait que la vie doit être mystérieuse et imprévisible et la fréquentation de l'inconscient et de son irrationalité y aide beaucoup. Il avait une attitude très pragmatique pour entretenir ce mystère. Ainsi, vous avez bien compris qu'il ne s'appuyait guère sur des croyances mais leur préférait ses données d'observation. Dans le cas d'une vie éventuelle après la mort il savait que toute opinion tranchée est une croyance car rien ni personne ne pourra donner de preuve dans un sens ou dans l'autre. Aussi pour lui-même entretenait-il l'idée que cette vie fût possible, ce qui avait le double avantage d'être en accord avec les représentations inconscientes de la mort et de rendre les dernières années de vie plus agréables et plus productives.

Par rapport à ce travail sur l'inconscient, Jung commence son autobiographie par cette phrase : « Ma vie est l'histoire d'un inconscient qui a accompli sa réalisation.[2] » Avec une grande sincérité il affirme que toute sa vie a tourné autour de cet objectif et qu'il a été atteint pour l'essentiel. Il y apporte une nuance dans un courrier de 1953 : « Aucun d'entre nous, certes, ne pourrait affirmer avec certitude qu'il aurait déjà

1 Bertrand Vergely Notre vie a un sens ! Albin Michel p 246.

2 Ma vie p 19.

réalisé l'assimilation et l'intégration de son ombre. »[1] Ou bien dans l'introduction de son ouvrage « Psychologie du transfert » : « Il est exclu que l'inconscient puisse être entièrement « vidé », pour la simple raison que ses forces créatrices sont toujours en mesure d'engendrer des formes nouvelles. [2]» On peut comprendre que ce n'est pas là un domaine de certitudes.

En tout cas, et là nous abordons un aspect plus personnel, on peut dire que Jung a su, dans sa vie, utiliser cette caractéristique psychologique qui l'accompagnait depuis l'enfance : avoir des cloisons de verre. Il a su tirer parti de ces possibilités qui lui étaient offertes pour explorer son mental. Pour tracer une voie, en véritable pionnier. Ainsi on peut dire que sa vie à suivi le sens de cette richesse qui était aussi parfois une souffrance.

Pour rester dans le cadre de son travail, il faut aussi noter une autre ligne directrice. Il ne s'agissait pas seulement pour lui de prendre conscience d'un archétype par exemple. Il fallait aussi lui donner un sens, puis il fallait l'intégrer au moins en partie dans la conscience. Il fallait infléchir son comportement et notamment sa morale en fonction des apports de cette intégration. Toute cette chaîne exigeante lui paraissait nécessaire.

On peut ajouter que, dans la phase du sens à donner aux contenus de l'inconscient, sa constance à rester dans le cadre étroit de la science sans se laisser entraîner par l'irrationalité de ces contenus est une autre ligne directrice de sa vie

Enfin, pour terminer, sans se prononcer, bien sûr, sur la vérité et la croyance, Jung juge très négatif l'affaiblissement progressif de la religion chrétienne. Il propose, de manière insistante, dans toute son œuvre, non pas une modification des croyances ou des rites qui sont du domaine des religieux, mais une évolution dans la présentation du fait religieux. Il pense que les hommes modernes instruits de sciences adhèrent moins aux dogmes chrétiens qui contiennent des éléments irrationnels. Il pense que d'attirer leur attention sur le fait scientifique de la

---

1 Le divin dans l'homme p 352.

2 Psychologie du transfert p 30

présence en eux, dans leur inconscient, de symboles religieux agissants et cela quelles que soient leurs croyances, est davantage susceptible de les intriguer et de les amener à initier une recherche dans ce sens. Cela aussi est une direction qu'il a suivie une grande partie de son existence.

Je voudrais terminer ce chapitre sur Jung en conseillant le livre passionnant de Frédéric Lenoir : « Jung un voyage vers soi ». La sortie de cet ouvrage postérieure à ma propre rédaction m'a beaucoup intéressé par les différences d'angles de vue, malgré une conception générale assez proche.

# Jacques Lusseyran : la lumière

Une question se pose : pourquoi parler de Jacques Lusseyran après Viktor Frankl , Alfred Adler et Carl Gustav Jung, tous brillants psychiatres et chefs de file de grandes écoles de psychologie, à la fois praticiens et théoriciens des troubles mentaux, et donc, de ce fait philosophes de la vie ?

Il y a à cela au moins deux raisons. La première, est que la vie, somme toute assez courte de cet homme, a été d'une richesse humaine incroyable, la façon dont il l'a vécue est passionnante et le talent avec lequel il l'a racontée est exceptionnel. Viktor Frankl le dit bien, chaque homme est à la recherche du sens, et J.Lusseyran, comme chacun de nous, n'échappe pas à la règle, mais par sa personnalité, il a fait de sa vie une œuvre qui peut inspirer tous ses lecteurs.

La seconde raison découle de la première, il faut lire « Et la lumière fut. » et « Le monde commence aujourd'hui. » Nombreux sont ceux qui ont eu cette chance, et la belle biographie de Jérôme Garcin « Le voyant. » en 2016 a relancé l'intérêt pour cet auteur. Je voulais, à travers ce petit chapitre, insister sur la nécessité de cette lecture, nécessité de faire cette expérience humaine de laquelle on ne sort pas indemne.

Jacques Lusseyran est né le 19 septembre 1924 à Paris. Son père est ingénieur chimiste et sa mère possède aussi une solide formation scientifique. Ce sont des parents aimants et chaleureux. Ils parlent peu de religion mais, plus tard le père s'intéressera à Rudolf Steiner et deviendra même un membre actif de l'anthroposophie. Le petit Jacques mène une vie heureuse et se souvient de sa passion pour la lumière qu'il traque dans ces moindres manifestations, il court joyeusement et saute dans les flaques de soleil que les arbres dessinent sur le Champ-de-Mars.

Il passe les vacances de Pâques 1932 à Juvardeil, près de la Loire, chez ses grands-parents maternels. Il se souvient qu'au moment de partir pour rentrer à Paris il est pris d'une crise de désespoir, ses parents le trouvent en pleurs, inconsolable. La cause : il est persuadé qu'il ne reverra plus jamais ce jardin de campagne qu'il aime tant. « À 7 ans je sus que le destin préparait un coup. »[1]

De fait, quelques semaines plus tard, au moment de la récréation de 10 heures, il se précipite dehors comme tous ses camarades d'école, l'un d'entre eux le bouscule involontairement et il se heurte violemment contre l'angle du bureau du maître, ses lunettes blessent gravement les deux yeux. Il devient aveugle immédiatement et définitivement.

La douleur et le choc sont immenses.

Sans doute inspirés par leur amour, ses parents vont réagir de manière très positive, tout d'abord ils ne le renvoient pas à une image de victime, ils l'encouragent et lui donnent des perspectives d'espoir. Ils lui conseillent également de bien noter tout ce qui se présente à lui au niveau des sens. Ils l'aident dans l'acquisition du braille qu'il assimilera très rapidement et prennent la décision de le maintenir dans le système éducatif normal et non de l'adresser à un institut pour jeunes aveugles, le conservant ainsi chez eux. Il pourra reprendre sa scolarité avec l'aide d'une petite machine portative à écrire le braille.

Les jours qui ont suivi cet accident terrible ont été fondateurs pour lui. Il se souvient que quelques jours seulement après son opération il retourne au Champ-de-Mars avec son

---

[1] Et la lumière fut p21.

père. Il essaie de manière automatique de projeter son regard vers ces lieux familiers sans, bien sûr, aucun résultat si ce n'est une frustration douloureuse. Mais au bout de quelques jours lui vient cette sensation que peut-être s'y prend-il mal, qu'au lieu de projeter au loin son regard il pourrait le diriger vers l'intérieur de lui-même :

« C'est alors qu'un instinct ( j'allais presque dire une main se posant sur moi ) m'a fait changer de direction. Je me suis mis à regarder de plus près. Non pas plus près des choses, mais plus près de moi. À regarder de l'intérieur vers l'intérieur, au lieu de m'obstiner à suivre le mouvement de la vue physique vers le dehors. Cessant de mendier aux passants le soleil, je me retournai d'un coup et je le vis de nouveau : il éclatait là dans ma tête, dans ma poitrine, paisible, fidèle[1] ».... « Puis je vis la tour Eiffel et ses pattes tendues du haut du ciel, l'eau de la Seine et ses traînées d'ombres brillantes, les petits ânes que j'aimais sous leurs housses. »[2]... « Je me suis mis à éprouver un soulagement indicible, un contentement si grand que j'en riais. Le tout accompagné de confiance et de gratitude comme le serait une prière exaucée.

Je découvrais dans le même instant la lumière et la joie. Et je puis dire sans hésiter que lumière et joie ne se sont plus séparées dans mon expérience depuis lors. Je les ai eues ensemble ou je les ai perdues ensemble. »[3]

« Je baignais dans la lumière. Elle était un élément dont la cécité m'avait tout à coup rapproché. Je pouvais la sentir naître, se répandre, se poser sur les choses, leur donner forme et se retirer. »[4]

« J'abaissais mes paupières... je me disais que, derrière ces rideaux, je ne verrai plus la lumière. Or elle était toujours là, et plus calme que jamais : elle prenait l'apparence de l'eau d'un lac le soir après que le vent est tombé. »[5]

Une lumière joyeuse et intérieure qui permet une vision des choses et des êtres. Celle-ci s'estompe et disparaît quand il a

---

1 Et la lumière fut p 26
2 Idem p 27
3 Idem p27
4 Idem p 27
5 Et la lumière fut p 27 28 29

peur, quand il est en colère ou qu'il cherche, dans un esprit de compétition, à dominer les autres. Pour la maintenir il lui faut du calme, de la paix et de la bienveillance.

Ainsi quand il se promène il perçoit la présence des arbres au bord du chemin, leur forme, il peut dire si, entre deux bosquets la vue s'étend sur la vallée. Au lieu de traverser le paysage, il le porte en lui.

Mais cette perception n'est pas neutre et encore moins superficielle. Voici comment il voit les personnes. « Je vous vois d'une manière très peu anatomique. Je ne vous détaille pas. Je vous attrape (je dirais aussi volontiers je vous reçois) à l'instant où vous arrêtez la lumière que je tends vers vous. Vous faites une ombre. Cette ombre se diversifie presque immédiatement, se met en forme, se colore, mais selon d'autres rythmes que ceux des yeux. Si vous ne tenez pas en place, que ma conversation vous agace, votre ombre alors se disloque : il en part des morceaux à droite, à gauche, en arrière. »[1]

Il prend l'exemple d'une femme pour être plus clair. « Mme X est assise à l'autre bout du salon. Je le sais, je l'entends. Je la vois même distinctement à l'extrémité de la pièce. Mais voici que la conversation aidant, Mme X veut faire des confidences, et les faire à moi ce jour là. Je la vois aussitôt s'approcher. Notez bien qu'elle est restée assise très honorablement dans son fauteuil là-bas, à quelques mètres. Elle n'a pas bougé, et même souvent, elle n'a rien dit. Mais je la vois qui s'approche. Il y a deux Mme X maintenant. »[2]

Et s'il s'agit d'un homme autoritaire qui aime embarquer son interlocuteur, l'influencer, s'imposer à lui. « Lorsqu'il cherchait à me convaincre, à m'entraîner dans son sillage, M.X n'était pas de l'autre côté du bureau, ni debout à distance de respect, me laissant le champ libre. M.Z était à plusieurs endroits à la fois, posté aux quatre coins, et les quatre M.Z convergeaient vers moi. Il y en avait partout, comme un brouillard qui vous pénètre. Je n'avais plus qu'à fuir ou à passer au travers. »[3]

---

1 Le monde commence aujourd'hui p 108

2 Idem p 109

3 Idem p 109

Mais si les yeux ordinaires, ceux du corps, donnent une vision détaillée et complète du corps et du visage, une vision qui n'épargne aucune précision, ceux de J. Lusseyran interprètent et dévoilent : « Mon ami peintre, Jean Hélion, par exemple, je le vois presque jamais en entier. Je vois ses mains, de belles mains paysannes, et une autre part de lui-même qui est située très haut, au-dessus du corps, juste au-dessus de la tête. Il vient à moi coiffé d'un chapeau de lumière. Cette lumière là grandit chaque fois qu'il peint et chaque fois qu'il parle de peinture, et c'est elle, je le vois matériellement, qui conduit ses mains. »[1] Jacques Lusseyran nous précise sa perception : « Elle diminue chaque fois que Jean est en peine, en peine à la façon des autres hommes. C'est un chapeau qu'il porte : ce n'est pas une auréole. Je n'ai pas la moindre intention de faire, à son sujet, de la poésie édifiante. D'ailleurs je ne fais pas de poésie du tout, mais je rends compte des faits. »[2]

Jacques Lusseyran a un autre accès direct à la profondeur des êtres, cet accès c'est la voix.

« Je ne voyais plus les visages. Probablement, j'allais passer toute ma vie sans les voir. J'aurais aimé quelques fois les toucher, quand ils me semblaient beaux. Mais la société prend soin d'interdire ces gestes-là. D'ailleurs en règle générale, la société interdit tous les gestes qui pourraient rapprocher les êtres les uns des autres... »[3] « Cependant je profitais à plein des voix – domaine où la société n'a jamais mis son nez...[4] Un homme qui parle ne sait pas qu'il se trahit. Quand les gens s'adressaient à moi, le petit aveugle, ils n'étaient pas sur leurs gardes. Ils étaient persuadés que j'entendais les mots qu'ils disaient, que j'en comprenais le sens. Ils ne se doutaient guère que je lisais dans leurs voix comme dans un livre. »[5] Il cite ce professeur de mathématiques dont la voix baisse légèrement et chez lequel il perçoit une détresse cachée, malgré l'enthousiasme du propos et la qualité du cours. Et, de fait il apprend que l'épouse de cet homme est partie.

---

1 Le monde commence aujourd'hui p 110
2 Idem
3 Et la lumière fut p 82
4 Idem p 83
5 Idem

« Je finissais par lire dans les voix tant de choses, et sans le vouloir, sans y penser, qu'elles m'intéressaient plus que les paroles. »[1]

« Il existait donc une musique morale. Nos appétits, nos humeurs, nos vices secrets et même nos pensées les mieux retenues se traduisaient en sons dans notre voix... »[2] « La voix humaine entre en nous, de force. C'est vraiment à l'intérieur de nous que nous l'entendons. Il faut même, pour bien l'entendre, la laisser vibrer dans notre tête et notre poitrine, dans notre gorge, comme si elle était la nôtre pour un instant » [3]

Ces visions intérieures s'articulent donc aussi avec les autres sens. Jacques Lusseyran nous livre de très belles lignes où il évoque les soirs où son père passait le prendre à la sortie du lycée pour aller au concert écouter Mozart ou Beethoven.

« Le monde des violons et des flûtes, des cors et des violoncelles, des fugues, des scherzos et des gavottes, obéissait à des lois si belles et si claires que toute musique semblait parler de Dieu. Mon corps n'écoutait pas : il priait. Mon esprit n'avait plus de limites. Et si les larmes me montaient aux yeux, je ne les sentais pas couler : elles étaient hors de moi. Je pleurais de reconnaissance chaque fois que l'orchestre commençait à chanter. »[4]

« Sons, accords, mélodies, rythmes, tout se transformait immédiatement en images, en courbes, en lignes, en figures, en paysages et, par dessus tout en couleurs... »[5]

« Un univers de sons, pour un aveugle, quelle grâce soudaine ! Plus besoin de s'orienter. Plus besoin d'attendre. C'est le monde intérieur devenu objet...[6]

« J'étais là tout entier avec mes peines et mes plaisirs, pourtant ce n'était pas moi tout à fait : c'était mieux que moi, c'était plus grand, c'était plus sûr... La musique pour un aveugle c'est une nourriture. »[7]

---

1 Idem
2 Idem p 85
3 Et la lumière fut p 82
4 Idem p 99
5 Idem p 101
6 Idem p 99
7 Idem p 100

Une autre conséquence positive de cette cécité découle de la nécessité pour Jacques d'être accompagné d'un camarade dans ses déplacements mais aussi dans son quotidien. Ainsi noue-t-il des amitiés très fortes, nourries de grande intimité et de partage. Il pourra toujours se confier, raconter ses expériences intérieures « son secret » comme il dit.

« Je suis redevable à la cécité de m'avoir forcé au corps à corps avec mes semblables, et d'avoir fait de ce corps à corps, bien plus souvent, un échange de force et de joie qu'un chagrin. Les chagrins que j'ai eus, presque toujours, je les ai eus dans la solitude. »[1]

De ces amitiés privilégiées, une sera particulièrement importante pour Jacques, elle a un nom : Jean. Ils sont dans la même classe au lycée Montaigne et Jean se propose de venir le soir chez Jacques pour lui lire les textes dont il a besoin.

« Jean entra donc dans ma vie par toutes les portes à la fois : celle des études, celle de l'imagination, celle de l'affection et celle d'une communion de toutes les heures qui ne peut être comparée qu'à l'intimité spirituelle du mariage – mais d'un mariage, s'entend, comme il s'en rencontre peu. »[2]

Ce couple d'amis est basé sur une complémentarité : « Jean était sérieux. Il était grave. Il faudrait d'autres mots encore pour le dire : des mots tels que « majesté » ou « noblesse », si on pouvait leur enlever ce qu'ils ont de raideur solennelle. Il était plus sérieux que moi, moins prêt à toutes les folies des instincts : il me retenait. »[3]

Jacques est un élève brillant, notamment dans les matières littéraires, il est boulimique de lecture. Cependant il garde le souvenir général d'un ennui pendant cette période du lycée. Ennui car il a le profond regret qu'il n'est jamais question dans les enseignements d'aborder la vie de l'intérieur qui pour lui est essentielle. « J'étais dans une région trouble, entre enfance et adolescence. Comme tous mes camarades, j'étais plein d'ignorances bouffonnes et de savoir précoce. »[4]

---

1 Idem p 63
2 Idem p 88
3 Idem
4 Idem p 92

Au cours d'un voyage en Autriche, à 13 ans, il acquiert deux convictions profondes. La première c'est que l'Allemagne et sa culture le concernent personnellement, il parle déjà correctement cette langue et sent que son sort est lié à ce pays. La seconde : « J'avais appris en quelques jours dans un éclair de bonheur qu'il existait deux soutiens insoupçonnés de la vie : le courage et la poésie. »[1]

Le 12 mars 1938 Hitler annexe l'Autriche, c'est l'Anschluss ; irruption brutale de l'histoire, la vraie, dans sa vie d'adolescent. Il suit les nouvelles par les radios allemandes. Il sait que l'histoire bascule à l'Est et que sa vie va basculer avec elle. À partir de ce jour il consacre deux heures par jour à l'apprentissage de l'allemand et peut rapidement lire les classiques allemands dans le texte (Schiller, Goethe). Cependant il ne trouve aucun lien entre ces monuments d'humanité et les imprécations des dignitaires nazis. Les radios font écho de ces allemands qui quittent leur pays pour sauvegarder leur liberté. On parle de guerre, il comprend que des hommes aiment la guerre et que certains peuvent tuer par plaisir. Sa famille obtient des renseignements précis sur la situation politique par des correspondants allemands dans le cadre de l'anthroposophie. Jacques fait vite la distinction entre l'Allemagne d'une part et le régime nazi d'autre part.

C'est aussi l'âge des premières déceptions sentimentales. Dans ce domaine Jacques touche du doigt qu'il est aveugle, que c'est un frein important qu'il n'avait jamais trop ressenti auparavant. Mais bien vite se présente une issue :

« Mais une voix me parlait dans mon esprit. Quand j'avais la force de ne pas la faire taire, je l'entendais clairement me traiter d'imbécile. D'après elle, j'étais tombé dans un piège : j'avais oublié le vrai monde, celui qui est au-dedans de nous, et qui fait tous les autres. Je devais me rappeler que ce monde, au lieu de disparaître, grandirait avec les années, à une seule condition : que je crois en lui inébranlablement.... Cette voix me

1 Idem p 105

disait aussi que des femmes sauraient reconnaître cette dimension. [1]»

En Août 1939 le pacte germano-soviétique puis en Septembre l'invasion de la Pologne, l'histoire avançait à grands pas et toujours vers la guerre.

Les Lusseyran partent pour Toulouse où le père est muté dans une poudrerie. La famille de Jean leur emboîte le pas. C'est à Toulouse qu'ils apprennent la déclaration de guerre, puis la défaite de 40. Ils écoutent le discours du maréchal Pétain du 17 juin. Ils sont ébranlés, ils ne pensent à aucun moment que c'est un traître mais ils sont persuadés qu'il se trompe : « La cause de la France n'est pas celle de ses armées. »[2]

Puis l'appel du général De Gaulle reçut chez eux un accueil tout autre :

« Cette fois nous le croyions. Nous disions « oui » Pas le plus léger doute : nous deviendrons des soldats de la France libre. Quand ? Comment ? Quelles seraient les armes de Jean ? Et cette autre question bien plus difficile : quelles seraient mes armes ? Je ne puis dire qu'une chose : nous ne savions rien mais nous savions déjà tout. Nous étions entrés dans le sérieux de la vie comme un clou bien frappé entre dans le bois : cela tenait. »[3]

Retour en Septembre 1940 dans un Paris occupé vide et silencieux. Jacques et Jean entrent en classe de philosophie au lycée Louis-le-Grand. Au lycée, une lumière brille au milieu de toute cette angoisse, un professeur d'histoire, Pierre Favreau, commente sans langue de bois les événements, il explique à ces jeunes captivés les racines de ces conflits européens. Il les garde parfois plusieurs heures durant, les faisant profiter de son érudition, et donnant du sens au chaos ambiant. Très tôt il leur apprend l'importance de la Russie et de l'Amérique dans l'avenir de l'Europe. Il aiguise les consciences et galvanise les courages.

« Nous voulions apprendre très vite parce que nous sentions que demain il serait sans doute trop tard... Si nous n'étions pas fichus de fabriquer une meilleure vie que celle de

---

1 Idem p 122
2 Idem p 137
3 Idem

nos aînés, l'orgie de sottises et de massacres allait continuer jusqu'à la fin du monde... Les enfants d'un pays heureux n'en finissent pas d'être des enfants. Mais ceux d'un pays qui souffre sont des hommes déjà avant même que leur corps ne le permette... Nous avions peur de ne pas vivre ... ça oui ! »[1]

Jean vient chercher Jacques au boulevard de Port-Royal où il habite pour se rendre au Lycée. Mais des camarades se joignent à eux immanquablement, ils discutent de tout sauf des cours et arrivent à dix, douze à l'entrée de l'établissement où le portier s'amuse du « cortège Lusseyran »

« Tu les attires dit Jean, ils ont besoin de toi ... Et moi qui croyais que c'était moi qui avais besoin d'eux ! » « En classe j'oubliais que j'étais en classe. Je marchais déjà en plein avenir. Je ne savais pourtant pas ce qu'il serait. »[2]

Jacques commence à concevoir les embryons d'une action collective. D'abord rencontrer François et Georges, deux fidèles du « cortège » ensuite une dizaine d'autres ... « Il y avait en moi un tel convoi de forces en route vers des actes que je proposai à Jean de prendre des cours de danse pour libérer cette tension musculaire. »[3] « J'avais adopté le mode de vie ascétique qui convenait à un soldat de l'idéal. Chaque jour, dimanche compris je me levais à 4 heures et demi pour prier : mon Dieu, disais-je donnez-moi la force de tenir mes promesses... Donnez-moi la prudence, je n'ai plus besoin de votre enthousiasme, j'en suis plein. »[4]

Une réunion est prévue chez Jacques d'une dizaine de sympathisants. En fait ils seront 52. Il doit prendre la parole, tous attendent une direction. Il ne s'attendait pas à une telle assemblée « je n'avais jamais entendu des hommes faire silence... Mais Georges dit : « Les jeux sont faits. C'est à toi de parler ! »[5] Il avait seulement structuré quelques idées, mais il se lance, fidèle à la méthode qu'il utilisera toute sa vie : laisser monter en soi librement les idées, s'appuyer sur la lumière intérieure. Il arrive à définir des règles de base de leur futur

---

1 Idem p 148 - 149
2 Idem p 150
3 Idem p 161
4 Idem p 161 - 162
5 Idem p 164

mouvement : secret absolu, aucun texte écrit, organisation en groupes séparés et cloisonnés.

Il devient chef d'un mouvement de résistance ... Il a 16 ans.

Sa fonction principale : il sera seul chargé du recrutement. Les autres disent de lui : « Il a le sens des êtres . » Il ne sera pas facile à tromper, il n'oubliera ni les noms, ni les adresses. Ses perceptions intérieures sont reconnues. Elles sont jugées plus efficaces.

« Rien au monde ne pouvait m'aider plus à vivre que cette confiance de mes amis, que ce danger, pour quelques semaines plus grand peut-être que celui qu'eux-mêmes couraient. »[1]

« Va chez l'aveugle, disaient-ils au néophyte ! Quand il t'aura vu, j'aurai des choses à te dire. »[2]

« j'étais éperdument heureux de faire ce travail. Avoir des hommes devant moi, les faire parler d'eux, les amener à dire ce qu'ils ne disaient pas d'habitude parce que c'était trop profond, entendre brusquement sonner dans leurs voix le timbre le plus inimitable de tous – celui de la confiance – cela m'emplissait d'une certitude qui ressemblait à de l'amour... La lumière qui se faisait dans ma tête était si forte qu'elle s'identifiait à la joie. Je devenais invulnérable. »[3]

Rapidement le mouvement rassemble 600 membres. Ce sont les « volontaires de la liberté. » Ils se donnent le but d'informer la population qui n'a que la radio brouillée de Londres comme source fiable. Informer sur l'état réel de la guerre sans rien cacher. Ensuite lutter contre les deux ennemis que sont le défaitisme (en 1941 la défaite allemande paraît bien loin) et l'indifférence. Le bulletin d'information qui porte le nom de « Tigre » pour évoquer Clémenceau, sera imprimé dans une cellule capitonnée (donc insonorisée) inutilisée de l'hôpital Sainte Anne grâce au recrutement d'un psychiatre : Henri.

Un autre but se dessine ensuite, constituer un noyau structuré d'hommes sûrs et patients, qui interviendra quand les

---

1 Idem p 166
2 Idem p 167
3 Idem p 171

alliés reprendront la main. Organiser des lieux d'entraînement au maniement des armes. En attendant ces hommes récupéreront les parachutistes alliés et organiseront leur convoyage.

Il faut savoir qu'à partir de la rentrée scolaire de 1941 Jacques Lusseyran a intégré une classe de première supérieure ouverte aux meilleurs élèves pour préparer le concours de Normale Sup. Il est donc confronté à un programme intense avec une compétition institutionnalisée. Son emploi du temps se complique mais il assume ce travail grâce à la passion qui l'anime.

Et puis il y a la rencontre avec Philippe. Cet homme leur a été recommandé par un autre résistant qui s'occupait aussi de récupérer les parachutistes et qui s'est associé aux volontaires de la liberté. Voici un extrait du compte-rendu de la rencontre par J. Lusseyran :

« Je regardais devant moi ce grand diable négligent et torrentiel, en me demandant quel monstre nous avions débusqué là. Mais j'avais beau appeler à l'aide tout ce qui me restait de présence d'esprit et de méfiance intacte, je ne parvenais pas à m'inquiéter. On dit qu'une force envoûte. La séduction de cet homme c'était sa force. Il vous donnait l'impression de disposer de gisements d'énergie inépuisables. Les sentiments, les intentions lui sortaient de partout. Et les idées aussi. C'était bien un authentique phénomène. »[1] « Il vous disait en une heure ce que la plupart des gens ne vous diront pas en une vie. »[2]

Philippe était à la tête d'un mouvement de résistance « Défense de la France » dont Jacques connaissait bien le journal qui tirait à 10 000 exemplaires pour avoir participé à sa distribution. Un mouvement structuré, avec des locaux clandestins, des véhicules, des armes, une officine de faux papiers et un contact radio direct avec Londres, mais il lui manquait des hommes que possédaient les volontaires. La décision est vite prise de rejoindre ce mouvement. J. Lusseyran sera chargé de la diffusion du journal. Il s'engage à en doubler le tirage très rapidement.

---

1 Idem p. 193

2 Idem p. 194

« Un vrai journal en 1943, c'était un objet très précieux. Chaque ligne imprimée avait été arrachée à tant de courage et à tant d'adresse. Chaque ligne imprimée contenait la mort possible de tous ceux qui l'avait écrite, composée, passée sous les presses, transportée, distribuée et commentée. Il y avait du sang au bout de chaque page, et cela n'est pas une façon de parler. »[1]
On informait les gens des difficultés de l'Allemagne face à Stalingrad, des camps de concentration où les juifs étaient tués en masse (photo de charnier volée en appui ) des tortures pratiquées par la gestapo sur les résistants arrêtés.

Le journal du 1er Mars 43 tire à 30 000 exemplaires, puis il passe à 50 000 le 15 Mars et 100 000 le 15 Mai. Les hommes qui assurent la distribution passent de 600 à 5000 en quelques mois.

Ce développement formidable est, bien sûr, très encourageant mais, en même temps, il est clair pour tous les organisateurs du réseau qu'ils ne sont pas infaillibles, et que, tôt ou tard ils se tromperont et seront trahis. « Il est fatal que nous nous trompions, disait Philippe, au moins chacun une fois, il faut s'attendre à de la casse. »[2]

Le réseau Défense de la France est remarquablement implanté dans le Nord, les agents sont débordés, il manque un coordonnateur et tous les anciens du début ont déjà leur poste. Il faut donc recruter quelqu'un.

Elio est recommandé par un chef de groupe à la faculté de médecine, « ce qui était pour nous une recommandation de 1er ordre. »[3]

« Au départ il avait commis une faute : il s'était présenté de lui-même à mon appartement sans y avoir été expressément convoqué. Je mis aussitôt tous mes sens en alerte. Phénomène dont je n'avais pas l'habitude, le bonhomme affolait ma machine. Mon aiguille intérieure virevoltait : elle ne se posait ni sur le oui, ni sur le non. Elio parlait bas, trop bas. Sa voix était

1 Idem p 199
2 Idem p 204
3 Idem p 207

comme sa main : elle n'avait pas la qualité claire, la prise loyale. »[1]

Ainsi Jacques hésite, beaucoup de qualités mais en même temps une ombre difficile à interpréter. Mais surtout Elio est la personne providentielle pour cette fonction ! Jacques a besoin de connaître l'avis d'autres compagnons, de Georges notamment qui a assisté à l'entretien.

« Elio de son côté, faisait de la Résistance depuis plus d'un an. Il était remarquablement informé, précis. Il avait sur ses camarades de médecine un ascendant indiscutable. De plus, natif du Nord, il connaissait le pays industriel et minier comme son propre village. Il s'offrait à abandonner immédiatement ses études, à partir dès le lendemain pour Lille. Il était la solution vivante à notre impasse de là-bas. Il avait l'air fait de courage et de sagesse de la tête aux pieds. »[2]

Philippe est à Paris. Il est décidé d'attendre son opinion pour trancher.

« L'examen fait, Philippe bougonna que nous n'avions pas le droit non plus d'aller trop loin dans la prudence, et François fut d'avis qu'on devait essayer. Mais aucun de nous quatre, je le vis bien, n'éprouva ce bonheur si familier et si exaltant d'avoir trouvé un homme.

Elio partit pour Lille, et y fit des prodiges. Il était devenu là-bas, en quinze jours, maître du réseau. »[3] « J'essayais de me convaincre que, à l'avenir, il vaudrait mieux me méfier de ces phénomènes de vision sans les yeux : là aussi il fallait craindre les illusions d'optique. »[4]

N'oublions pas que Jacques Lusseyran continue ses études. « Deux portions de cerveau fonctionnaient simultanément : l'une enregistrait les dernières informations fournies par François, de retour de Bretagne ... de l'autre je révisais les désastres financiers organisés par les ministres de Louis XVI avant 1789 . »[5]

---

1 Idem
2 Idem p 207
3 Idem p 208
4 Et la lumière fut p 207 208
5 Idem p 211

« Cette simultanéité de l'esprit m'était permise parce que j'avais 18 ans, elle était faite de mémoire (mon esprit était alors une plaque photographique), mais de passion aussi : j'avais deux désirs égaux, en ce temps-là. Supprimer le nazisme et entrer à Normale Sup. Pour moi chacun de ces désirs justifiait l'autre. Et peu importe si on ne me comprend pas bien ! Nous sommes ici au bord d'un sujet que je n'ai pas le goût de traiter : le labyrinthe intérieur. »[1]

Mais en Juillet 1942 Abel Bonnard, ministre de l'éducation de Vichy, publie un décret interdisant les emplois publics : magistrature, enseignement, diplomatie etc ... à toute personne ayant un handicap physique : les aveugles bien sûr, les manchots, les boiteux ou les bossus etc... La route se bouche pour Normale Sup. Jacques, combatif, obtient une demande de dérogation de la part d'une quinzaine de ses professeurs. Il participe donc au concours, mais à la troisième épreuve, une surveillante présente un papier officiel du ministre : dérogation refusée, expulsion immédiate de la salle d'examen.

C'est un choc terrible pour Jacques. Comment pourra-t-il trouver sa place dans la société si les métiers intellectuels lui sont fermés. « Bien plus, c'était une remise en cause de la victoire sur la cécité que j'avais remportée du côté de l'intelligence... Les handicapés, les noirs, les juifs ne peuvent s'attendre qu'à l'extermination dans des chambres à gaz ou au mieux à une lente élimination. »[2]

Le deuil de cet horizon littéraire se fait d'autant plus vite que l'activité clandestine lui prend énormément de temps et d'attention.

C'est aussi une période d'interrogation spirituelle :

« Pour moi les hommes avaient inventé la souffrance, ils la composaient et la propageaient. Dieu sans doute tolère notre sottise, et c'est cette tolérance qui choque quelques-uns. Mais s'Il la tolère c'est qu'Il la juge utile : il faut aussi que nous apprenions à nous rapprocher, non pas seulement de Dieu, mais d'une forme de nous-mêmes moins épaisse et moins trouble. »[3]

---

1 Idem p 212
2 Idem p 215
3 Idem p 216

« Je voulais avancer à l'intérieur de moi-même ; mais parfois j'étais déçu. Je faisais certes des découvertes qui me rendaient la confiance et la paix : j'étendais mon univers. Mais rien en somme n'apparaissait que je n'eusse déjà rencontré. Ma vie intérieure était semblable à une sphère : jamais sans mes efforts quotidiens, je n'eusse atteint jusqu'à sa surface ; mais au-delà l'univers continuait : je ne le touchais pas. »[1]

Comment toucher cet univers au-delà de lui-même, comment élargir sa conscience ? Une réponse arrive un soir alors qu'il tente l'expérience de tout suspendre, y compris le désir de voir à l'intérieur. « Je ne vis rien si l'on veut. Il se produisit un vide très court, très lumineux mais sans images, un bonheur absolument ouvert. Je ne vis rien et je vis tout. Une paix que je n'avais jamais connue, jamais espérée même, m'entoura. Je me couchai quelques instants plus tard : « que vient-il de se passer ? » Et cette réponse aussitôt : « Les mondes spirituels existent. L'invisible pourrait être vu. Ce que je vois chaque jour dans le monde n'est qu'une enveloppe morte, et comme un dépôt de poussière. Ce qui a un sens c'est justement ce que je ne sais pas encore. »[2]

La nuit qui suit cette expérience océanique, Jacques Lusseyran fait un rêve étrange.

Un personnage vient lui annoncer qu'il mourra à 5 heures. Cette nouvelle ne l'attriste pas, bien au contraire, il se sent heureux, il réunit auprès de lui tous les gens qu'il aime. Il ne ressent plus pour la vie cette « préférence furieuse des vivants. » Et soudain le personnage réapparaît « Tu ne mourras pas, me dit-il : ceux qui acceptent la mort dans la joie n'ont plus besoin de mourir aussitôt. »[3]

Ce rêve fera l'objet de discussions avec Jean pendant presque un an et il restera gravé en lui dans les moments difficiles où la mort sera proche.

Il relate aussi une autre expérience. Il était en train d'écouter la huitième symphonie de Beethoven, quand, dans un mouvement lent une brume s'installe et s'étend. Il pense alors à une vieille amie de sa mère avec laquelle il avait des liens

---

1 Idem p 217
2 Idem
3 Idem p 216 p 217

d'affection. Il la voit, il lui semble qu'elle l'appelle, il ressent une souffrance presque physique… La musique continue et... l'incident est oublié ... jusqu'à ce qu'il reçoive la nouvelle de la mort de cette personne qui a eu lieu dans ces dates-là. Cette amie aurait parlé de lui dans ses derniers instants.

À cette époque il évoque ainsi ses compagnons :

« Nous étions une vingtaine qui vivions l'âme ouverte, emboîtés les uns dans les autres, l'un protégeant l'autre, l'autre protégeant l'un, dans une circulation d'espérances communes, si intime et si continuelle qu'elle avait fini par creuser une brèche dans nos peaux respectives, faisant de nous tous une personne, une seule. »[1] « Quand la femme de Philippe, dans la nuit du 14 Juillet, avait donné le jour à son fils, ç'avait été pour nous tous, en un endroit sacré, notre fils aussi. »[2]

Ou bien encore :

« La guerre, de quelque façon qu'on la mène, est une sale bête. Mais alors, que les hommes trouvent un moyen, dans la paix, d'être comme étaient mes amis dans cette guerre. »[3]

« Dans ce monde fragile, c'était la seule chose qui ne fut pas fragile. Je vous assure : on peut être ivre d'amitié comme on est ivre d'amour. »[4]

Et puis voilà, le 20 Juillet 1943 il est arrêté à son domicile et conduit aux locaux de la gestapo où il est interrogé, il apprend l'arrestation de 14 autres membres du réseau, mais Philippe, le chef, leur a échappé et les allemands espèrent obtenir des renseignements à son sujet.

Jacques fait l'expérience de la confusion et de la peur, mais aussi de moments où abandonnant sa peur il se met à voir : « Des ampoules électriques s'allument dans tous les coins de ma tête, je vois le type de la gestapo, la secrétaire. Je suis obligé de serrer les dents pour ne pas éclater de rire. Si je reste dans cet état-là, ils peuvent toujours y aller, ils ne sauront rien ! »[5] Dans ces moments de clarté il définit la stratégie de simuler le grand

---

1 Idem p 222
2 Idem
3 Idem p 222 p 223
4 Idem p 225
5 Idem p 228

déballage quitte à inventer des faits, des lieux et des personnages, il veut noyer le poisson : « J'avais résolu sur l'honneur, sur la vie de les tromper. Étant aveugle, je ne pouvais pas fuir, pas même me faire abattre en fuyant. Mais si je n'avais pas mes yeux, j'avais ma tête. Je me servirai d'elle dût-elle en éclater. [1]». Mais la première nuit de 12 heures, seul enfermé dans un réduit sous les toits lui montre, que dans de telles circonstances, il est impossible de contrôler son mental et son corps qui souffre aussi de partout. Deux idées surnagent de cette nuit terrible aux mains des SS : la première : « S'il n'y a pas la pitié de Dieu, il n'y a rien. »[2] la seconde : « De tous les dangers de l'univers, l'homme est le pire. »[3]

Les interrogatoires reprennent. Jacques découvre que c'est Elio qui a trahi. Il comprend mieux cette barre noire qui l'avait surpris pendant leur entretien. Il essaie le plus possible de se maintenir cramponné à la lumière qui siège à «l' extrême fond de lui-même », quand c'est le cas il sent une sorte de distance protectrice avec l'extérieur.

Puis il est transféré à la prison de Fresnes où il restera jusqu'en Septembre 43. Tous les matins à 7 heures il est ramené au 11 rue des Saussaies siège de la gestapo pour interrogatoire et rejoint la prison à 19 heures. « Pourtant, n'allez pas imaginer Fresnes, en cet été 43, exactement comme une prison. : c'était une église souterraine. Il y avait là sept mille détenus mais c'était presque tous des résistants. Il n'y avait pas de coupables. Il n'y avait pas de remords. »[4]

« En prison, plus que jamais, c'est au-dedans de vous qu'il faut vivre. Et s'il y a une personne dont vous ne pouvez pas vous passer, réellement pas, faites comme je faisais alors : regardez-la plusieurs fois par jour. Regardez-la en vous.. Coupez autour d'elle tout ce qui est espace. Toute la lumière que vous contenez, mettez-la sur elle. N'ayez pas peur de l'épuiser, cette lumière : l'amour, la pensée, la vie en contiennent à ne plus savoir qu'en faire. »[5]

---

1 Idem p 233
2 Idem p 230
3 Idem
4 Idem p 235
5 Idem p 240

Le 9 Septembre 43 il doit préparer son balluchon, il part, il ne connaît pas sa destination, mais il apprend vite que c'est l'Allemagne, les camps... « Le mécanisme de l'espérance doit avoir, dans notre âme, des ressorts par milliers et qui nous sont presque tous inconnus, car à cette nouvelle de l'Allemagne, la plus dramatique qu'on pût m'apprendre après celle de ma mort, j'éprouvais une sorte de volupté. Amère et brusque, incisive comme une blessure, mais une volupté. Je ne puis dire autrement. »[1]

Après 3 jours et 2 nuits de wagons surpeuplés sans nourriture et presque sans eau ils arrivent 2000 à Buchenwald[2] en Janvier 1944.

Aveugle et se déclarant interprète français-allemand-russe, Jacques évite les commandos de travail auxquels il n'aurait pas survécu longtemps. Cependant les conditions sont effroyables.

« On nous avait habillés de loques : ma chemise n'avait qu'un seul bouton. Ma veste était ouverte en dix endroits. Aux pieds, j'avais des galoches de bois ouvertes, et sans chaussettes. Le froid décimait les copains, littéralement, le thermomètre oscillait entre -15 et -35 : sur deux mille, près de deux cents en moururent avant la fin février. Surtout les jeunes de vingt et vingt-cinq ans, à l'allure costaude. Manger si peu, avoir si froid et avoir si peur les tuaient. »[3]

« Le bloc des invalides était une baraque comme les autres. Seules différences : on y avait entassé mille-cinq-cents hommes au lieu de trois cents dans les autres blocs et on y avait divisé par deux les rations alimentaires. »[4] « Personne n'était entier aux « invalides » aussi y mourait-on à un rythme qui rendait tout recensement impossible. Ce n'était plus se heurter à un mort qui surprenait, mais à un vivant. La puanteur du bloc

---

1 Idem p 244

2 Le camp de concentration de Buchenwald se trouve au centre de l'Allemagne, en Thüringe, près de la ville de Weimar. En Janvier 1944 il contient 60 000 prisonniers il seront 100 000 6 mois plus tard.

3 Idem p 252

4 Idem p 256

était telle que seule l'odeur du crématoire, qui fumait jour et nuit, parvenait à la couvrir, les jours où le vent la rabattait. »[1]

Jacques est soumis à un autre danger : le vol. On lui vole son pain (seul aliment avec une vague soupe). Bien sûr il s'affaiblit encore plus vite.

Finalement un prisonnier lui indique le voleur : c'est « jambe de bois », l'homme a une réputation épouvantable, c'est un voyou, violent et imprévisible, tout le monde le craint. Jacques va le voir et lui demande s'il est vraiment l'auteur des vols. L'homme, Louis, répond en bougonnant des mots incompréhensibles. Le chef de réseau se réveille en Jacques, il propose à cet homme de faire équipe, il devra surveiller que personne dorénavant ne lui vole son pain. Louis, surpris, accepte cette main tendue. À partir de cet instant Jacques ne sera plus victime de vol et une véritable relation d'amitié va s'installer chez ces deux hommes que tout oppose.

Un jour des détenus informent Jacques que Louis s'est présenté à sa place pour le prélèvement du sang. En effet, malgré l'état des détenus, ceux-ci étaient appelés à donner leur sang pour les blessés de guerre allemands. Le numéro matricule de Jacques avait été appelé, et, Louis, profitant de son absence s'était présenté à sa place. Il gisait maintenant sur sa paillasse sans réaction et resta ainsi de longs moments entre la vie et la mort. Quand il revint à lui il nia avoir remplacé Jacques : c'était bien lui qui avait été appelé. Mais tous les autres détenus contredisaient cette version. Ainsi J. Lusseyran n'eut jamais vraiment de certitude sur cet événement. Je vous encourage vraiment à lire « Le monde commence aujourd'hui » où il détaille cette relation puissante entre eux et où il brosse des portraits exceptionnels comme celui de Jérémie qui commence par cette phrase : « Un vieillard joyeux, il vient, il guérit. »

Vers la fin du mois de mars, tous ses compagnons de réseaux présents à Buchenwald partent pour les chantiers extérieurs et Jacques tombe malade gravement : une pleurésie, qui se complique vite d'une dysenterie, d'une double otite et enfin d'un érysipèle qui lui déforme le visage. Il est condamné, il n'y a aucun médicament dans le camp. Deux jeunes

---

1 Idem p 256

prisonniers le portent fiévreux à l'hôpital du camp qui n'était simplement qu'un lieu où on laissait mourir les gens.

Dès le début de cette maladie, Jacques a une double sensation. D'une part il assiste à l'extension de l'infection qui gagne ses organes les uns après les autres. Il comprend bien que son corps se ferme et se dirige vers un anéantissement. D'autre part il observe que ce corps refuse la mort de toutes ses forces. « Mon corps se tordait dans tous les sens comme le font les serpents coupés. La maladie était là, la souffrance, mais pas la mort. »[1]

Qu'est-ce qui lui donne cette certitude qu'il va survivre, que la vie va gagner la bataille ? Il en est sûr parce qu'il le voit : « Elle entrait dans la cage de mon corps poussée par une force mille fois plus forte que moi. Elle n'était pas faite de chair. Oh ça non ! Ni même d'idées. Elle s'approchait à la façon d'un flot très lumineux, d'une caresse de lumière. Je l'apercevais au-delà de mes yeux, par-delà mon front, au-dessus de ma tête. »[2]

Ce courant de lumière et de vie qui irrigue son être, il ne connaît pas sa nature ni son origine mais il a envie de crier merci ! Merci à un ange gardien, merci à Dieu, il veut rendre grâce, mais à cette heure de combat contre la mort, ce n'est pas le temps de la métaphysique. Ce qui l'occupe alors c'est d'absorber cette lumière, c'est d'en engloutir le plus possible, sans restriction : « Je tétais à la source, mais alors là j'en prenais, j'en prenais ! Cette coulée céleste je n'allais pas la lâcher. »[3]

Dans le fond, même s'il ignore sa nature, il la connaît cette lumière, c'est celle qui l'a secouru quelques jours après avoir perdu la vue. « C'était la même, toujours la même : la vie qui soutenait ma vie... »[4]

Et, de fait il va guérir complètement et tous d'être ébahis de le voir ressortir de l « hôpital ». Désormais il sera « l'aveugle français » ou « celui qui n'est pas mort. »

1 Idem p 257
2 Idem
3 Idem p 258
4 Idem

Jacques remplit une fonction importante auprès de ses compagnons il écoute les informations en allemand qui sont diffusées pratiquement en permanence et il est chargé de les traduire dans le réel. En effet les allemands ne parlaient pas des opérations directement, « ils dessinaient la guerre en creux »[1]. En déduire la réalité du terrain est subtil, surtout qu'il ne faut surtout pas se tromper et annoncer des bonnes nouvelles fausses. Une fois ce travail d'élaboration fait, il va de bloc en bloc, « Je me postais sur une table, sur plusieurs bancs empilés, et j'expliquais... C'était cela qu'il fallait faire pour vivre au camp : participer. Ne pas vivre pour son compte seulement. »[2]

À bien réfléchir il a aussi un autre rôle dans cette communauté tragique. Cela commence ainsi :

Un rare moment de relâchement dans le camp, Jacques est en compagnie de deux amis français, assis sur un muret au soleil, un acteur et un enseignant, tous les deux amateurs d'écriture. La conversation porte sur la poésie. Jacques fait cette déclaration abrupte : « La poésie, la vraie, ce n'est pas de la littérature. »[3] Bien sûr ses compagnons réclament des éclaircissements. Mais voilà Jacques n'a pas envie d'argumenter et, comme réponse, il commence à réciter un poème, puis un autre. Tout se passe normalement mais il remarque bien qu'une voix en écho s'est rajoutée, ce qui ne l'empêche pas de continuer. Mais oui, d'autres voix se sont ralliées. Elles rendent les silences moins vides et les rimes bourdonnantes. Alors Jacques hésite, mais son ami l'encourage à continuer : « Va, va, laisse-toi faire, récite ! » Alors il enchaîne tous les poèmes qu'il connaît et cette fois il perçoit des mots répétés derrière lui, mais devant aussi. Comme un cercle de présence qui se rapproche et s'amplifie. Il ralentit spontanément sa récitation, baisse le ton de sa voix. Ils sont là tout autour presque contre, à sentir leurs souffles. Peut-être une foule qui reprend les mots. Alors Jacques demande : « Mais qui êtes-vous ? » La réponse lui arrive dans toutes les langues de l'Europe de l'Est.

---

1 Idem p 266
2 Idem p 266 p 272
3 Le monde commence aujourd'hui p 265

Jacques est submergé par cette émotion : « Incapable d'éprouver autre chose que du bonheur, un bonheur de gorge et de souffle, je repris ma récitation. »

Ils récitent tous ensemble « la mort des amants » de Baudelaire et leurs bouches en chœur reprennent

« Comme un long sanglot tout chargé d'adieux ;
Et plus tard un ange, entr'ouvrant les portes
Viendra ranimer, fidèle et joyeux,
Les miroirs ternis et les flammes mortes. »[1]

« Ils sont sortis de tous les points de l'horizon à la fois, comme des mouches. » Dit l'acteur.

Dans le brouhaha Jacques entend bien les larmes de certains. Assurément la poésie n'est pas de la littérature. Il l'avait appris autrefois, en Autriche justement, et là il comprend « que la poésie est un acte, une incantation, un baiser de paix, une médecine... Une des rares choses au monde qui puisse l'emporter sur le froid et sur la haine. »[2]

« Je me jetais dans une campagne de poésie. Au milieu du bloc, au milieu du jour, je montais sur un banc accoté à la carcasse des lits. Je restais là, debout, et je récitais des poèmes. J'étais le chanteur du carrefour, et les passants s'arrêtaient. Ils se serraient autour de moi. Bientôt, des voix répondaient à la mienne. Je les sentais tous si près de mon corps que je percevais le va-et-vient de leurs souffles, la détente de leurs muscles. Pour quelques minutes, une harmonie était faite, et presque un bonheur. »[3]

Jacques Lusseyran restera quinze mois dans cet enfer. Puis vint le 10 avril 1945, avec, comme nous l'avons vu pour Viktor Frankl, les décisions difficiles des derniers moments. Les SS laissent le choix aux détenus : ou bien partir vers l'Est encadrés par des SS, ou bien rester dans le camp à leurs risques et périls. Les deux solutions présentant le même risque d'être tué. Choix terrible, si près de la libération. Jacques décide de rester et, ressentant une forte conviction intérieure, cherche à empêcher les autres de partir. Finalement 80 000 partiront et seront abattus sur la route. Seuls

---

1 Charles Baudelaire : La mort des amants
2 Le monde commence aujourd'hui p 86 - 90
3 Idem p 95

une dizaine d'hommes y survivront. Les 20 000 qui restent essaient d'écouter les échos de la bataille qui se livre à quelques kilomètres. Jacques écoute le haut parleur du camp et surprend un ordre SS d'exterminer les derniers détenus dans trente minutes. Il ne croit pas à cet ordre. De fait les américains arrivent … C'est la libération.

Huit jours après, surprise, Philippe le chef du réseau est là, il vient récupérer ses hommes. Il a fait la route sans autorisations en vrai clandestin. Il s'agit de Philippe Viannay, qui créera « France-soir » et participera à l'Observateur puis au « nouvel observateur », au centre de formation des journalistes, ainsi d'ailleurs qu'au centre nautique des Glénans. C'est aussi l'heure des au-revoirs, avec Louis par exemple. Celui-ci a beaucoup changé depuis la libération, comme si le retour à la « normale » lui supprimait sa raison de vivre. Il est devenu agressif, aigri. Il rentre chez lui en Anjou mais se retrouve au tribunal condamné à mort. Jacques fait un témoignage de moralité en sa faveur, qui lui sauvera peut-être la vie. Il sauve sa peau mais il est incarcéré à l'ancien bagne de Saint Martin de Ré, accusé d'avoir dénoncé des concitoyens à la gestapo.

Naturellement Jacques rentre à Paris très amaigri mais avec un moral intact. Il retrouve Jacqueline Pardon qui jouait un rôle important à Défense de la France. Cette femme issue de la haute bourgeoisie très catholique est passée par la JEC (jeunesse étudiante chrétienne) avant de connaître Philippe Viannay qui la convainc de le rejoindre dans le réseau. Elle est arrêtée quelques heures après Jacques et incarcérée à Fresnes. Elle y reste jusqu'à Noël 43 où elle bénéficie d'une grâce.

Ils se marient très vite au printemps 45. Ils ont plein de projets : Jacques passe une licence de philosophie et un doctorat de lettres modernes. Il lui tarde d'enseigner mais, voilà, le décret Abel Bonnard est toujours valide et ne sera annulé qu'en 1959, soit 14 ans après la libération ! C'est un vrai combat pour trouver des postes. Ils partent en Grèce où il enseigne la philosophie à Salonique pendant deux ans. À son retour il réussit à donner des cours de littérature aux écoles Normales Sup de St Cloud et de Fontenay-aux-Roses.

Cette période d'après guerre est difficile. J. Lusseyran aurait voulu garder une fonction dans le journal « défense de la

France » qui devient Paris-Soir puis France-Soir, mais il n'arrive pas à trouver sa place. Les temps sont durs pour les héros. Finalement la société « n'attend pas après eux. » Il se sent marginalisé. À ces difficultés s'ajoutent des tensions dans le couple. Bien sûr Jacqueline est aux petits soins pour son compagnon, mais celui-ci est très demandeur de présence, d'attention. Il a tellement connu d'amitiés fusionnelles. Elle a peu de liberté, de temps pour elle. Lui la sent souvent absente, c'est ainsi qu'il la décrit dans le joli texte « Conversation amoureuse. » qui sera son dernier livre. Le couple s'est enrichi de trois enfants dès 1950.

Tout cela fait que, pendant ces années, la joie et la lumière se sont ternies. Il faut bien nommer les choses : Jacques Lusseyran traverse une période de dépression. Quand on a affronté et vaincu la cécité à 8 ans, quand on a été chef de guerre à 16 ans, qu'on a résisté aux camps de concentration à 20 ans (sur les 2 000 déportés entassés dans le train avec J. Lusseyran, seulement 30 reviendront.) il est difficile de vivre la quotidienneté. Il est difficile de ne pas laisser remonter les blessures, les souffrances, les angoisses. Il est touché aussi bien physiquement que moralement, et cette situation s'installe. La cohésion de couple en pâtit d'autant plus que Jacques n'est pas fidèle. Il a rencontré Jacqueline Hospitel en 1950.

Dans ce contexte très lourd, au printemps 52, ils font la rencontre d'un homme qui va jouer un rôle très important dans leurs destinées. Cet homme, c'est Georges Saint-Bonnet. Jacques le consulte comme guérisseur. Il reçoit ses patients dans un appartement de l'ancienne gare d'Orsay. Jacques est tout de suite séduit et entame un traitement régulier qui porte aussi bien sur sa fatigue intense que sur son humeur dépressive.

Georges Saint-Bonnet a alors 53 ans. Jeune, il se destinait à une carrière de violoniste, mais, une grave blessure au poignet pendant la première guerre mondiale a brisé ce projet. Il a ensuite exercé de nombreux métiers dans la banque, les assurances, l'écriture de romans policiers et le journalisme où il est proche des responsables de Vichy. Il participe d'ailleurs à leur premier gouvernement. Et puis, dans ces années d'occupation, il se produit une rupture brutale dans sa vie : il interrompt toutes ses activités et ses relations sociales. Il disparaît de la scène et, quand il refait surface, son référentiel est tout autre, il est essentiellement spirituel et son activité est une activité de soin.. En fait cet homme a depuis longtemps une culture ésotérique chrétienne s'inspirant de l'ordre des Rose-Croix, mais il s'intéresse aussi aux religions juive et orientales. Dans ses quelques écrits publiés, il précise qu'il s'agissait d'un travail de connaissance mais aussi d'une approche méditative. Au moment de la bascule, il fait une expérience intérieure déterminante. Il vit un état de grâce qu'il appelle « l' Etat » où l'homme accède à sa nature divine. Voici son commentaire sur ces années : « Ai-je perdu les cinquante premières années de ma vie ? Non sans doute, puisque j'ai découvert une chose au moins : l'Etat de grâce... puisque j'y suis parvenu une fois, puis deux, puis trois et que j'ai su finalement construire le pont qui me permet d'y accéder à loisir. C'est la seule chose que je puisse inscrire à l'actif de mon bilan. Mais c'est une chose énorme, et, par ailleurs absolument imméritée. »[1]... Il décrit deux chemins qui mènent à cet Etat : « Ou bien on s'accomplit par un long, lent et dur travail qui est le travail de la compréhension, par lequel on s'achemine pas à pas vers l'absolu qu'on prétend conquérir. Ou bien, un beau jour, on découvre tout, d'un coup, par la voie cardiaque ou par illumination subite. Ceux qui découvrent tout d'un coup, ont bien de la chance. Pour ma part, j'ai cheminé péniblement pas à pas vers une conquête qui reste précaire et incertaine, en ce sens que lorsqu'on est un homme, on est toujours assujetti aux limitations et prêt à basculer dans le précipice. »[2]... « La première chose est d'accrocher l'Etat. La deuxième est de s'y maintenir. Il n'y a pas de troisième chose. »[3]

Cette expérience s'accompagne d'une capacité à soulager les souffrances autour de lui, d'où sa nouvelle orientation de guérisseur. Il dit s'inscrire dans la tradition initiée par Philippe de Lyon[4] qui jouit encore d'une grande réputation. Soin du corps mais

---

1 Georges Saint-Bonnet : « La joie vous appartient. » p 39.

2 Idem p 49 – 50.

3 Idem p 41.

4 Philippe de Lyon appelé aussi Maître Philippe de Lyon qui se nommait Nizier Anthelme Philippe est né en 1849 et présentait dès son enfance des manifestations surprenantes. Mystique chrétien il pratiquait comme guérisseur. Sa réputation fut telle qu'il fut appelé auprès du tsar Nicolas II. Il disait utiliser une force qui se

aussi conseil spirituel qui débouche sur la fondation d'un mouvement qu'il baptise « Unicisme »

Ce mouvement repose sur la primauté de l'expérience. Il ne faut croire que ce dont on a fait l'expérience, la référence c'est saint Thomas. L'expérience de « l'Etat » est accessible à tous, croyants et non croyants. Pour s'approcher de cette expérience il faut changer son système de pensées, ce qu'il illustre par ces lignes qu'aurait pu écrire Alfred Adler : « Nous pensons et agissons mécaniquement en fonction d'un bagage mental d'images et de formules que nous ne remettons pas en question. Il importe donc :

d'en prendre conscience.

d'éliminer les mauvaises

d'adopter les bonnes, celles qui sont capables de nous placer dans l'orientation que nous avons choisie pour la réalisation de ce que nous sommes. »[1]

Chacun est responsable de son évolution et ne peut s'appuyer que sur ses propres expériences.

Quel est l'apport de Georges Saint-Bonnet à Jacques Lusseyran. Tout d'abord on peut dire qu'il en est de G.St-Bonnet comme de Louis le compagnon de Buchenwald. Louis a sans doute sauvé la vie de Jacques et celui-ci n'apprendra que plus tard que cet homme avait dénoncé des français à la gestapo. G.St-Bonnet va sortir Jacques du marasme dans lequel il vit, et pourtant, au début de la guerre, il avait adopté les idées de Vichy. L'histoire de Jacques Lusseyran est aussi passionnante en ce qu'elle témoigne de la complexité des êtres et des occasions de rédemption offertes par la vie. Occasions de s'amender, de changer de direction.

Il est vrai qu'avec ces soins J. Lusseyran se sent mieux, la fatigue s'estompe et ce n'est pas rien, mais la première action déterminante de G.St-Bonnet est le fait d'encourager Jacques à écrire tout ce qu'il a vécu. Il le persuade qu'il en est capable et, de fait, il rédige « Et la lumière fut. » en trois mois.

---

manifestait sous la forme d'une lumière reliée à l'amour. Voir le livre : « Le maître Philippe de Lyon » du Dr. Philippe Encausse aux éditions traditionnelles 1954 et rééditions.

1 La joie vous appartient p 19

L'écriture sera, dès lors, une voie de réalisation de lui-même qui ne cessera pas.

Et puis l'échange entre les deux hommes de leurs expériences intérieures. Jacques retrouve, sans doute, les accents de l'ésotérisme chrétien du Steiner paternel. Il peut aussi donner du sens à ses expériences de « lumière-vie-joie » qui pour G.St-Bonnet sont des attributs de la partie divine de l'homme.

Les deux hommes resteront amis jusqu'à la mort de G.St-Bonnet en 1963.

Une chose que ne réussira pas G.St-Bonnet c'est de consolider le couple Lusseyran. Ils se séparent en 1954 et Jacques épouse Jacqueline Hospitel avec laquelle il aura un fils. Un an plus tard Jacqueline Pardon épouse G.St-Bonnet.

À partir de 1958 J. Lusseyran va accepter des propositions d'enseigner dans des universités américaines, pendant trois ans au Hollins College en Virginie, puis cinq ans à Cleveland en Ohio et deux ans à Hawaï. Il se spécialise dans la littérature française mais ses cours dépassent largement cette dimension littéraire et, beaucoup de ses étudiants viennent aussi chercher des leçons de vie. Avec l'écriture, l'enseignement est pour lui une activité qui entretient sa lumière intérieure, qui le nourrit. Il explique que ce qui différencie un vrai cours d'un cours banal c'est que, naturellement il faut connaître le sujet à fond, mais qu'ensuite, il faut laisser monter les idées de l'intérieur de soi, laisser la part créative de la lumière opérer. Il reçoit le prestigieux prix Carl Wittke du meilleur enseignant.

Mais leur séjour à Cleveland se termine de manière très agitée. Jacques Lusseyran a une relation amoureuse avec une de ses élèves, relation qui prend de plus en plus d'importance. Cette jeune femme, Marie, est mariée avec un autre professeur de l'université et elle est mère de deux enfants. L'affaire fait grand bruit. Jacques et Marie divorcent chacun de leur côté en 1966 et ils partent à nouveau en Grèce puis à Aix-en-Provence. Il trouvera finalement un poste à Hawaï et ils se marient à Honolulu en 1969.

Jacques a besoin de revenir en France régulièrement. En 1971 au cours d'un de ces séjours, ils ont un accident de voiture terrible en se dirigeant vers Nantes. Ils sont tués sur le coup. Il a 46 ans et elle 30 ans.

Ainsi se termine la vie de cet homme qui a tout fait avant les autres. La seconde partie de sa vie lui a offert une réalisation professionnelle à travers l'enseignement, plus difficile pour la création littéraire car aucun des romans qu'il a écrits n'ont trouvé d'éditeur, seulement ses essais philosophiques. Sur le plan familial, les liens très distendus qu'il a entretenus avec ses quatre enfants ont sans doute pesé lourd sur son équilibre émotionnel.

Pour revenir à notre thème du ou des sens de la vie, que peut-on extraire de cette existence courte mais exceptionnelle ?

Tout d'abord, il y a une différence entre sa position philosophique et celle des trois psychiatres cités précédemment. Il ne s'impose pas l'obligation de rester sur le plan de la science quand il commente ses expériences intérieures. Le Dieu chrétien l'accompagne toujours dans ses jeunes années, aussi bien dans la lumière intérieure qui s'installe après la cécité, que dans les prières vibrantes du jeune résistant pour être à la hauteur de sa tâche. Première leçon de vie : il faut s'adapter aux aléas de la vie. Il y a forcément un sens à trouver : Dieu ne nous abandonne jamais, dit-il. Jusqu'à affirmer à de nombreuses reprises que la cécité a été une seconde naissance.

Ensuite il constate que cette lumière intérieure est subordonnée à une attitude morale, elle est donc une connaissance du cœur et, toute sa vie, il essayera de développer la bienveillance pour entretenir le feu et la lumière. Une recherche de sens qui est très proche de celle de Philippe de Lyon. J. Lusseyran pourrait aussi faire sienne cette citation de G.St-Bonnet : « Cette joie nouvelle ne ressemble en rien à celle dont tu t'es repu jusqu'ici. Elle est d'une nature plus haute et plus subtile. Il faut que tu t'affines pour l'éprouver complètement. Elle ne s'intensifiera en toi que dans la mesure où tu deviendras plus digne. »[1]

Cette idée et cette expérience que l'égoïsme et l'orgueil sont des poisons pour la vie. Une recherche obligatoire, sinon la lumière et la joie disparaissent ; dramatique pour un aveugle.

---

1 Idem p 133

Quand il gît, presque mourant, à « l'hôpital » de Buchenwald et qu'il fait l'expérience bouleversante de cette lumière-vie qui l'envahit, il dit bien : « Il est bien temps pour la métaphysique. » Il se nourrit de cette lumière-vie, il comprend bien qu'il ne va pas mourir, mais il accepte cette lumière d'où qu'elle vienne, quelle qu'en soit l'origine.

Jacques Lusseyran partageait-il les conceptions spirituelles de G.St-Bonnet ? En tout cas il le considérait comme un maître, un initiateur. L'expérience fondatrice de l'Etat (la dissolution de la conscience de soi en quelque chose de plus grand), le renouvellement de cette expérience et la tentative de la rendre permanente, caractérisent la démarche spirituelle de cet homme. Même s'il précise qu'il n'a jamais réussi à stabiliser cette expérience en la rendant quotidienne, que les sollicitations intérieures et extérieures ont eu raison de cet objectif. Néanmoins pour G.St-Bonnet cette quête reste le sens de l'existence humaine :

« Si nous ne sommes venus ici que pour vivre ou mourir humainement, autant valait-il ne pas venir. Ce qu'il faut c'est, au cours de ce passage, prendre conscience de l'Esprit, s'y agripper et, de la sorte, s'emparer de l'éternité. »[1]

À propos de C.G.Jung nous évoquions le personnage de Ramana Maharshi dont l'enseignement est proche de celui-ci. L'expérience de ce qu'il appelle le Soi, sa répétition et sa stabilisation dans l'état de *jnana,* qui peut, avec une maîtrise progressive cohabiter avec une vie active. Mais dans ce cas, bien sûr, l'initiateur de l'action n'est plus l'ego.[2]

On ne peut évoquer Jacques Lusseyran sans parler des sens, des organes des sens (rappelons-nous le sens comme direction, comme signification ou comme sensation, et dans ce cas c'est de sensation qu'il s'agit) De sa conception personnelle des 5 sens, structurée à partir de sa cécité. Une lumière intérieure qui éclaire les objets extérieurs, éclairage qui ne se limite pas à l'apparence, mais montre aussi le contenu, la profondeur. Après ce terrible accident à l'âge de huit ans, la conviction progressive, qu'en dehors de la vue, les autres sens

---

1 G.S. Bonnet *La joie vous appartient* p51

2 L'enseignement de Ramana Maharshi Albin Michel p 506

suivent la même transformation et notamment le toucher, avec de très belles lignes sur la découverte du toucher en profondeur, ainsi que sur l'ouïe qui lui permet de détailler la forme et la nature d'un arbre croisé sur un chemin ou de connaître la personnalité d'un interlocuteur par sa voix. L'idée que tous les sens ne sont qu'un, quand ils sont développés dans la profondeur de leur potentialité. Un sens d'appréhension globale du monde environnant !

Bien sûr la vie entière de Jacques Lusseyran nous évoque les travaux nombreux effectués ces cinquante dernières années sur la plasticité cérébrale. Cette capacité qu'a notre cerveau, surtout chez l'enfant, de s'adapter à une perte accidentelle d'un sens ou d'une fonction, comme cela a été le cas chez lui. Nous avons progressivement abandonné cette vision statique d'un cerveau qui ne fait que décroître inexorablement. Les neurologues nous proposent un regard beaucoup plus optimiste parce que dynamique sur le vieillissement et les perspectives de traitement des maladies dégénératives comme la maladie d'Alzheimer ou de Parkinson.

Et enfin, n'oublions pas cette belle leçon : la poésie possède une puissance de guérison inégalée !

# Deuxième Partie

# Trouver du sens à nos maux

# Invitation au voyage à travers une pensée différente

# Qu'est-ce que l'acupuncture ?

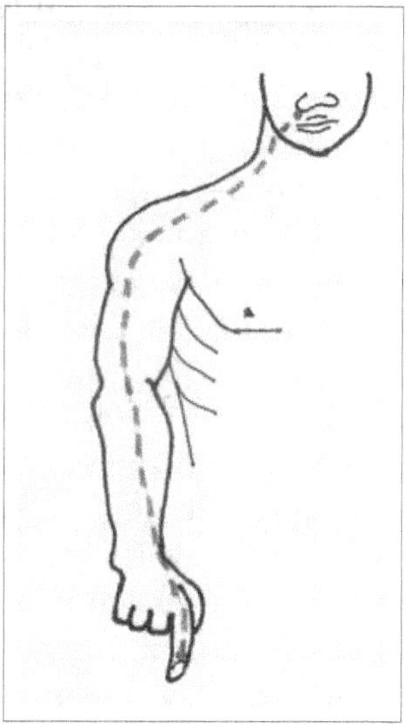

Le terme acupuncture a été inventé au XVIIéme siècle par des missionnaires jésuites vivant en Chine. Il vient du latin « acus » l'aiguille et « punctum » la piqûre.

Il s'agit d'améliorer la santé en enfonçant des aiguilles dans des points particuliers du corps.

Ces points sont répartis sur tout le corps mais sont regroupés le long de lignes qu'on appelle des méridiens et qui sillonnent le corps. Sur ces méridiens les points rencontrés ont des effets communs.

Ainsi, par exemple, la plupart des points qui agissent sur le gros intestin sont regroupés sur un méridien qui débute à l'extrémité de l'index et qui longe l'avant-bras, le bras, l'épaule, le cou et se termine sur le visage, à la base de la narine. En piquant un de ces points on pourra avoir un effet sur les intestins.

## Depuis quand l'acupuncture existe-t-elle?

Il est, à ce jour, impossible de dire quand elle a réellement été inventée. La civilisation chinoise est très ancienne, elle remonte à -4500 ans AvJC. Naturellement la tradition orale est restée pendant longtemps la seule source de transmission des savoirs. Cette transmission a toujours été hachée, car, dans cette Chine divisée, quand une dynastie prenait le pouvoir, ce qui était fréquent, le nouveau roi se devait de renouveler le contrat avec le ciel et de faire table rase des acquis précédents jugés décadents. Après la période du néolithique qui a vu l'essor de l'agriculture (-7000 AvJC environ), la première dynastie fut celle des Xia pour laquelle on a peu de données archéologiques. Tout s'accélère avec l'arrivée des Shang (-1600 AvJC), où on assiste à un réel bond technologique. C'est le développement d'une métallurgie du bronze, qui atteint très rapidement une maîtrise importante, c'est l'apparition de techniques architecturales, de vaisselles sophistiquées. Mais c'est aussi l'émergence de l'écriture.

Nous possédons énormément de détails sur le mode de vie de cette époque, pourtant lointaine, grâce à une pratique, très répandue chez les Shang, de l'art divinatoire. Pour anticiper l'avenir on utilisait des omoplates de bœufs ou de moutons, sur lesquelles des petits trous étaient pratiqués. L'os était ensuite chauffé à la flamme, ce qui provoquait des craquelures qui se développaient plus ou moins à partir de ces petits trous. Il restait alors à l'officiant à interpréter le dessin de ces fentes pour pouvoir donner une réponse à la question du consultant. Enfin le devin inscrivait sur l'os la question, la réponse et des commentaires, d'où cette base de données très importante, car il faut savoir qu'il a été retrouvé plus de 100 000 os divinatoires ou carapaces de tortues, puisque ce support a été préféré par la suite.

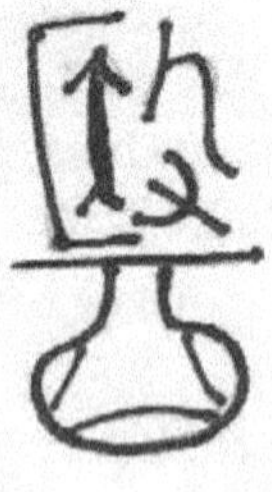

Grâce à ces découvertes, nous possédons des informations précises sur la politique, les croyances, les récoltes, la météo etc... et ... donc, la santé. Y apparaît l'acupuncture désignée par le sinogramme « yi », qui s'écrit :

Vous pouvez vous amuser à reconnaître les constituants du sinogramme, à savoir : une flèche dans son carquois, une main, un mouvement répétitif et un vase de médicaments. Comment mieux définir l'acupuncture. Vous l'avez compris, le chinois n'est pas une langue alphabétique, chaque composant du sinogramme représente soit un objet, soit une idée ou un indicatif de prononciation.

La flèche dans son carquois fait peut être référence à la vieille légende qui dit que c'est par un accident de chasse au néolithique qu'un homme a reçu un projectile à pointe de silex dans la cheville et que cette blessure a été suivie d'une disparition brutale de ses maux de tête.

Légendaire encore cet empereur jaune qui aurait été l'initiateur majeur et le théoricien de l'acupuncture en définissant ses principes et en les transmettant oralement, avant que les générations suivantes ne les jettent sur le papier (inventé par les chinois) dès que l'écriture fut à disposition. Le livre, ainsi constitué, et toujours enrichi dans les siècles suivants, ayant résisté à tous les autodafés, se nomme le Nei Jing.

(Il faut se méfier des légendes chinoises, ce qui paraît mythique peut très bien être vérifié par les recherches archéologiques. Rappelons-nous cet empereur, enseveli avec toute son armée. Qui aurait parié sur la véracité de cette légende ! Et pourtant on a bien retrouvé les soldats enterrés de Xi'An. )

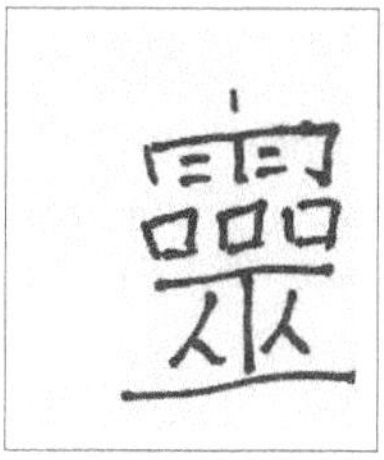

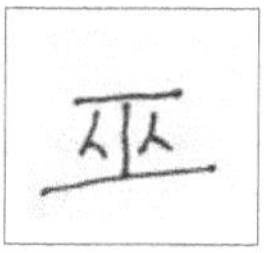

Cet empereur jaune auteur du Nei Jing est qualifié de Ling Shen. Sheng c'est l'esprit mais Ling ? Pour comprendre le sens de ce sinogramme, il faut en examiner la composition : La partie inférieure désigne Wu la sorcière : Un trait horizontal en haut représente le ciel, un trait horizontal en bas représente la terre. Un trait vertical fait l'union de la terre et du ciel, L'image de deux hommes représente les vivants et les morts. Ainsi la sorcière unit le ciel et la terre et entretient un contact avec les vivants et les morts.

Au-dessus, ces trois petits carrés symbolisent des bouches ouvertes. Et enfin, tout en haut, ce dessin qui représente la pluie. Ainsi le sinogramme Ling évoque une sorcière qui obtient la pluie par ses chants ou ses invocations. Être Ling c'est être capable de communiquer avec le ciel et d'en retirer des bénéfices pratiques. Ainsi était l'empereur jaune. Peut-on dire que C.G.Jung ou J. Lusseyran étaient aussi Ling, qu'ils avaient un lien direct au « Soi » source d'enrichissement ?

À l'époque des Shang, bien des bases de l'acupuncture sont déjà connues comme les 12 méridiens organiques et les 8 méridiens nerveux. Il est à noter qu'il faudra attendre le XXème siècle pour avoir la preuve scientifique de leur existence, par une technologie sophistiquée. Les données sur l'anatomie et la physiologie sont étonnamment développées car, à partir de -1100 AvJC, il est institué la possibilité de pratiquer des dissections du corps humain. Il ne s'agit pas de cadavres mais de corps vivants de prisonniers. Il paraissait essentiel de connaître le fonctionnement du corps en situation de vie. De fait le système circulatoire, le système nerveux, les muscles et les organes ainsi que leur fonctionnement, sont bien connus.

## **Comment l'acupuncture est venue en Europe ?**

Le premier voyage connu d'un européen en Chine est celui de Marco Polo au XIIIème siècle. Il arrive dans l'empire du milieu sous le règne de Kubilaï Khan qui est le petit-fils de Gengis Khan. Celui-ci a conquis le Nord de la Chine en 1215, l'année de naissance de Kubilaï. et installé un pouvoir mongol, avec Pékin comme capitale. Kubilaï accède au pouvoir en 1260. Il complète les conquêtes de son grand père. En 1279 toute la Chine est conquise. C'est l'empire des Yuan (les mongols). Ceux-ci adoptent les mœurs et les croyances des chinois.

Après le livre des merveilles de Marco Polo c'est l'ouvrage de Juan Gonzalez de Mendoza publié en 1585 à partir d'une compilation de plusieurs sources qui introduira en Europe des informations sur la Chine. Montaigne notamment le consultera avec un grand intérêt et y trouvera matière à nourrir sa tolérance pour les autres civilisations.

Mais le premier livre qui parle en détail de l'acupuncture est l'œuvre d'un missionnaire français, le père Hervieu en 1735. On y trouve en particulier une remarquable description de la subtilité des pouls chinois. Nous sommes au début du règne de Louis XV et la Chine est surtout appréciée à cette époque pour ses « chinoiseries », meubles exotiques et vêtements étranges.

Il faut attendre Louis-Joseph Berlioz, qui n'est autre que le père d'Hector Berlioz, le grand compositeur, pour découvrir une étude de l'utilisation de l'acupuncture dans des cas de maladies chroniques. Il y résume en 1816 plusieurs années de pratique. Il utilisait alors des aiguilles longues qu'il laissait enfoncées longtemps.

Le véritable démarrage de l'acupuncture en France et en occident est dû à un homme : Georges Soulié de Morant, né en 1878. Lorsqu'il était enfant, ses parents étaient amis avec l'écrivain Théophile Gautier. Celui-ci rencontre, un jour, un chinois, complètement perdu dans Paris et empêtré dans ses bagages. Il s'agit de Tin Tun Ling, un lettré qui est venu en tant que secrétaire d'un grand personnage qui vient de mourir. Il se retrouve donc seul et désemparé. Théophile Gautier le recueille et développe progressivement avec cet homme une réelle amitié. Il logera, par la suite à Saint-Enogat, près de Dinard, chez la fille de Théophile Gautier, Judith à laquelle il a appris le chinois. C'est là que G. Soulié de Morant le rencontre et commence, lui aussi, une initiation à la langue chinoise. Il va compléter cette formation à l'Ecole nationale des langues orientales. Il est envoyé en Chine par une compagnie de chemins de fer, puis est incorporé au ministère des affaires étrangères. Il deviendra consul, chargé d'une mission archéologique qui finalement ne se réalisera pas.

Au début de son séjour en Chine il est témoin d'une épidémie de choléra et constate que les malades qui sont traités par acupuncture ne s'en sortent pas si mal que ça. Il s'intéresse à cette technique et suit une formation très complète.

À son retour en France en 1927 il écrit plusieurs ouvrages sur la Chine puis commence la rédaction de textes sur l'acupuncture, encouragé par un de ses amis le Dr.Ferreyrolles. Il inaugure une consultation d'acupuncture à l'hôpital Bichat en 1932. Puis il consulte à partir 1935 à son cabinet de Neuilly où se bousculent les célébrités : Maurice Ravel, Jean Cocteau, Colette etc...

Il publie le premier des 5 tomes de l' « Acupuncture chinoise » en 1939.

En 1950 il est proposé au prix Nobel de médecine par le Pr.Paul Mériel de Toulouse. La même année il est l'objet d'une plainte pour exercice illégal de la médecine par le conseil de l'ordre. Très affecté de cette situation il est victime d'un accident vasculaire cérébral. Il décédera en 1955, les derniers tomes de son ouvrage majeur seront édités après sa mort.

## Une pensée dominée par la synthèse

En Chine la vision analytique est beaucoup moins développée qu'en occident, c'est une conception synthétique qui domine. On peut dire que les a priori philosophiques sont proches de Démocrite qui défendait l'unité de nature de la matière. Toute création animale, végétale ou minérale est constituée des mêmes éléments. Il est pionnier de l'atome avec son maître Leucippe.

La Chine pourrait aussi revendiquer une filiation avec Héraclite qui fonde toute vie dans un équilibre entre deux principes, un principe masculin et un principe féminin. Je n'insiste pas sur cet aspect qui est bien connu, du yin et du yang et si j'introduis un lien avec ces penseurs grecs c'est pour créer un pont entre les deux cultures car l'auteur présumé des 81 chapitres du Tao Te Jing, Lao Tseu aurait vécu en -600 AvJC soit quelques 70 ans avant Héraclite et plus de 100 avant Démocrite.

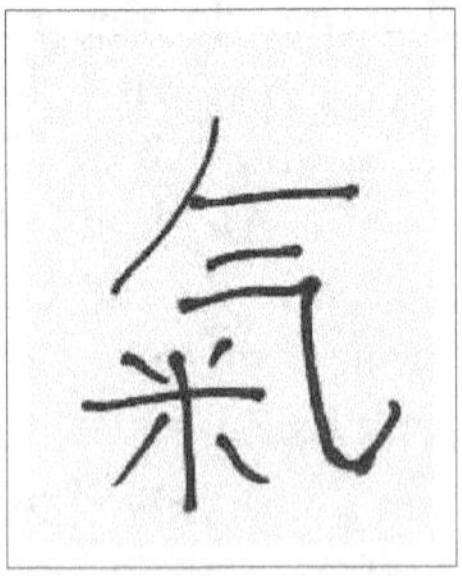


Il est un domaine ou le sens de la synthèse est essentiel en Chine c'est l'idée que la **matière et l'énergie** sont deux aspects de la même chose. La science moderne affirme leur équivalence que concrétise la formule bien connue d'Albert Einstein $E = mc2$. Cependant c'est une donnée récente pour nous. En Chine, depuis toujours, il existe un terme qui désigne cette union. Ce terme c'est le Tch'i (qi). L'idéogramme qui désigne le tch'i s'écrit ainsi :

Il peut être décomposé en une brassée de riz et de la vapeur qui s'élève. C'est donc la nourriture solide issue de la terre, rendue assimilable par la cuisson, et donc par l'énergie et qui restitue cette énergie à l'homme comme cette vapeur qui s'élève au ciel.

Ainsi pour l'acupuncteur, quand il examine un organe, bien sûr sa forme compte, savoir s'il est le siège d'une lésion, mais ce qui est envisagé en plus c'est : cet organe a-t-il la force d'exercer sa fonction ?

C'est à dire que les chinois ont toujours cherché à traiter, non seulement les lésions organiques mais aussi les troubles fonctionnels. Pour rester dans l'exemple du gros intestin, comme en début de chapitre, un patient qui présente des symptômes intestinaux mais qui a une coloscopie normale, des examens biologiques et une analyse de selles normaux, est victime de troubles fonctionnels.

Ces troubles fonctionnels représentent une proportion importante des motifs de consultation. Ils peuvent, s'ils persistent, évoluer lentement vers des troubles organiques, ils en sont alors les premiers stades. Mais dans bien des cas ils restent fonctionnels et ne donneront jamais de lésions perceptibles.

Les chinois qui sont essentiellement tournés vers la prévention, cherchent à traiter avec beaucoup de soin ces troubles fonctionnels. Le Tch'i est à la base de l'acupuncture mais aussi des arts martiaux.

Un autre aspect de la vision synthétique des chinois concerne la représentation de l'esprit. Pour nous autres occidentaux l'esprit est relié au cerveau mais pas seulement, on l'imagine aussi, de manière peu précise, flottant autour de nous, et nous avons vu avec C.G.Jung qu'on peut aussi lui attribuer des extensions dans le temps et dans l'espace, mais ceci n'est pas une conception majoritaire.

Pour un chinois **l'esprit et le corps** sont intimement liés à tous les niveaux. Par le cerveau certainement, mais pas seulement. Chaque fois qu'une aiguille est enfoncée pour soigner la vésicule biliaire, le poumon ou le foie, elle a forcément, en même temps, une action sur les idées, les émotions et les sentiments. Tout comme la matière et l'énergie, l'esprit et le corps ne sont pas séparables.

Voici deux cas cliniques qui peuvent illustrer cette vision des choses. Ce sont des cas un peu extrêmes ; rassurez-vous on n'en croise pas de semblables quotidiennement, mais ils ont le mérite d'être clairs.

Le premier cas est un homme de 55 ans qui souffre d'une jambe raide depuis longtemps. Je lui demande de me raconter son histoire depuis le début, ce qu'il fait en manifestant rapidement une forte émotion accompagnée de pleurs. Il y a trente ans il a eu un conflit très important avec son père au sujet d'un héritage et ce conflit a duré. Au début est apparue une grosse varice sur le mollet près du genou. Étant volumineuse cette varice a été enlevée, mais très rapidement la circulation s'est à nouveau aggravée, nécessitant une seconde intervention. Cette fois la varice n'est pas revenue mais le genou a commencé à être douloureux. Dans les années qui ont suivi, les épisodes douloureux se sont succédé avec des traitements variés jusqu'à aboutir à cette jambe raide et douloureuse. Il était très frappant que cet homme, trente ans après, vivait ce conflit de manière toujours aussi dramatique. Il faut préciser que le méridien de la rate qui gère entre autres la circulation porte, non sans raison le nom de « Le conflit » à cet endroit. Cela représente une zone où les conflits s'inscrivent dans le corps et peuvent s'y stocker, déclenchant des troubles variés. Des troubles circulatoires au début, puis un glissement sur le genou proche. Ainsi ces trente ans de souffrance sont reliés à ce drame jamais dépassé.

Le deuxième cas est plus simple et plus courant. Un monsieur d'une cinquantaine d'années consulte pour une périarthrite de l'épaule. C'est à dire une inflammation des tendons de l'épaule. Au bout de quelques séances d'acupuncture la gêne s'est évanouie. Un mois plus tard je vois son épouse qui me remercie chaleureusement : « Vraiment merci pour ce que vous avez fait pour mon mari. Il a changé du tout au tout. Son caractère s'est vraiment adouci, c'est un autre homme ! » Ainsi, en soulageant son épaule, les aiguilles ont aussi atteint un nœud psychologique, dont honnêtement je n'avais ni conscience, ni connaissance. Je reste toujours surpris de tels effets qui marchent d'ailleurs dans les deux sens, un traitement pour des angoisses peut améliorer une douleur chronique au pied par exemple.

Cet esprit de synthèse s'applique dans un autre domaine : le lien entre **l'homme et son environnement**. Dieu sait si les idées de dépendance de l'homme à son environnement ont progressé ces dernières décennies. Nous comprenons que nous ne sommes pas des êtres isolés, que toute action sur le monde qui nous entoure se répercute sur nous-mêmes avec parfois des conséquences importantes. En Chine le lien avec la nature n'a jamais été interrompu si ce n'est pendant les années Mao, où, il est vrai, il y a eu une abrasion de toutes les représentations humanistes traditionnelles. Mais ne sous-estimons pas la force des acquis culturels anciens, des archétypes toujours vivants.

Pour illustrer ce propos voici l'histoire du faiseur de pluie. Nous avons déjà abordé ce thème avec l'idéogramme Ling et la sorcière qui invoque le ciel. Voici un témoignage que Richard Wilhelm confie à Jung. Dans la ville chinoise où il séjournait, une grande sécheresse eut des conséquences graves au niveau des cultures et de la vie quotidienne. Toutes sortes de rituels furent effectués pour résoudre ce problème, mais en vain. Aussi les habitants décidèrent de faire venir le faiseur de pluie. Celui-ci fit un long voyage pour venir de sa province éloignée. C'était un homme maigre et austère. Il ne demanda qu'une cabane en bordure de la ville dans laquelle il souhaita habiter pendant quelques jours, sans qu'il ne soit jamais dérangé, et cela sous aucun prétexte. Sa nourriture devait lui être glissée sous la porte de la cabane, sans commentaire et surtout sans contact avec la population. Il resta ainsi quatre jours enfermé sans rien manifester. Le quatrième jour il se produisit une chute de neige très importante et assez inhabituelle pour cette période de l'année. La ville bruissait de commentaires et de rumeurs au sujet de ce mystérieux personnage, si bien que Richard Wilhelm décida de le rencontrer. Il lui dit : « On vous appelle le faiseur de pluie et vous avez réussi à provoquer la neige, mais comment avez-vous fait ? » Le vieil homme répondit : « Je n'y suis pour rien, la neige est tombée, c'est tout. » « Mais qu'avez-vous fait pendant ces quatre jours ? » « En arrivant ici, j'ai vu tout de suite que les choses n'étaient pas en ordre, que le tao n'était pas respecté. La seule chose que je pouvais faire c'était de réaliser le tao en moi-même, et c'est le tao qui a produit la neige. »

Ce témoignage que Jung cite dans son introduction du Yi Jing, montre bien ce lien très fort entre l'homme et son environnement, qui , pour un occidental, s'apparente à de la pensée magique.

## Sur quels principes se fonde l'acupuncture ?

La médecine occidentale a mis en évidence de manière magistrale les liens anatomiques et physiologiques entre les symptômes. Ainsi, par exemple une personne atteinte d'une affection respiratoire chronique pourra voir la tension augmenter dans son cœur droit puis des œdèmes apparaître aux chevilles. Ces règles sont essentielles et capitales.

L'acupuncture ajoute à ces règles toute une **série de liens qui donnent du sens** à l'ensemble des symptômes. Si on garde l'exemple du méridien du gros intestin représenté par la figure page 223, la faiblesse d'un ou de plusieurs points de ce circuit va générer des troubles intestinaux mais peuvent aussi apparaître des troubles ORL, du nez, des oreilles ou de la gorge qui sont autant de secteurs régis par ce même méridien. Je me souviens d'un cours de pédiatrie, quand j'usais mes pantalons sur les bancs de la faculté de Bordeaux. Le professeur nous mettait en garde : « Faites attention quand un nouveau né présente de la diarrhée, il peut très bien avoir une otite ! » Lui aussi faisait le lien entre troubles intestinaux et troubles ORL Cette association possible s'explique par l'acupuncture et l'existence de ce méridien de l'intestin qui fait la synthèse entre les deux symptômes.

De même si cette perturbation dure longtemps, par exemple une colite chronique qui persiste pendant des années, des douleurs peuvent apparaître sur le trajet de ce méridien, c'est à dire douleur cervicale ou douleur de l'épaule, du coude ou du poignet. Ainsi des symptômes sans lien physiologique comme des troubles digestifs, ORL ou des douleurs articulaires, sont réunis dans cette nouvelle logique.

Un autre exemple de ces liens nouveaux peut être fourni par ce cas d'un homme de 60 ans qui consulte pour des douleurs du genou gauche apparues récemment mais invalidantes. L'examen retrouve une perturbation sur le méridien de l'estomac qui passe effectivement au genou. Interrogé sur des troubles éventuels sur cet organe, le patient répond que non, vraiment il ne souffre pas de l'estomac, « Ah mais par contre » ajoute-t-il « J'ai eu deux ulcères de l'estomac, mais il y a vingt ans et tout est guéri maintenant! » Il a raison, tout est guéri maintenant, cependant cette perturbation a sans doute duré plusieurs mois voire plusieurs années il y a vingt ans de cela. Elle aurait pu se terminer par un retour total à l'équilibre, le méridien de l'estomac retrouvant sa tonicité entière. Mais ce qui s'est passé, c'est que la situation s'est améliorée, ce méridien a récupéré un niveau suffisant pour le mettre à l'abri de rechutes d'ulcère, mais il est resté en-dessous de son niveau normal. Cette situation s'étant installée et ayant duré, cette faiblesse relative, comme un fleuve qui creuse son lit, a progressivement altéré l'articulation du genou qui se trouve sur son trajet.

Ainsi cette arthrose du genou qui pourrait être jugée fortuite ou bien attribuée à quelques imperfections de posture, est en fait reliée à un passé ancien et à une situation de déséquilibre non entièrement résolue.

On a peu de chance de se tromper en affirmant que les symptômes du présent sont reliés aux maladies du passé. En choisissant souvent des solutions symptomatiques, on laisse subsister des déséquilibres qui seront à l'origine des troubles futurs.

D'une manière générale, le temps est une dimension capitale dans la pratique de l'acupuncture. Bien sûr l'essentiel est ce qu'on pourrait appeler un « diagnostic géographique » c'est à dire : quel organe, quel méridien est touché ? Mais dans certains cas un « diagnostic historique » est nécessaire. Dans ces cas la dimension du temps prend le pas sur la localisation dans l'espace. Voici deux exemples, là encore exceptionnels mais démonstratifs.

Un homme de 45 ans consulte car, il y a trois ans, le 15 Juin précisément, sans avertissement, il est opéré pour la perforation d'un ulcère à l'estomac. L'année suivante, alors que tout va bien, à la même date, le 15 Juin il reproduit la même pathologie. Évidemment l'année suivante il prend ses précautions, consulte son gastro-entérologue avant la date fatidique. Le 15 Juin de cette année-là il est hospitalisé pour un infarctus du myocarde. Sa demande était claire : passer le 15 Juin sans problème de santé.

Nous avons bien sûr exploré ce que la psychologie nomme un « syndrome anniversaire » c'est à dire la reproduction de troubles à la date d'un traumatisme psychique ancien. Comme si le patient marquait, par cette souffrance, une reconnaissance de cet événement. Nous avons cherché aussi dans son passé familial si ce 15 Juin n'évoquait rien. J'ai trop de respect pour le travail et la personne d'Anne Ancelin[1] pour négliger ce domaine. Honnêtement nous n'avons rien trouvé.

Bien sûr on peut aussi évoquer des liens entre estomac et cœur, nous en verrons dans un autre chapitre, c'est vrai, mais cela n'enlève pas la précision de la date. Ce cas devait donc bénéficier d'un diagnostic et d'un traitement historiques !

Le deuxième cas est un jeune homme d'une trentaine d'années. Il exerce le métier de technicien pour les installations de ski. Il répare les télécabines, les remonte-pentes, etc... Ceci a une importance car il travaille n'importe quel jour de la semaine, aussi bien le lundi que le dimanche et cela irrégulièrement en fonction des besoins. Il consulte pour des troubles somme toute banals : sinusite et lombalgie. Mais voilà il a remarqué que la sinusite apparaît toujours la veille du mal

---

1 Anne Ancelin Schützenberger Psychologue et psychothérapeute, professeure émérite, mais aussi résistante pendant la seconde guerre mondiale. Spécialisée dans la dynamique de groupe, le psychodrame et fondatrice de la psychogénéalogie c'est à dire l'exploration des liens entre les symptômes actuels et des événements plus ou moins conscients qui ont eu lieu dans le passé familial.

au dos. Quand elle débute il sait que le lendemain il sera coincé. De plus cet enchaînement ne se produit pas n'importe quand : c'est toujours sinusite le vendredi et lombalgie samedi. Ce n'est pas toutes les semaines, il peut passer plusieurs semaines sans trouble, mais quand ça arrive, c'est toujours vendredi et samedi, alors que ces jours ne sont pas particuliers pour lui dans son activité ou dans son histoire personnelle ou familiale.

Nous sommes habitués au cycle solaire des saisons et à ses effets sur la santé, nous savons que les troubles cardiaques sont plus fréquents au printemps et en été, que le mal au dos lui se multiplie en hiver etc... De même les cycles mensuels pour les hormones sexuelles.

Les chinois ont toujours été passionnés par l'étude de ces diagnostics historiques car ils ne se représentent pas le temps comme une succession de minutes et de secondes égales dans un développement linéaire, mais comme une évolution cyclique. Un enchevêtrement vivant de cycles. Cela nous renvoie aux trois différentes conceptions du temps : chronos le temps linéaire, mesurable, kaïros le temps orienté, intuitif, le temps est venu pour cette réalisation... et l'aiôn le temps cyclique, le changement perpétuel. C'est cet aiôn qui est au cœur de ce système.

## Comment ça marche l'acupuncture ?

Pour entamer ce chapitre il faut dire tout de suite que nous ne savons que peu de choses sur les mécanismes scientifiques de cette méthode de soin qui existe pourtant depuis plus de 3 500 ans.

Il y a d'abord des représentations générales, l'esprit a besoin d'imaginer ce qu'il ne connaît pas. La représentation classique c'est ce qu'on pourrait appeler l'acupuncture « plomberie », les méridiens seraient des tuyaux véhiculant l'énergie, le qi, jusqu'aux organes. Cette vision est fausse en grande partie mais je reconnais qu'elle est bien pratique. Quand un patient vient parce qu'il a une narine complètement bouchée, mal aux dents du même coté et le cou endolori, qu'on lui pose une aiguille sur l'épaule, c'est la facilité de lui expliquer que le circuit est endommagé à ce niveau, qu'il faut rétablir le bon approvisionnement de la région. C'est une explication qui est facilement comprise et acceptée surtout si la narine se débouche avant la fin de la séance.

Il existe une autre représentation, plus moderne et sans doute plus profonde, c'est l'allégorie du téléphone portable. Enfoncer une aiguille de quelques millimètres dans la peau et le muscle sous-jacent, cela reste une action de surface. En effleurant l'écran de notre portable nous pouvons, par ce simple geste, assurer toute la comptabilité d'une entreprise, écrire un livre, adresser des sentiments ou exprimer des émotions à des correspondants à l'autre bout de la terre. Il y a, dans l'acupuncture, ce même rapport entre un geste, certes précis, mais de surface et une action à distance également précise.

Quels sont les moyens de transmission des informations dans le corps humain. Comme je vous l'ai précisé au début du chapitre, il reste beaucoup à découvrir, mais enfin des pistes de compréhension sont explorées. La pose d'une aiguille a un effet sur les terminaisons nerveuses, aussi bien du système nerveux central et périphérique (motricité, sensibilité) que le système nerveux autonome (système sympathique gérant les fonctions autonomes : cœur digestion etc...) Les terminaisons nerveuses peuvent transmettre directement des informations mais peuvent aussi utiliser la voie chimique en sécrétant des neuromédiateurs : endorphines, dopamine, sérotonine etc... qui passent par voie sanguine et véhiculent des messages.

On sait depuis longtemps que quand l'embryon se forme dans le ventre de sa mère il est composé de trois parties. La partie qui donnera la peau c'est l'ectoderme. L'ectoderme donnera naissance aussi à tout le système nerveux, du cerveau aux nerfs périphériques. Y aurait-il une parenté entre peau et système nerveux ? Cette parenté s'exprime-t-elle à travers les fascias ?

Les fascias sont des enveloppes élastiques constituées de tissu conjonctif, présentes absolument partout dans le corps humain. Les deux couches les plus profondes de la peau sont des fascias. Les fascias enveloppent les muscles, les os, les organes, le cerveau. Or ces fascias sont très riches en vaisseaux sanguins et en fibres nerveuses. On sait qu'il sont piézoélectriques, c'est à dire que soumis à une contrainte physique, comme une piqûre d'aiguille par exemple, ils réagissent par un message électrique. Sont-ils les autoroutes de l'information ?

À ma connaissance, la tradition chinoise ne donne pas de précisions sur la transmission entre surface et profondeur, en dehors, bien sûr, du réseau complexe des méridiens. Par contre elle est fidèle à ce qui peut être comparé au microprocesseur du portable: les carrés mathématiques.

Les carrés mathématiques, aussi appelés carrés chinois sont des arrangements de chiffres très précis à l'intérieur de carrés. Ces arrangements sont tels que des propriétés algébriques apparaissent au sein de ces carrés. Par exemple la somme des chiffres de chaque colonne est identique. Des liens géométriques naissent de ces particularités mathématiques. On pourrait dire qu'un carré chinois est, à une suite mathématique ordinaire de chiffres, ce qu'un cristal de pyrite est à un minerai de fer, c'est à dire que dans le premier les atomes sont arrangés de manière parfaite, régulière et géométrique, alors que dans le second il s'agit d'une pâte aléatoire sans ordre.

Les deux carrés principaux sont le carré de côté 8 c'est à dire de 64 cases qui est une émanation du Yi Jing (livre du changement utilisé comme aide à la décision) aux 64 chapitres et le carré de côté 9 c'est à dire de 81 cases qui correspond aux 81 chapitres du Tao Te Jing (manifeste taoïste). Ces carrés sont, pour les chinois, des manifestations des lois de la vie. Pour eux la vie est mathématique et elle a la forme d'un carré. L'empire du milieu est carré, le palais impérial est carré, l'homme est carré. Il faut comprendre : est soumis aux lois mathématiques des carrés.

Comment comprendre cette application pour l'acupuncture ?

Nous avons déjà vu les liens qui unissent plusieurs zones du corps grâce aux méridiens. Il s 'agit là d'autres liens, de nature mathématique qui unissent différentes parties du corps. Par exemple un point de l'épaule appartenant, comme nous l'avons vu, au méridien du gros intestin, aura un point complémentaire sur le méridien de la rate au mollet par un jeu mathématique.

Nous ne pouvons pas détailler ici ces règles un peu complexes, je renvoie ceux qui sont intéressés par ce sujet aux pages 249-296 de l'ouvrage « Urutaki » des éditions Servranx.

Ainsi la représentation du téléphone mobile semble plus proche de la réalité, un mobile qui serait vivant, c'est à dire qui gérerait sa propre imperfection.

Comme nous avons vu précédemment, les troubles actuels sont souvent reliés aux troubles passés, cette approche dynamique nous souffle que tous les symptômes actuels sont aussi en lien entre eux.

# Le Premier Ministre

Dans un pays, le premier ministre est un homme comme les autres, cependant, par les responsabilités qu'il assume et par sa polyvalence, il est sans doute l'homme le plus important de la communauté.

Le point d'acupuncture dont je vais vous parler est identique au premier ministre. C'est un point ordinaire, qui plus est, il n'appartient à aucun méridien, il est hors circuit (comme un premier ministre qui n'appartiendrait à aucun parti), mais il est relié à tant d'organes, il coordonne et supervise tant de fonctions, qu'il est à mon sens le point d'acupuncture le plus important du corps humain.

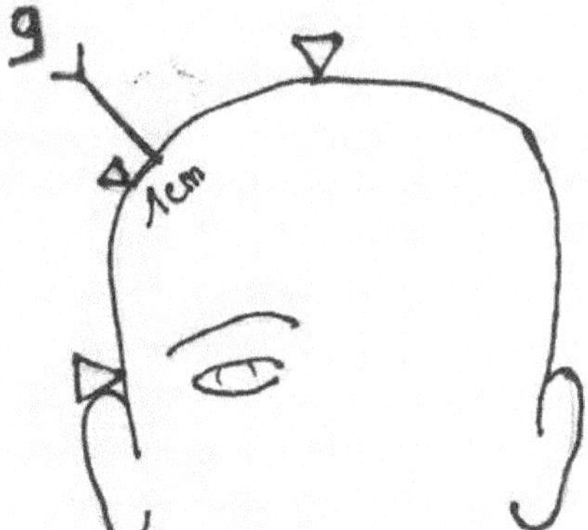


Il est situé sur le côté droit de la tête. Il est assez simple de trouver sa position exacte. On part du sommet du pavillon de l'oreille droite et on monte à la verticale jusqu'au sommet du crâne. On définit ainsi une sorte d'arc de cercle, en tout cas un segment courbe. Il faut alors poser un doigt sur le milieu de ce segment et monter de 1 centimètre vers le sommet du crâne. Ça y est, nous sommes sur le point.

Nous sommes amenés à piquer ce point quand il est défaillant. Il est défaillant soit quand il est trop fort, soit quand il est trop faible. Nous n'envisagerons ici que la première situation, quand il est trop fort, qui est beaucoup plus fréquente que la seconde, mais il faut savoir que la seconde existe aussi.

On peut piquer ce point seul, l'effet de cette piqûre sera satisfaisant, mais il est bien préférable d'accompagner ce point d'autres points qui sont reliés à lui. Que serait un premier ministre sans collaborateurs, sans secrétaires d'état, son efficacité serait bien moindre. Il en est de même de ce point. Mais si, pour un premier ministre, ses collaborateurs sont choisis par concours administratifs ou coaptation directe, pour ce point de la tête ce sont les mathématiques qui déterminent les points secondaires. Nous avons évoqué, dans l'introduction l'importance des mathématiques et notamment des carrés chinois qui servent de microprocesseur. Sans entrer dans des explications trop complexes, il sera facile de visualiser à travers ce schéma, la place du premier ministre et le pourquoi de ses collaborateurs.

| | | | | | | | | |
|---|---|---|---|---|---|---|---|---|
| 37 | 78 | 29 | 70 | 21 | 62 | 13 | 54 | 5 |
| 6 | 38 | 79 | 30 | 71 | 22 | 63 | 14 | 46 |
| 47 | 7 | 39 | 80 | 31 | 72 | 23 | 55 | 15 |
| 16 | 48 | 8 | 40 | 81 | 32 | 64 | 24 | 56 |
| 57 | 17 | 49 | 9 | 41 | 73 | 33 | 65 | 25 |
| 26 | 58 | 18 | 50 | 1 | 42 | 74 | 34 | 66 |
| 67 | 27 | 59 | 10 | 51 | 2 | 43 | 75 | 35 |
| 36 | 68 | 19 | 60 | 11 | 52 | 3 | 44 | 76 |
| 77 | 28 | 69 | 20 | 61 | 12 | 53 | 4 | 45 |

L'arrière plan mathématique est le carré chinois de côté 9 donc de 81 cases.

Au centre de ce grand carré, on peut isoler un carré plus petit, de 9 cases qui est entouré d'un cadre plus épais. Ce petit carré représente la tête du patient. La colonne 50-9-40 correspond au côté droit de la tête. Vous me direz : pourquoi le côté droit puisque c'est à gauche ? Quand un patient est face à vous, son côté droit se trouve sur votre gauche, et c'est le cas ici.

La case 9 correspond au premier ministre.

Vous remarquerez, en passant, que si on additionne les cases symétriques 2 à 2, on obtient toujours 82 ( 9+73 ; 50+32 ; 81+1 ; 40+42 ) et même le 41 qui est seul ( 41+41=82 ). Cette loi se retrouve dans tout le grand carré et d'ailleurs dans tous les autres carrés aussi ( Nombre total de cases +1 ). Nous arrêterons là les remarques sur les harmonies de chiffres car un livre entier n'y suffirait pas.

Rappelez-vous que nous explorons la situation où le premier ministre est trop fort. Le terme classique en acupuncture c'est « en plénitude », mais cela veut dire la même chose. Si vous le voulez bien, maintenant que nous savons que le premier ministre correspond à la case 9, nous l'appellerons le 9, ce sera plus simple, dans ce cas le 9 en plénitude (ou 9v).

Quand un point est trop fort, qu'il est en plénitude, y-a-t-il une façon simple de corriger cette situation de déséquilibre ? Oui, on peut naturellement piquer ce point, mais aussi piquer le point qui est immédiatement au-dessus dans le cas du 9v c'est le 10 bien sûr. Et si le 10 est aussi en plénitude, on piquera le 11, ainsi de suite, le 12, le 13 et le 14 etc... jusqu'à ce qu'on ne trouve plus de plénitude.

Dans le cas du 9v, dans l'immense majorité des cas, la série se limite à 3 points, c'est à dire le 9 bien sûr, puis le 10, le 11 et le 12

Le 10 correspond à un point au milieu du menton, le 11 à un point à 5 centimètres au-dessous du sommet du sternum et le 12 un point près du nombril : 2 centimètres à gauche et 2 centimètres en haut par rapport au nombril.

Ça y est, nous tenons les collaborateurs du premier ministre, ils apparaissent en gris sur le schéma du carré.

Pratiquement à chaque fois qu'on diagnostique le 9 en plénitude, on piquera ces 4 points ensemble.

En dehors du 9 qui est, nous l'avons vu, un point hors méridien, le 10 et le 11 appartiennent à ce que les chinois appellent un méridien merveilleux qui porte le nom poétique de « vaisseau de la conception » et le 12 à un autre méridien merveilleux, le Tchong Mo. Sans doute ce qualificatif de merveilleux témoigne-t-il de l'observation ancienne de l'importance de ces points pour l'équilibre de la vie.

Quelles sont les pathologies au cours desquelles on est amené à diagnostiquer et à traiter le 9v ?

Ces pathologies sont extrêmement nombreuses. Dès le début, il faut faire plusieurs réflexions de bon sens à ce sujet.

Nous allons passer en revue de nombreuses situations pathologiques, mais il est bien évident qu'un patient qui

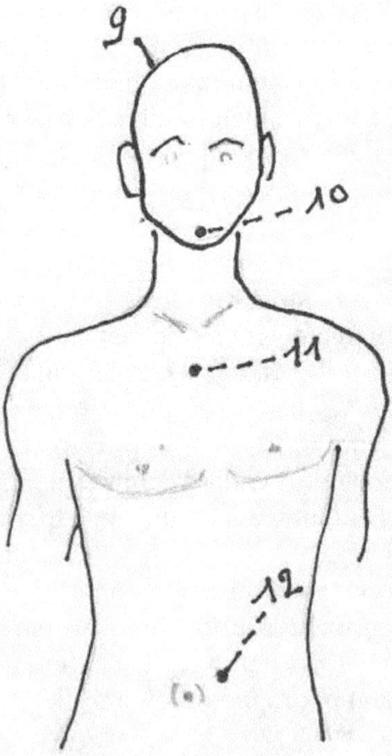

présente le 9v n'est pas menacé de tous ces troubles. Heureusement d'ailleurs, sinon il n'y survivrait pas. Il est très fréquent de trouver le 9v chez une personne qui vient par exemple pour un sevrage tabagique mais qui ne présente aucun symptôme particulier, peut être est-elle porteuse de ce déséquilibre depuis de nombreux mois sans en ressentir de gêne particulière. Donc il est important de ne pas s'identifier à toutes ces situations et se croire menacé de toutes ces maladies. En effet le 9v est extrêmement fréquent et la plupart des gens vivent bien avec, c'est à dire que leur corps sait développer des mécanismes d'adaptation qu'on pourrait aussi appeler système d'autodéfense. Du reste l'acupuncture est une méthode qui a sans doute comme ressort le fait de faciliter et de fortifier ces systèmes d'autodéfense.

De même il faut préciser que le 9v peut jouer un rôle dans des cas sérieux et même des cas graves, mais il est souvent associé à des symptômes qui peuvent être certes gênants mais qui ne menacent pas la vie directement. Je pense, pas exemple au rhume des foins, qui peut être très invalidant, mais qui témoigne souvent d'un 9v chronique, avec lequel l'organisme a trouvé un compromis, imparfait soit, mais un compromis quand même. Ce sujet de la gravité est un problème extrêmement complexe et profond. Il ouvre un champ de recherche très important car il est très difficile, quand on trouve le 9v par exemple, de prédire les symptômes qui apparaîtront et la gravité qu'ils auront. Vraisemblablement la génétique, avec une meilleure compréhension du génome humain pourra répondre à une partie de ces questions.

## Le 9 maître chez lui

Le 9 est un point de la tête, c'est un point de commande du système nerveux, il n'a pas de concurrence dans ce secteur, tant son influence est grande.

Je commence par les maux de tête et particulièrement ceux qui sont persistants, la présence du 9v étant plus fréquente dans les céphalées liées au cycle hormonal, nous en verrons la raison plus loin. Cela peut être tout type de mal de tête mais c'est vrai que la signature du 9 c'est plutôt des douleurs au fond des yeux ou au-dessus des yeux, les migraines ophtalmiques. Aux maux de tête j'ajouterais les névralgies : névralgies du trijumeau, névralgies vasculaires, maladie de Horton ainsi que douleurs résiduelles de zona ou névralgies de la bouche, chez les femmes ménopausées

Dans le chapitre des névralgies le 9 rayonne bien au-delà de la tête et joue un rôle important dans les cystalgies à urines claires qui sont des cystites sans germes, de même pour les névralgies pudendales qui touchent le petit bassin et le périnée. Ou encore le vaste domaine de la maladie des jambes sans repos. Il est aussi souvent présent dans les cas de crampes pathologiques.

Pour rester dans le cadre des actions à distance, il faut savoir que le 9v a une action très intéressante sur les extrémités du corps. Cette action est manifeste dans deux diagnostics très différents.

Le premier est le diagnostic d'engelures qui est une maladie circulatoire certes, mais pas seulement car elle touche 20 femmes pour 1 homme et souvent des femmes jeunes. Le facteur hormonal est donc manifeste, tout comme le facteur nerveux et, dans ce cadre le 9v est au tout premier plan.

Le deuxième diagnostic est celui de syndrome algodystrophique. Ce dernier commence par un traumatisme classique, entorse ou même fracture de la cheville ou du pied, mais au lieu de s'améliorer dans les délais normaux suivant la cause initiale, les douleurs persistent et souvent même s'accentuent. Plusieurs mois après le traumatisme , la douleur est toujours présente. Si on fait des radios on trouve une légère décalcification mais très localisée, une petite inflammation des tendons, mais rien de bien important. Ce tableau peut durer très longtemps et entraîner, dans les cas les plus graves, une vraie invalidité. Dans ces syndromes algodystrophiques le 9v joue un rôle majeur. Vouloir soigner un syndrome algodystrophique sans traiter le 9 c'est comme appuyer sur l'accélérateur d'une voiture qui a le frein à main serré.

Plus largement on peut dire que dans tous les cas de pathologie douloureuse persistante des pieds, surtout quand l'origine est incertaine, mais aussi dans des cas de maladie de Morton[1], des points de la tête, et particulièrement le 9v, sont présents et influent largement sur le pronostic.

De même le canal carpien qui entre, lui aussi, dans ce cadre des troubles des extrémités gérés par le 9v.

Cette opposition entre la tête et les extrémités est connue depuis toujours. Qui n'a pas vu sa grand-mère ou sa voisine prendre un bain de pied chaud avec du sel pour lutter contre une sensation de tête congestionnée.

Je me souviens aussi du cas d'une très vieille femme, 94 ans, qui était venue me voir ou plutôt que ses enfants m'avaient amenée pour des mouvements parasites intenses. Ces mouvements étaient tels que quand elle était assise sur une chaise dans le jardin, en 20 minutes elle avait labouré toute l'herbe autour de son siège. Cette femme avait une charge considérable sur le 73 (côté gauche de la tête), comment avait-elle pu éviter un accident circulatoire ? Peut-être justement grâce à cette activité incessante et chaotique. En tout cas le fait de traiter ce point de la tête et ses collaborateurs a interrompu rapidement tous ces mouvements. (Je ne voudrais pas donner l'impression d'afficher des résultats exceptionnels parce que, dans le quotidien, le vécu du médecin c'est plutôt le sentiment de ne pas être suffisamment efficace et surtout d'être ignorant. Alors c'est vrai que dans certains cas on peut avoir des gratifications surtout quand ces observations donnent du sens à notre action, comme celle-ci, mais souvent, très souvent, c'est une sorte de frustration qui nous sert de moteur pour avancer, comme dit Adler, l'homme n'est encore qu'une espèce peu développée.)

Pour finir avec cette opposition tête-extrémités, il faut préciser qu'elle fonctionne aussi dans le sens contraire (pied-tête) on peut en trouver une illustration dans l'habitude que nous avons de « faire les cent pas » quand nous sommes préoccupés ou stressés. De manière inconsciente nous mobilisons l'activité

---

[1]1 Maladie de Morton : un nerf sensitif est comprimé par son environnement osseux, au niveau de la tête des métatarsiens, c'est à dire sous le coup de pied. Le traitement classique associe, suivant l'évolution : kinésithérapie, infiltration et chirurgie.

des pieds pour calmer notre tension intérieure. De même nous sommes souvent amenés à traiter des étudiants qui viennent avant les examens. Dans ce cas les traitements possibles sont variés et naturellement adaptés à chaque cas, mais on retrouve très souvent des points des chevilles ou des pieds, qui ont une grande efficacité pour lutter contre les effets psychiques du bachotage intensif. Cette liaison de la tête et des pieds est connue depuis l'antiquité qui représentait le dieu Mercure avec des ailes attachées aux chevilles. Mercure, le dieu mental de la communication et de l'échange.

Revenons aux symptômes nerveux avec les troubles du sommeil dans leur grande variété, aussi bien de l'endormissement que des réveils nocturnes avec là aussi une signature, l'augmentation de l'activité de rêve, l'apparition de cauchemars et parfois l'agitation nocturne. Il y a quelques années j'avais traité deux jeunes hommes qui se portaient très bien sauf qu'ils gesticulaient violemment la nuit, à tel point que la compagne de l'un d'eux s'interrogeait sur la suite à donner à leur relation. Le plus curieux est qu'ils avaient consulté en même temps sans se connaître. Le 9 est d'une redoutable efficacité dans ce genre de troubles. Il faut bien comprendre que les troubles du sommeil peuvent avoir des origines très diverses et que si le 9v est souvent présent, il n'est pas le seul.

Même remarque pour les troubles de l'équilibre ou les acouphènes ou le 9V joue un rôle très important mais non exclusif.

Domaine capital de la circulation cérébrale et dans ce cas c'est l'équilibre entre le 9 et son complémentaire le 73 qui est essentiel. Il est assez rare qu'ils soient présents tous les deux à la fois mais cela arrive. Ils peuvent alterner, tantôt l'un tantôt l'autre, mais d'une manière générale le 9 est plus fréquent. Le cas le plus utile c'est celui d'une dame qui a des maux de tête et dont la main gauche s'engourdit régulièrement. Le 9 prend alors un rôle préventif important. Dans un tel cas on peut évoquer aussi un syndrome du canal carpien, c'est vrai mais on peut le vérifier et de toute façon le 9v joue également un rôle non négligeable dans le syndrome du canal carpien comme nous l'avons vu. Autre application lorsqu'un AVC a eu lieu côté droit de la tête, avec un déficit moteur à gauche, le traitement du 9 s'il est trop fort peut améliorer la récupération.

Une autre situation importante en lien avec la circulation cérébrale se retrouve chez les personnes âgées chez lesquelles il arrive souvent qu'au décours d'une grippe ou d'une bronchite le 9 soit un peu chahuté et une fois l'infection passée qu'il reste en plénitude. Il est alors vraiment utile de le traiter pour avoir une action préventive sur la circulation cérébrale.

Vous remarquerez que, dans ce chapitre sur le système nerveux, je n'ai pas fait mention de troubles psychiatriques. Alors oui, on est amené à traiter le 9v dans le cas d'angoisses ou de troubles de l'humeur essentiellement dépressive. En ce qui concerne les névroses ou les psychoses le 9v peut être indiqué et il peut alors améliorer ces malades, mais il a rarement ce côté déterminant qu'il a pour les autres pathologies. Dans ces cas, la panoplie des points à traiter est plus vaste et adaptée à chaque personne.

Il existe cependant une exception notable où le 9v retrouve toute son importance, c'est l'anorexie mentale. Cette pathologie est assez fréquente et touche essentiellement les jeunes filles. Elle témoigne de troubles profonds de la personnalité et toute aide efficace est bonne à prendre dans la prise en charge de ces jeunes malades. Bien sûr le suivi psychologique et dans certains cas les médicaments sont nécessaires, mais il serait dommage de se priver de cet apport que représente le 9v quand il est présent. Il peut en effet grandement améliorer la situation et donc constituer un complément précieux.

Je me souviens de cette jeune fille que j'ai accompagnée pendant des années pour ce trouble du comportement alimentaire, qui avait aussi la caractéristique de souffrir d'engelures, comme jamais je n'en ai vues depuis. Non seulement les orteils étaient rouge violacé mais aussi l'ensemble des pieds pratiquement jusqu'aux chevilles. Ainsi, dans ce cas, le 9v y trouvait une autre indication majeure avec les troubles des extrémités, sans compter les troubles du cycle hormonal qui sont quasi systématiques dans cette pathologie, et, nous le verrons, bien souvent reliés au 9v.

## Les yeux, premiers fusibles

Est-ce une loi naturelle du corps qui dévie une partie de l'excès de qi présent sur le 9 sur les yeux, amenant ainsi une sorte de solution provisoire ? Ou bien est-ce le point du menton le 10, premier collaborateur, particulièrement important pour les yeux, qui déclenche directement ces troubles ? Ou bien les deux à la fois ?

Le 9v donne assez souvent des troubles oculaires. La plupart du temps ce sont des troubles de surface, des yeux qui piquent, des yeux qui pleurent, des yeux rouges ou brillants ou au contraire des yeux secs. Nous avons déjà évoqué les douleurs ou les migraines ophtalmiques.

Cependant des troubles plus importants sont possibles : une augmentation de la tension oculaire , des perturbations de la circulation de l'œil avec possibilité d'œdème au fond de l'œil. Le 9v peut aussi jouer un rôle non négligeable dans des décollements de la rétine surtout dans un contexte de choc affectif.

## Le cœur sous tension

Quand le 9 est en plénitude le cœur n'est pas atteint dans son intégrité musculaire mais il peut être mis sous tension.

Les troubles les plus fréquents sont une augmentation de la tension artérielle, une augmentation de la fréquence cardiaque, mais aussi des troubles du rythme qui peuvent être bénins mais aussi plus problématiques. Les perturbations coronariennes qui ont de nombreuses causes, sont également favorisées ou entretenues par le 9v.

On voit beaucoup de sujets jeunes qui ressentent une sensation d'oppression cardiaque, avec parfois même des douleurs précordiales ou sternales et un bilan cardiaque normal. Un diagnostic de stress est fait et il est juste mais il faut savoir que ces patients peuvent être traités de manière précise par le 9v qui agira, à la fois sur le stress lui-même et sur les symptômes cardiaques.

## L 'estomac en bout de file

La pression du 9v sur l'estomac se manifeste par deux tableaux : la gastrite et la hernie hiatale.

La gastrite est une inflammation de la muqueuse de l'estomac qui peut être très douloureuse et faire craindre un ulcère. Son diagnostic se fait par la fibroscopie.

Pour comprendre ce qu'est la hernie hiatale, il faut savoir que l'œsophage traverse le diaphragme par un orifice qu'on appelle le hiatus œsophagien, l'estomac étant juste en-dessous, sous le diaphragme. Avec l'âge le hiatus œsophagien perd de sa tonicité et il arrive que le haut de l'estomac s'engage dans l'orifice, faisant ainsi hernie au-dessus du diaphragme. C'est la hernie hiatale. Elle peut être totalement asymptomatique ou au contraire engendrer des douleurs, un reflux gastro-œsophagien et même des saignements dans les cas les plus évolués.

Il faut savoir que quand une hernie hiatale qui était asymptomatique, se met à faire parler d'elle, il est bien rare que le 9v ne soit pas de la partie.

Il reste deux domaines très importants dans lesquels le 9v joue un rôle essentiel : le système hormonal et les défenses immunitaires

## Une influence hormonale double

Quelle que soit la pathologie qui affecte la thyroïde, que ce soit sur sa forme, avec l'apparition de nodules, ou d'un goitre ou sur sa fonction, c'est à dire une hypothyroïdie ou au contraire une hyperthyroïdie, le 9v et ses collaborateurs, ses points satellites sont au premier plan. Il est facile de remarquer que le point 10 du menton et le point 11 de la poitrine encadrent la thyroïde. Peut être l'axe 9 – 10 – 11 représente une projection sur la peau de l'axe cerveau-hypothalamus-hypophyse-glandes endocrines. Quoi qu'il en soit je ne me souviens pas d'avoir vu beaucoup de cas de pathologie thyroïdienne actuelle sans la participation de ces points.

Deuxième action considérable sur les hormones sexuelles.

Chez les femmes d'abord avec toutes sortes de perturbations du cycle hormonal avec une préférence pour un allongement de celui-ci avec des saignements trop abondants., comme on en voit en période de pré-ménopause. Syndrome pré-menstruel excessif ou bien règles douloureuses de la jeune fille. L'apparition de fibrome. Puis les bouffées de chaleur de la femme ménopausée. Mais aussi toute la pathologie des seins. Un champ immense où ces points ont une action irremplaçable.

Chez l'homme c'est plus simple mais fondamental : pathologie de la prostate.

## Supervision de l'immunité

Tout comme le premier ministre ou le ministre de la défense ne sont pas des militaires mais supervisent la défense d'un pays, le 9v qui est un point de commande du système nerveux a une action d'organisation et de gestion de nos défenses immunitaires.

Il n'est pas toujours présent dans les infections courantes, virales ou bactériennes, loin de là, en tout cas, tant que les défenses sont bien organisées. Mais il prend de l'importance dès que ces infections sont répétitives et donc témoignent d'un équilibre défaillant comme dans le cas de l'herpès par exemple. Encore plus quand il s'agit d'un herpès rythmé par le cycle hormonal chez la femme.

Quand le système immunitaire est déréglé, pas forcément faible, mais inadapté à la situation le 9v est au premier plan.

En premier lieu les allergies. Depuis la rhinite allergique saisonnière du rhume des foins, jusqu'à l'asthme, en passant par l'urticaire ou l'eczéma. Dans tous ces cas le 9V joue un rôle de premier plan.

Les maladies auto-immunes (maladies où les défenses immunitaires se trompent de cible et attaquent les propres tissus de la personne.) aussi bien celles qui touchent la thyroïde, les glandes salivaires ou lacrymales, que celles qui ont une action plus étendue comme le lupus érythémateux ou la sclérodermie par exemple. D'une manière générale tous les cas où une inflammation est mesurable par les marqueurs classiques (vitesse de sédimentation, CRP, ferritine). Je pense aux rhumatismes inflammatoires (polyarthrite rhumatoïde, pelvispondylite ankylosante etc...) mais aussi la maladie de Crohn ou la rectocolite hémorragique dans lesquelles les muqueuses intestinales sont le siège d'une inflammation chronique, témoin d'un conflit immunitaire.

Il n'est pas possible, et il serait fastidieux de faire une énumération complète, ce qui est important c'est de comprendre que chaque fois qu'il y a une déviation dans l'orientation des défenses, le 9v doit être recherché.

Dans ce chapitre de l'immunité, il reste un domaine très important, c'est celui du cancer. Le 9v est très souvent présent en cas de cancer, naturellement davantage en cas de cancer du sein, de la prostate et de la thyroïde, puisque nous avons vu son tropisme particulier pour ces organes et il est très important de le rechercher dans ces indications.

Dans les autres cancers il doit être aussi systématiquement recherché. Son rôle peut être déterminant dans les tout premiers stades, et, dans les cas plus avancés, il peut apporter un soulagement de bien des symptômes qui en fait un complément très intéressant des thérapies conventionnelles.

Avant de quitter le premier ministre, le 9v, je voudrais évoquer des situations pathologiques qui regroupent plusieurs attributs de ce point. Ainsi les troubles de la tension artérielle en fin de grossesse associent le domaine hormonal et le domaine cardiaque. On peut rapprocher de cette situation, les hypertensions artérielles liées à la pilule contraceptive.

De même les thyroïdites auto immunes comme la thyroïdite de Hashimoto associent thyroïde et immunité. C'est encore plus flagrant quand cette thyroïdite se produit dans les suites immédiates d'un accouchement, ajoutant alors l'action des hormones sexuelles.

Je n'ai pas eu dans ma carrière de cas de psychose puerpérale (psychose se déclenchant autour d'un accouchement) mais il est possible, et ce serait à vérifier, que le 9v puisse être intéressant à traiter dans ce cas.

Comme je consulte en Béarn, aux pieds des Pyrénées, pour expliquer la situation au patient, je fais souvent la comparaison du 9v avec un lac de montagne qui est rempli en excès. Le trop-plein du lac se déverse donc en suivant le trajet dessiné par les points satellites des collaborateurs, c'est à dire sur les yeux et la face, puis sur le cou et la thyroïde, la région cardiaque et l'estomac.

En Ossau cette image est parlante. J'ai bien conscience qu'elle ne véhicule qu'une petite partie de la vérité. Elle exprime l'idée que les symptômes dérivés (yeux, thyroïde, cœur, estomac etc...) sont une conséquence de la plénitude du 9, qu'en quelque sorte leur existence assure une diminution, une modération de ce déséquilibre initial qui se résorbe en partie ainsi, qu'ils sont donc utiles à la résolution de ce problème. Bien sûr c'est une conception qui donne du sens aux différents troubles dont nous pouvons souffrir. Elle a aussi l'avantage de nous encourager à avoir une action thérapeutique intelligente qui ne cherche pas forcément à supprimer un symptôme qui est un maillon d'une chaîne causale, mais à essayer de remonter le plus possible à la source. Je mesure la relativité de cette représentation, et la question qu'elle pose : oui ... mais pourquoi le 9 est-il en plénitude ?

Pour essayer de répondre à cette question il faut examiner les cas de patients qui ne présentaient pas le 9v et chez lesquels il est apparu. Le contexte, les circonstances de cette apparition peuvent nous renseigner. Quatre facteurs semblent être déterminants.

Le premier est le facteur psychologique. Un choc affectif, un drame familial, ou bien une souffrance psychologique prolongée comme on en voit dans certains conflits de travail ou de famille, peuvent incontestablement dérégler le 9.

Le second est le facteur hormonal. Bien plus évident chez la femme. Tous les grands moments de la vie génitale peuvent être des occasions de perturbations du 9, la puberté, les cycles, les grossesses, la ménopause. Sans doute le 9 est-il sollicité dans ces circonstances et, dans certains cas, a-t-il du mal à assurer sa fonction.

De même pour le troisième facteur, l'infection. Quand le système immunitaire est mobilisé pour une infection d'une certaine importance, là encore le 9 peut en être affecté. Nous avions évoqué ce cas de figure chez les personnes âgées à l'occasion d'une grippe par exemple.

Le quatrième facteur est plus complexe, c'est le facteur de l'hérédité.

Pour essayer de l'appréhender avec simplicité, il faut commencer par préciser qu'on peut suivre pendant des années un patient sans qu'on ait l'occasion de lui traiter le 9v. Il en est ainsi d'un nombre non négligeable de personnes. Une majorité de malades souffrent du 9v de manière occasionnelle. Comme nous venons de le voir, certaines difficultés ou certains cycles naturels peuvent favoriser son émergence. Il est présent pendant une durée variable puis il revient à l'équilibre. Mais certains patients présentent le 9v de manière chronique. Dans ces cas, même avec un traitement précis, il faudra insister parfois longtemps pour rétablir son équilibre, et il aura tendance à revenir en plénitude plus facilement que d'habitude. Il faut donc le surveiller comme l'huile sur le feu.

Chez cette dernière catégorie de patients on peut émettre l'hypothèse d'un facteur génétique. Cette hypothèse peut également être évoquée à partir de certaines observations.

Ainsi cette fratrie de 5 filles et un garçon que j'ai eue l'occasion de suivre longtemps. Ils avaient entre 55 et 70 ans et étaient tous mariés, aucun n'avait donc le même nom de famille, et, au départ, j'ignorais qu'ils étaient frère et sœurs. En tout cas ils avaient tous des symptômes différents : hypertension artérielle, troubles thyroïdiens, céphalées chroniques, troubles du sommeil et de l'estomac, vertiges, angoisses et troubles cardiaques. Malgré cette diversité ils arboraient tous les six le 9v. Hasard ou logique génétique ?

Et ce cas d'un jeune boulanger, allergique à la farine (gênant tout de même). Sa sœur qui travaille dans un bureau, présente un rhume des foins (allergie aux pollens) assez important. Quand on les interroge sur leurs antécédents familiaux d'allergie : rien à signaler. Mais un jour leur père vient en consultation pour une hypertension artérielle et, de fait, lui aussi, comme ses deux enfants présente le 9v.

Alors, bien sûr, la piste de l'hérédité du 9v est une hypothèse, mais cette hypothèse a l'intérêt d'orienter la recherche non pas sur la transmission d'une maladie précise (hypertension, allergie, céphalée etc...) mais sur celle d'une plate-forme qui se situe en amont des maladies exprimées. Ce ne serait pas directement l'allergie ou les céphalées chroniques qui seraient transmises, mais une tendance à l'instabilité du 9 qui, en second lieu, s'exprime par des symptômes divers.

Nous ne tarderons pas à connaître la réalité biologique de ces observations, quand nous maîtriserons l'interprétation du génome humain.

On peut développer un autre lien avec la génétique à partir d'une observation qui est assez courante. Celle d'une famille où les deux parents sont des allergiques notoires. Leur fille a 11 ans et ne présente aucune allergie. Et puis, à 12 ans tout commence avec un rhume des foins inaugural. Si on fait l'hypothèse d'une hérédité qui paraît vraisemblable, la jeune fille est restée 12 ans sans rien manifester. Pourtant ses gènes étaient déjà porteurs de cette anomalie, mais celle-ci ne pouvait pas se manifester. Nous avons déjà évoqué, dans la première partie de ce livre, le système épigénétique (p 97) qui est installé sur les chromosomes, mais dont le rôle n'est pas de transmettre des caractères génétiques, mais de gérer l'expression des gènes codants. Dans le cas de cette jeune fille, son système épigénétique avait bloqué l'expression de son anomalie pendant 12 ans, puis, pour une raison qui reste à déterminer (peut être la puberté vu son âge.) il a rendu possible cette expression et elle a commencé à manifester son rhume des foins.

Mais si après quelques séances d'acupuncture, cette allergie disparaît. Pour cela, il n'aura été fait usage d'aucun médicament qui aurait pu bloquer l'expression du symptôme. On peut donc faire l'hypothèse que l'arrêt de l'allergie a été rendue possible par une action inverse du système épigénétique qui aura réinstallé le blocage du ou des gènes qui avait prévalu pendant 12 ans.

Nous savons que ce système épigénétique est sensible à l'environnement chimique, physiologique et psychologique et, peut être, l'acupuncture intervient-elle, elle aussi, sur ces mécanismes naturels. Là aussi nous fondons beaucoup d'espoir sur l'avancée de la génétique humaine pour valider ou infirmer une telle hypothèse.

Nous allons laisser là le premier ministre, il y aurait tant de choses à en dire mais notre choix de départ est de rester simple et clair. J'espère l'avoir été.

Avant d'évoquer le second point d'acupuncture: « Le général en chef », pour éviter une lassitude face au fait médical, je voudrais vous entraîner dans un petit chapitre sans prétention sur un certain regard porté sur les rêves et la santé. Disons qu'il s'agit d'une digression récréative...

# Les rêves et la santé

Nombreuses sont les écoles d'interprétation des rêves qui cherchent à juste titre à en comprendre les messages pour nous aider à améliorer notre équilibre psychologique en intégrant ces contenus venus de l'inconscient. C'est un travail passionnant qui peut occuper largement toute une vie.

Nous avons vu, dans la première partie de cet ouvrage, des exemples d'interprétation, mais ce que je voudrais aborder simplement avec vous maintenant c'est ce que disent les rêves du corps mais également ce qu'on peut dire des marges de l'activité onirique.

Extraire des rêves des informations sur nos maladies courantes n'est pas une idée neuve et révolutionnaire. Dans l'antiquité grecque, les patients se rendaient dans le temple d'Asclepios (Esculape) à Epidaure , ils y dormaient sous les portiques et le matin racontaient leurs rêves de la nuit dont l'interprétation débouchait sur des traitements. Ainsi faisait-on confiance aux rêves et à leur capacité diagnostique.

Voici un rêve que j'ai fait il y a une dizaine d'années environ.

J'étais à la campagne, dans un pré qui descendait en pente douce vers un petit bois, un taillis. Un ruisseau coulait tranquillement au milieu des arbres. J'étais à quelque vingt mètres de l'orée de ce bois. Soudain un personnage apparut sous les frondaisons, tout d'abord caché par l'ombre des feuillages, puis se dévoilant peu à peu comme un soldat viking. L'homme marchait lentement, mais brusquement, dans un geste précis, il jeta sa hache à double tête dans ma direction. Celle-ci se planta dans mon épaule gauche. Je ne ressentis pas de douleur mais je me réveillai en sursaut, imprégné de crainte et de surprise. Bien vite je retrouvai mon calme, mais au moment de replonger dans le sommeil, j'étais gêné par une congestion nasale qui m'empêchait de respirer librement. Dans de telles situations je dois dire que je suis assez réactif. J'ai toujours à portée de mains quelques aiguilles d'acupuncture prêtes à l'emploi. Je m'examinai rapidement et détectai une perturbation sur le méridien du gros intestin, ce qui n'est pas étonnant puisque nous avons vu qu'il joue un rôle dans les troubles ORL. Mais, au moment de planter l'aiguille dans l'obscurité de la chambre, je pris subitement conscience que le point que je m'apprêtais à piquer était situé exactement au lieu d'impact de la hache du viking.

Ainsi, cet homme-là venu d'un lointain passé, m'indiquait, certes brutalement, une réalité de mon présent. Il y a beaucoup de commentaires à faire sur ce rêve. D'abord pourquoi n'a-t-il pas planté son arme dans le nez, lieu de la gêne ? Il a choisi un impact précis, qui pour moi, acupuncteur, peut être considéré comme une origine primaire du symptôme. Alors, cela paraît simple : l'inconscient s'est servi de ma connaissance de ces lois naturelles pour me faire mieux comprendre. Oui, bien sûr, mais quand le même cas de figure se présente chez une patiente qui n'a nullement ces acquisitions médicales, ce qui est bien normal, on est bien obligé d'invoquer, soit le hasard, soit la présence dans l'inconscient d'un référentiel complexe qui se rapproche ou s'inspire des lois de la vie véhiculées par cette médecine. La femme à laquelle je pense a rêvé d'une morsure de serpent à la cheville, alors qu'elle ne souffrait pas de la cheville, mais d'angoisses et nous avons vu précédemment le lien puissant qui peut associer cette zone du corps avec l'équilibre émotionnel. Les cas sont légions, tous plus créatifs les uns que les autres, de rêves qui témoignent d'un voisinage de pensée avec cet univers thérapeutique.

Il faut remarquer aussi que ce rêve du viking ou celui du serpent font plus que décrire une situation, ils donnent aussi une solution à la situation pathologique, ce qui n'est pas toujours le cas. C'est vrai que souvent, dans les rêves, on perçoit une description de la situation, mais on ne voit pas le remède proposé. Peut être parce que l'on ne sait pas le voir. Comme cette dame au serpent n'aurait sans doute pas compris le lien avec ses angoisses.

Pourquoi un viking ? Le rêve veut-il faire référence à la terreur absolue qu'inspiraient ces envahisseurs au IX et Xème siècle, du temps de Charlemagne et de ses fils. Veut-il éveiller la conscience sur le risque qui existerait si le message n'était pas compris. On sait que l'inconscient dramatise à l'extrême, sans doute car nous l'avons habitué à ne rien comprendre de ses interventions. Ainsi est-il obligé de grossir le trait. Peut-être tout simplement est-ce un soldat scandinave par référence aux affirmations répétées de ma mère qui prétendait descendre des vikings. Affirmations hautement hypothétiques. Il existe toujours dans le rêve une part qui n'est pas élucidée, et qui ouvre ainsi un champ de réflexion qui peut porter des fruits longtemps après et qui, de plus, a l'avantage de nous maintenir pour un temps à l'intérieur de nous-mêmes.

Il est à signaler que c'est souvent l'intervention d'un personnage inconnu qui représente symboliquement une infection. Par exemple les patients rêvent très souvent qu'ils sont victimes d'un cambriolage ou plus simplement d'une effraction, en cas de grippe ou de bronchite. Ceci est compréhensible, c'est en quelque sorte un agent infectieux donc extérieur qui pénètre dans l'organisme. Mais pour Jung, nous l'avons vu, dans la psychologie masculine, ces inconnus menaçants sont des aspects de l'ombre. Y aurait-il un lien de famille entre l'ombre jungienne et l'état dans lequel se trouve un sujet infecté, c'est à dire dont les défenses immunitaires sont amoindries et chez lequel peuvent donc apparaître des tendances autodestructrices que représenteraient ces agresseurs. Ce serait alors les racines intérieures de la maladie qui seraient ainsi évoquées.

Et cette hache à double tête qui pose la question du sens de l'arme qui est utilisée. Cela me fait penser à une réflexion que je fais souvent à mes patients pour les détendre et les faire rire : quand ils me demandent : docteur, est-ce que vous prescrivez aussi des médicaments ? Je leur réponds : oui oui cela m'arrive, mais ma spécialité c'est de travailler à l'arme blanche.

Pour le coup, le viking proposait bien un traitement à l'arme blanche et c'est ce qui s'est réalisé avec mon aiguille.

Dans le rêve du serpent, la morsure indiquait un point qu'il était intéressant d'examiner et peut-être de traiter, mais elle introduisait aussi la possibilité d'un traitement chimique, quand on connaît les nombreuses vertus des venins de serpents, ne serait-ce qu'en homéopathie, mais aussi en allopathie.

Nous allons laisser un peu notre viking pour revenir sur les rêves d'effraction. Dans ce type de rêves, la maison représente l'organisme entier. Cette allégorie du corps montré par l'image d'une maison est fondamentale si on veut comprendre un grand nombre de rêves qui parlent de santé (ou qui parlent aussi de santé).

Ainsi cette vieille dame qui consultait pour des douleurs et qui me raconte son rêve de la nuit spontanément : « Allez comprendre pourquoi on rêve de telles bêtises ! Cette nuit j'ai rêvé que j'entendais du bruit en bas, je suis allée voir et voilà qu'il y avait de l'eau plein la cave et qui montait jusqu'à mi-escalier. Non mais vous me direz pas, tout de même, où va-t-on chercher tout ça ! »

Oui c'est curieux, mais ça l'est moins quand on l'examine et que l'on constate très vite qu'elle a les chevilles très enflées. Elle a donc bien trop d'eau dans le bas de son corps.

À l'opposé, il m'est arrivé plusieurs fois de me traiter le 9v. Ce point de la tête, nous l'avons vu, favorise l'activité de rêve et déclenche souvent des cauchemars. Je me souviens d'au moins deux rêves survenus dans ces moments. Dans le premier, le vent avait soufflé fort et avait déplacé plusieurs tuiles de mon toit. Dans le second il s'agissait d'une très grande verrière avec une armature métallique, qui semblait en bon état, mais visiblement des gouttières apparaissaient à plusieurs endroits évoquant un travail ardu pour remédier à la situation vu la hauteur de l'ensemble. Dans ces deux cas la tête est représentée par le toit ce qui est logique.

Cette allégorie de la maison est vraiment très fréquente et il faut être attentif aux détails si on veut aller plus loin dans la compréhension de ces messages, ainsi dans ces deux rêves on note que les causes de l'avarie sont différentes, dans un cas c'est le vent, dans l'autre l'eau, nuances qui font référence à la théorie des cinq éléments (eau-feu-terre-vent-métal) qui joue un rôle dans l'acupuncture.

Bien sûr la maison dans les rêves n'évoque pas uniquement le corps. Combien de rêves décrivent une porte mystérieuse qui mène dans des pièces souterraines inconnues et étranges ou même des univers insoupçonnés. Autant d'encouragements à entrer en contact avec son inconscient qui attend depuis longtemps d'être découvert.

Revenons à notre viking, qui mystérieusement connaissait les lois de l'acupuncture. Nous avons émis l'hypothèse de bases inconscientes collectives, d'archétypes donc, qui peuvent réémerger quand la situation est en lien symbolique avec ces contenus. Jung n'a pas parlé de l'acupuncture mais il a fait un travail considérable sur l'alchimie et il a montré que celle-ci n'était pas une science mais que la connaissance des symboles qu'elle manipulait aidait à expliciter les étapes du processus d'individuation (processus qui aboutit au rapprochement du conscient et de l'inconscient et à la prise de conscience du soi.). Ainsi la connaissance de ces symboles alchimiques est nécessaire à celui qui veut interpréter des rêves.

De même pour l'astrologie, qui n'est pas une science non plus, mais dont les représentations, d'inspiration archétypique, sommeillent en chacun de nous et font irruption dans nos rêves à notre insu. Il est facile de confirmer ce fait. Je me souviens de cet homme de 60 ans qui devait affronter des difficultés importantes et sentait son moral fléchir sous le fardeau. Un jour il me raconte le rêve suivant.

Il se trouve dans une grande salle en pierre qui a la caractéristique d'être voûtée et donc dominée par une coupole de pierre très haute. Il ne sait qu'une chose, il doit impérieusement grimper au sommet de cette coupole pour y attacher ou plutôt y rattacher un ruban rouge.

Comment comprendre ce rêve étrange sans faire référence aux symboles astrologiques qui sont déjà évoqués par l'ambiance moyenâgeuse du lieu ? Grâce à l'informatique, il est maintenant facile d'obtenir immédiatement la carte du ciel d'une personne. Sans entrer dans les détails, la carte du ciel représente la situation des planètes au moment de la naissance du sujet. C'est donc une donnée astronomique, scientifique. Dans cette carte, la zone qui était au-dessus du bébé, à la verticale est appelé le mi-ciel (c'est à dire le milieu ou le sommet du ciel). Certaines planètes peuvent s'y trouver ou non suivant les cas. Dans le cas de cet homme c'est la planète Mars qui occupe le mi-ciel, mars la planète rouge.

On comprend déjà mieux le sens de cette image. Il lui est demandé de réinstaller mars au milieu de son ciel c'est à dire au sommet du dôme de la pièce. Mais pourquoi cette exigence ? Là on entre en astrologie, qui n'est plus une science, mais dont les symboles, nous l'avons dit, sont universels et présents en chacun de nous. L'astrologie prête à chaque planète une influence sur les personnes ou, pour le moins, elle pense que les cycles de chaque planète agissent sur notre équilibre un peu comme le cycle solaire ou le cycle lunaire.

La planète mars y représente le symbole de la combativité, à l'image du dieu Mars qui était le dieu de la guerre, et, même si les grecs le jugeaient durement, il représentait quand même l'énergie et le courage.

Voilà donc le sens du message du rêve en nouant ce ruban rouge, tu réinstalles mars au mi-ciel et tu dois retrouver la combativité qui te caractérise et qui dort au fond de toi, si tu veux résoudre tes difficultés.

Un exemple plus personnel, je rêvais d'un château fort, bien installé dans une vallée entièrement recouverte de forêts. Rien ne bougeait dans ce rêve sauf qu'au sommet de la tour la plus haute qui était un peu élancée pour un château de cette époque, au sommet de la tour donc, flottait une oriflamme allongée jaune et noire. Il y avait une certaine beauté dans cette opposition entre cette nature et ces pierres immobiles et ce tissu qui ondulait doucement dans un vent léger.

La contemplation était peut être le seul sens à trouver.

Mais un jour j'ai vu ce château sur ma tête et les cheveux rebelles remplaçaient la forêt silencieuse. Au sommet de la tour, toujours l'oriflamme jaune et noire. Alors j'ai fait le lien avec mon mi-ciel qui est habité par deux planètes toutes proches l'une de l'autre, la noire saturne et la jaune mercure. La conjonction des opposées, saturne la vieille, la lente, solitaire, toujours en retard mais régulière et sûre et mercure la jeune rapide et vive, intellectuelle et communicante mais changeante.

Je suis toujours étonné de la précision des évocations et de la richesse des rêves. Alors oui, il faut connaître toutes ces symboliques pour trouver quelques pistes d'interprétation, mais il faut aussi accepter que notre mental sera toujours en défaut d'imagination.

Pour clore ce petit chapitre sur les rêves, comme nous avons prévu, par une exploration des marges, voici une observation double.

Une jeune fille vient en consultation pour des troubles digestifs et rapidement elle me raconte son dernier rêve.

Elle se promenait tranquillement avec une amie à la campagne, quand, en traversant un champ assez vaste, elles s'aperçoivent qu'un taureau s'approche et accélère son allure. Elles se mettent à courir et trouvent un abri avant qu'il ne les rejoigne.

Elle est inquiète du sens que pourrait avoir ce rêve. Je la rassure : « Il n'y a pas de menace grave, il indique seulement que tu risques de t'enrhumer. » « Mais oui me dit-elle je suis enrhumée ! » Rassurez-vous ce n'est pas une intuition fulgurante il y a seulement un lien symbolique fort entre le taureau et notre, dorénavant bien connu méridien des intestins, lien un peu complexe que nous n'expliciterons pas, mais qui m'a permis de faire cette prédiction facile.

Le cas serait banal si la semaine suivante je ne recevais en consultation une autre jeune fille qui, pour le coup vient parce qu'elle a une rhinopharyngite. La voyant je pense à la première, et lui demande, pour l'amuser : « Dis donc tu n'aurais pas rêvé que tu étais poursuivie par un taureau par exemple ? » Elle me répond : « Ah ! C'est curieux ce que vous me demandez, parce que je n'ai pas rêvé que j'étais poursuivie par un taureau non ... mais j'ai été réellement poursuivie par un taureau il y a quatre jours ! »

Voilà, je vous laisse apprécier la difficulté de tout expliquer dans ce double cas. Sommes-nous en présence d'un événement synchronistique, comme nous l'avons défini dans la première partie du livre, malgré le fait que la situation de la seconde jeune fille ne paraît pas présenter une activation importante d'un archétype. Peut être aurait-il fallu approfondir l'étude de sa situation psychologique plus que je ne l'ai fait. Je reconnais avoir été un peu sidéré sur le coup.

Ce qui est étonnant, c'est que la même situation médicale débouche soit sur un rêve, soit sur un épisode réel identique, comme si le lien symbolique pouvait choisir entre ces deux modes d'expression.

Cette observation me rappelle un fait qui est advenu il y quelques années. Avec mon épouse nous louions une petite ferme dans les landes à un jeune couple bien sympathique. Rapidement, l'un des deux locataires a fait une rencontre qui a vite débouché sur une passion amoureuse. Le couple s'est donc séparé en quelques mois. Ce qui est étonnant c'est que, à l'époque de ce conflit, en voulant nettoyer le jardin, cette personne a fait un feu de broussailles qu'elle n'a pas maîtrisé, qui a gagné les herbes sèches environnantes, puis le champ voisin et il s'en est fallu de peu que la maison du voisin, pourtant éloignée d'une centaine de mètres, ne brûle.

Ainsi ce locataire a vécu ce feu passionnel et quelque part destructeur aussi bien dans sa réalité matérielle que dans sa vie sentimentale. Là aussi on retrouve cette connivence entre symbole et réalité.

Nous allons laisser ce sujet passionnant des rêves pour reprendre notre étude sur un autre point d'acupuncture : Le général en chef.

Je serais intéressé si certains de nos lecteurs avaient en tête des rêves qui semblent en lien avec des maladies courantes qu'ils puissent me les communiquer pour approfondir ce secteur de l'activité onirique.

# Le général en chef

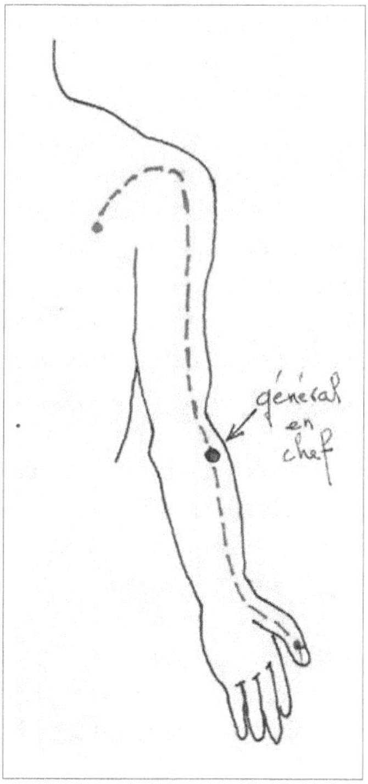


Le général en chef est un point capital. C'est le point maître des défenses immunitaires. Certes, nous avons vu le rôle essentiel de superviseur du 9v, mais le général est un militaire et il est au sommet de la hiérarchie militaire.

C'est un point du méridien du poumon. Il est facile à situer sur ce trajet. Le méridien du poumon part du milieu de l'épaule et descend en suivant la partie extérieure du bras, de l'avant-bras, pour se terminer à l'extrémité du pouce. Le général en chef est à 3 centimètres au-dessous de la saignée du coude.

Oui le général en chef est la clef de voûte du système

de défense. En fait tout le méridien du poumon joue un rôle essentiel dans ce sens. On pourrait diviser son trajet en trois zones :

La première zone, du milieu de l'épaule au milieu du bras correspond à deux fonctions principales. Elle représente les réserves de défense, on pourrait la comparer avec les soldats qui sont en réserve dans les casernes. La seconde fonction correspond aux maladies infectieuses du passé, qui sont guéries, qui ne font plus parler d'elles, mais qui ont laissé des traces, comme des engrammes dans cette zone du corps. Sans doute y a-t-il un lien entre ces deux fonctions car on peut facilement imaginer que ces anciennes perturbations ont entamé les réserves de défense.

La deuxième zone, du milieu du bras au milieu de l'avant-bras, zone à laquelle appartient le général en chef, représente l'état-major. C'est là que se regroupent tous les hauts gradés qui organisent pratiquement les luttes ou les conflits immunitaires.

La troisième zone couvre la fin du méridien jusqu'au pouce. C'est la réunion des milliers de sous-officiers qui gèrent au quotidien les défaillances de nos défenses.

Puisque nous en sommes à faire l'inventaire de notre système de défense, on peut le compléter, par le méridien des intestins, dont nous connaissons maintenant son rôle sur la sphère ORL. Ce faisant, par le maintien de la qualité des muqueuses du nez du pharynx et du larynx on pourrait le comparer aux douaniers qui surveillent nos frontières et gèrent le lieu où se fait le premier contact avec les agents infectieux.

Et puis n'oublions pas le méridien de la rate, qui part du gros orteil et monte jusqu'à la poitrine. Dans cette organisation hiérarchisée il représente les usines d'armement, il est relié à l'approvisionnement en fer. Que seraient nos défenses sans cet apport décisif.

Ce sont des images, bien sûr, mais elles sont très profondes de sens. Elles sont schématiques, c'est certain, mais elles renvoient à l'ossature de cette fonction immunitaire. Elles ne doivent cependant pas faire oublier que le principal dans un traitement est d'atteindre les points utiles, quels qu'ils soient, même ceux qui ne paraissent pas être reliés logiquement aux symptômes. Le bon point c'est celui qui apparaît à l'examen même s'il est inattendu. Tous les points du corps peuvent être amenés à jouer, un jour ou l'autre, un rôle dans l'amélioration de nos défenses immunitaires.

La deuxième remarque c'est que toutes ces fonctions décrites, pour chaque région ne sont pas exclusives. Tous les méridiens et tous les points sont polyvalents et participent toujours à plusieurs fonctions à la fois. Par exemple la première zone du méridien du poumon à l'épaule est aussi essentielle dans les traitements de l'épaule, dans ceux des organes génitaux, de la fécondité et des toux chroniques entre autres...

Revenons au général en chef, qui est le thème de ce chapitre. Finalement c'est assez simple, il apparaît avec une très grande fréquence dans toutes les situations d'infection et d'inflammation, pas seulement les infections pulmonaires comme on pourrait le croire, mais aussi bien les infections urinaires ou dentaires que les otites ou les gastro-entérites etc...etc...De même pour les inflammations qui peuvent participer aussi bien à des affections digestives, ORL ou à des phlébites etc...etc... Il est important de comprendre qu'il n'a pas qu'une action locale mais peut potentiellement intervenir partout dans le corps.

C'est le point polyvalent par excellence dans ce domaine. Quand, après l'avoir traité, la situation s'améliore, il n'est pas rare qu'il soit remplacé par un point du poignet, qui témoigne d'une situation moins aiguë.

Explorons, si vous le voulez bien, quelques situations précises dans lesquelles le général en chef joue un rôle important.

Beaucoup de patients viennent nous voir pour une aide à l'**arrêt du tabac**. Toute personne bien informée sera convaincue de l'importance de cette démarche pour les individus victimes de cette addiction et je reconnais que c'est vraiment une source de contentement que de penser à tous ces gens que j'ai contribué à sevrer du tabac dans ces quelque quarante années d'exercice.

Dans ces cas j'utilise une méthode qui n'est pas orthodoxe mais dont je vais vous dévoiler les principes.

Tout part d'une observation que tout le monde peut faire. Les individus qui ont un passé pulmonaire (asthme, pneumonie, bronchopneumonie, pleurésie etc...) ont davantage de difficultés à arrêter de fumer que ceux qui ne présentent pas ces antécédents. Tout se passe comme si une faiblesse (relative) des voies respiratoires était un facteur d'entretien de la dépendance ? En quelque sorte plus vous êtes fragiles des voies respiratoires plus l'envie de fumer est forte. L'ennui c'est que, si l'envie est forte, la consommation augmente et cette augmentation du tabac aggrave la « faiblesse » pulmonaire initiale, créant ainsi un cercle vicieux. Augmentation de la consommation et augmentation de la dépendance.

Le but du traitement proposé est d'inverser ce cercle vicieux en un cercle vertueux. Pour cela il faut déterminer quel est le poumon le plus fragile et le fortifier, et même le fortifier en excès ; un excès de qi qui va se résorber en quelques semaines (le temps du sevrage). En même temps que ce traitement est effectué, le patient doit stopper complètement et brutalement sa consommation de tabac.

Arrêt du tabac et poumon dynamisé assure ce nouveau cercle vertueux.

Pour réaliser ce traitement spécial, le général en chef est très souvent sollicité. Personnellement j'utilise dans ce cas une aiguille de lipolyse qui est très longue (jusqu'à 10 centimètres). Elle est introduite sous la peau à l'endroit du général en chef et en direction du pouce, sur une longueur minimale de 4 à 5 centimètres (ce qui est totalement indolore.) Bien sûr le diagnostic est essentiel pour déterminer le côté à traiter et les points qui accompagnent le général. Dans certains cas, assez rares, les points annexes sont tellement nombreux qu'on aura intérêt à faire un premier traitement préparatoire pour purger tous ces points et réaliser, dans un second temps, le traitement antitabac.

Le traitement antitabac, en lui-même, ne consiste qu'en une seule séance d'acupuncture accompagnée d'un arrêt brutal de la consommation du tabac.

Il y a deux conditions à poser avant de décider de ce traitement.

Premièrement, c'est le patient qui choisit la date de la séance. Il apprécie ainsi le moment où il se sentira prêt.

La seconde est que le candidat doit témoigner d'un minimum de motivation en prenant lui-même son rendez-vous, et non en passant par un intermédiaire.

Lorsque j'étais interne à l'hôpital Colson en Martinique, nous habitions dans un petit village sur la côte caraïbe. Nous avions sympathisé avec nos voisins antillais et un soir ils me demandent de recevoir un de leurs amis qui veut arrêter de fumer. Je traite cet homme d'une soixantaine d'années, puis, à la fin de la séance, naturellement, je lui ôte les aiguilles. Aussitôt la dernière aiguille retirée, il prend une cigarette et l'allume. Quinze jours plus tard il revient me voir, la séance se déroule de la même façon, et au même moment il prend une cigarette et l'allume. Ce soir-là, nous étions invités à prendre le ti punch chez nos voisins et il m'a été facile de comprendre, en rencontrant l'épouse de cet homme, que c'était elle qui voulait que son mari arrête de fumer. Lui ne le souhaitait pas, mais n'osait pas s'opposer à l'autorité de sa femme. Aussi par son comportement insolite, il me le faisait comprendre.

J'ai retenu la leçon. On ne peut pas aller contre le désir d'un homme qui veut fumer, mais on peut aider celui qui souhaite sincèrement s'arrêter.

Le **zona** est une cause fréquente de consultation. Quand le zona est récent, disons que le début des symptômes date de moins d'un mois, il présente des caractéristiques intéressantes au niveau de l'acupuncture. Cette affection est due à un virus dormant, c'est à dire qu'une majorité d'entre nous l'héberge sans aucun trouble ni symptôme, nous sommes porteurs sains. Pour que ce virus déclenche un zona (ce qui peut se produire plusieurs fois dans une vie.) il faut deux conditions obligatoires. D'une part un point majeur de la tête en plénitude (9v ou 73v) et, d'autre part une baisse importante du méridien du poumon sur un seul côté.

Quand le zona apparaît, cela veut dire que ces critères sont réunis. Je n'ai vu que deux cas de zona qui ne remplissaient pas ces critères, sur des centaines de cas.

Naturellement le général en chef est en première ligne pour le méridien du poumon. L'association du 9v ou du 73v et du général fonde le zona. Il peut, bien sûr, apparaître d'autres points, mais ces deux-là représentent l'ossature du traitement.

En règle générale, il faut prévoir une première séance, une seconde au bout de 3 jours si c'est possible et, éventuellement, une autre une semaine après.

L'herpès, et notamment l'herpès récidivant présente les mêmes caractéristiques que le zona. Du reste ce sont des virus voisins. Mais dans le cas de l'herpès on ne retrouve pas cet aspect systématique de la présence de ces deux critères. Cependant dans une grande majorité des cas, l'association du 9v (ou du 73v) et du général est la règle.

Il est très important de comprendre que si l'émergence d'un zona implique la présence du 9v et du général, la réciproque n'est pas vraie. C'est à dire que le fait de détecter ces deux points perturbés ne veut pas dire qu'un zona menace. En effet ces deux points sont très fréquents et peuvent déclencher une très grande variété de troubles différents (dont le zona).

Si on veut établir la liste de ces troubles on va retrouver celle que nous avons détaillée à propos des conséquences immunitaires possibles du 9v c'est à dire, les allergies, les maladies auto-immunes, les inflammations chroniques y compris les rhumatismes inflammatoires et beaucoup de cancers. Dans tous ces cas le général en chef et le 9v forment un couple d'une importance capitale pour la vie. C'est tout le système de défense qui est ainsi accessible par ces deux points fondamentaux.

Je voudrais faire une mention spéciale pour les enfants qui ont un système immunitaire immature et auxquels on peut éviter bien des troubles récidivants en assurant l'équilibre du général et du douanier (méridien du gros intestin) . Sans compter que ce résultat est obtenu en favorisant les mécanismes naturels de défense et, quel bonheur de recevoir des enfants qui viennent avec plaisir, malgré les aiguilles. Il est vrai que les tatouages de girafe que je leur fais ont un certain succès !....

En ces temps de Covid19 le général en chef peut jouer un rôle non négligeable, bien sûr pour soigner les patients infectés, mais je pense aussi à une autre fonction. Inutile de le préciser, de nombreuses personnes ont peur de la vaccination, ils redoutent des effets secondaires. Aussi dans ce cas je leur propose de se faire vacciner et de venir en consultation le lendemain ou bien 2 ou 3 jours après. Si réaction désagréable il y a, et bien on la traitera comme une quelconque maladie. Ainsi j'ai pu convaincre un bon nombre de patients. Au départ j'appliquais cette proposition de soin à la vaccination contre la grippe. Celle-ci effraie des personnes âgées qui redoutent que ne se renouvellent les mêmes effets indésirables qui sont apparus la fois précédente. Grâce à cette proposition d'accompagnement, le pas de la vaccination est plus facile à franchir.

Naturellement le général en chef est très souvent en cause dans les réactions immunitaires intempestives qui peuvent suivre le vaccin.

Revenons au général et au 9v, qui, nous l'avons vu, peuvent être, l'un comme l'autre, à l'origine de troubles minimes aussi bien que de troubles gravissimes. La première question est : comment apprécier la sévérité des symptômes qui vont advenir et quels sont les mécanismes d'autodéfense qui font qu'un individu va vivre avec ces déséquilibres sans gros dégâts et un autre présentera des troubles graves ? Il y a là tout un champ de recherche passionnant que nous léguons aux jeunes générations de chercheurs et de médecins.

La seconde question porte sur l'étonnement, la surprise toujours présente à la constatation, qu'à partir de gestes qui peuvent paraître dérisoires, en agissant simplement sur quelques leviers (le ministre, le général, le douanier, l'armement et quelques autres) on puisse avoir une action précise et rapide sur les défenses immunitaires qui sont, nous le savons, d'une rare complexité ! Tout se passe comme si nous empruntions des raccourcis qui permettent des effets globaux et synthétiques qui court-circuitent les lois complexes unissant tous les acteurs biologiques et chimiques qui assurent notre défense.

Peut être cela est-il possible parce que nous nous approchons un tout petit peu des lois de la vie ? En tout cas l'étude de ces raccourcis ouvre aussi la voie à une meilleure compréhension des mécanismes fondamentaux qui nous maintiennent en vie. Encore une mission à venir pour l'intelligence de nos successeurs.

Vous avez compris que la fonction immunitaire est la première vocation du général en chef. Il présente aussi l'intérêt de soulager les douleurs des champs pulmonaires, aussi bien des douleurs du milieu de la colonne vertébrale que des douleurs des omoplates ou des douleurs intercostales. Il agit donc à la fois sur le poumon et sur la cage thoracique. Par ailleurs, comme tous les points d'acupuncture, il est polyvalent. Il participe parfois à des traitements pour la fécondité, comme d'autres points appartenant au méridien du poumon. Il a aussi une action intéressante sur le côté opposé. Ainsi, de piquer le général en chef du côté gauche peut soulager le genou droit atteint d'arthrose, ou une sciatique côté droit. Ce sont souvent des liens mathématiques qui expliquent ces relations étonnantes.

Et puis il y a aussi une action tout à fait spéciale sur le mental. Action très profonde sur la structure même de la personnalité. On s'attendrait à un point ancré dans l'organique, les voies respiratoires, les défenses, etc... et l'expérience montre que, parfois, il peut améliorer des troubles psychiques voire psychiatriques. Je voudrais témoigner de deux observations.

Une jeune fille de 15 ans traverse avec difficultés son adolescence. Elle est sujette à des crises terribles de colère violente où les portes et les fenêtres sont soumises à rude épreuve. Depuis plusieurs mois la famille a tout essayé mais ce déchaînement d'agressivité résiste à tout. Je me souviens de ma déception au moment de l'examiner. Aucun point de la tête, système nerveux en ordre. Peut être tout simplement n'ai-je pas accès à la cause de sa souffrance. Apparaît simplement ce brave général en chef, et c'est vrai qu'elle a quelques troubles apparentés à un asthme mais qui passent vraiment au second plan actuellement. Tant pis, il faut se contenter de ce que l'on a ... je traite le point du poumon. Quel étonnement quand j'ai appris que dès son retour chez elle, les crises ont cessé immédiatement et durablement.

Un jeune homme sort d'une hospitalisation pour bouffées délirantes. Il est resté quinze jours dans cet établissement, il prend des neuroleptiques. Il me dit que les crises sont passées mais qu'il sent bien que s'il arrête le traitement tout va repartir, il sent son esprit bouillir et trépigner, mais pour l'instant le barrage médicamenteux tient. Il voudrait retrouver un peu de calme et une sécurité. Une fois de plus j'ai été dépité en ne trouvant pas de point en rapport logique avec cette agitation intérieure. C'est curieux comme notre esprit cherche à se rassurer par le classique et l'habituel, finalement c'est un peu ce que disait Jung : la fascination par l'Esprit du Temps, se réfugier dans le consensuel. Mais il me semble que celui qui veut pratiquer l'acupuncture doit accepter la réalité telle qu'elle est et non telle qu'elle devrait être.

Quand j'ai trouvé le général je n'ai pas été surpris, l'homme était gros fumeur. Je me suis dit : « Au moins diminuera-t-il ainsi sa consommation. » Mais j'ai été plus surpris que lui quand il m'a annoncé que les idées délirantes l'avaient quitté.

Puisque nous sommes dans le champ psychiatrique je voudrais vous livrer un rêve dont plusieurs patients m'ont raconté des versions proches et qui nous ramène à la signification corporelle des rêves.

La personne se trouve dans une pièce où brûle un feu assez important. Ce feu se situe à même le plancher et la fumée qui s'en échappe monte jusqu'au plafond. La situation doit sans doute durer depuis un certain temps car le plafond est en partie recouvert d'un enduit noir.

Si un feu brûle dans la cheminée, que sa fumée s 'évacue dans le conduit, alors le feu remplit sa fonction de chauffage sans problème. Mais dans ce cas-là, le plancher peut finir par s'enflammer et la maison risquerait de brûler. Et, d'ores et déjà le plafond est abîmé par la fumée. Cela m'évoque certaines vieilles maisons du Lot où le feu a brûlé très longtemps dans la cheminée, mais celle-ci avait un tirage rudimentaire et la fumée envahissait le haut de la pièce, donnant aux poutres un aspect vernissé noir de laques chinoises.

Que représente ce feu ? Cela peut être une passion amoureuse comme dans le cas de notre locataire, une passion qui serait dangereuse. Dans les rêves cités ce n'est pas le cas. Bien sûr c'est le contexte qui doit guider l'interprétation. Le feu représente un état infectieux qui peut être accompagné de fièvre ou non, ou tout au moins une inflammation, en tout cas un conflit immunitaire. Cet état n'est pas contrôlé, puisque le feu n'est pas à sa place et il risque de dégénérer à cause de la proximité du plancher. La dégradation du plafond indique un effet délétère sur la tête. Ainsi par sa durée cette situation inflammatoire crée une perturbation de la tête. C'est en quelque sorte une illustration des deux observations précédentes ou le traitement d'un point du poumon a amélioré une situation psychique compromise.

À l'appui de cette interprétation on peut ajouter que le général en chef correspond à l'hexagramme du yi king 56 le voyageur . Celui-ci s'écrit ainsi :

Il représente le feu sur la montagne.

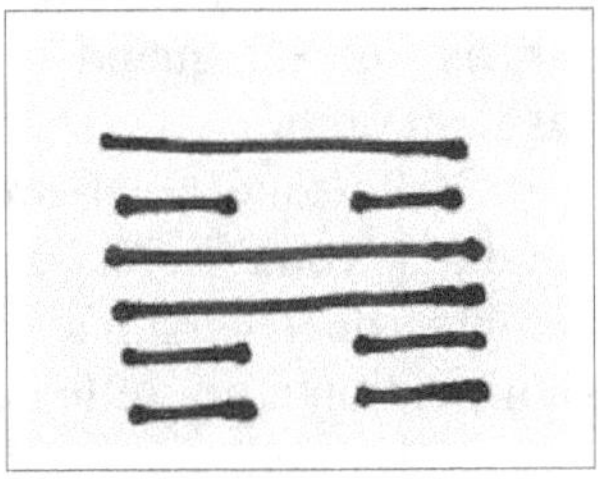

La montagne est immobile, le feu se déplace sans cesse, ainsi l'image du voyageur.

Nous sommes habitués aux feux de montagne dans les Pyrénées. On les voit au printemps, on les appelle, un peu à tort écobuages. Ils ont pour but de brûler les herbes sèches et les broussailles pour favoriser les pâturages. Ils posent bien sûr le problème du contrôle de ces feux qui ne doivent pas dégénérer en échappant à leurs auteurs.

Ainsi le général en chef qui assume sa fonction comme un feu dans une cheminée témoigne de la mobilisation normale des défenses face à une agression. Mais que ce feu échappe à tout contrôle et menace l'organisme par ses risques d'extension, voilà une situation qui peut nuire à l'équilibre de la tête. Voilà, me semble-t-il, le message de ces rêves assez fréquents.

On pourrait bien sûr développer davantage les aspects multiples de ce point essentiel mais j'ai promis d'être simple et il faut savoir concentrer les informations pour mieux les diffuser.

Nous avons la chance de disposer d'une médecine sophistiquée, même si, probablement, dans une centaine d'années, elle semblera archaïque et naïve aux contemporains. À l'apparition d'un symptôme, la médecine classique propose une explication, un sens, en fonction de lois anatomiques, physiologiques incontestables. Malgré ses grandes connaissances acquises progressivement par nos facultés d'analyse, elles ne donnent pas toutes les réponses sur l'origine et les mécanismes.

L'acupuncture a l'inconvénient de ne pas être descriptive, c'est à dire que la détermination des quelques points à traiter ne donne pas une description précise des lésions car, nous l'avons vu, ces points sont toujours polyvalents et peuvent faire hésiter si on voulait faire un diagnostic comparable à celui qu'établit une IRM ou un scanner. Ces examens précieux, ainsi que beaucoup d'autres sont irremplaçables.

Cependant l'acupuncture remonte en amont des symptômes, elle donne souvent un sens historique à la manifestation pathologique. Ainsi il est important pour un patient de comprendre que l'arthrose qui lui endolorit le genou est en lien avec une longue et ancienne pathologie de l'estomac. Ou pour une patiente de saisir que les anciens maux de tête, puis le nodule thyroïdien et enfin l'émergence d'un fibrome sont des manifestations différentes mais d'un unique déséquilibre du premier ministre.

Ces modèles explicatifs apportent une sensation de maîtrise de sa vie. En effet le fait de donner un sens à des événements pénibles qui pourraient paraître aléatoires enrichit le vécu de l'existence, et, une joie non dissimulée se manifeste souvent au moment de la prise de conscience de ces liens de sens. C'est l'occasion de dépasser l'idée que les maladies arrivent un peu par hasard ou bien qu'elles sont déclenchées uniquement par des refroidissements ou par l'usure du travail. Conscience aussi d'un système d'autodéfense toujours à l'œuvre, même dans l'ombre, ce qui est très rassurant et donne l'envie insistante de le favoriser.

Comment ne pas faire le parallèle avec le Soi de C.G. Jung qui, de manière souterraine, travaille à l'accomplissement progressive de la psyché humaine et alimente le désir de faciliter son action par un travail personnel.

Avancer, solitaire, sans crainte de tomber.
Suivre les cris de son cœur à grandes enjambées.
Quelle partie de moi-même indique le chemin ?
Je ne suis qu'un passant, le crayon à la main.

# Bibliographie

Léo ABRAMI
- Une démarche thérapeutique la logothérapie (Ed. Pierre Téqui)

Alfred ADLER
- L'éducation des enfants Ed. Payot
- L'enfant caractériel à l'école Ed. Payot
- Le tempérament nerveux. Ed. Payot
- Le sens de la vie. Ed. Payot
- Un idéal pour la vie. Ed. L'Harmattan
- L'enfant difficile Ed. Payot

Anne ANCELIN SCHÜTZENBERGER
- Psychogénéalogie Ed. Payot
- Aïe mes aïeux ! Ed. Desclée de Brouwer

Edward de BONO
- La pensée latérale (Ed. Stock)
- Réfléchir vite et bien (Ed. Eyrolles)
- Les six chapeaux de la réflexion. (Ed. Eyrolles)

Keith BUCHANAN Charles FITZGERALD Colin RONAN
- Chine éternelle le passé et le présent. (Ed. Fernand Nathan)

Dr. Philippe ENCAUSSE

- Le maître Philippe, de Lyon. (Ed. Traditionnelles)

Jérôme FOURQUET

- L'archipel français. (Ed. Le Seuil)

Viktor FRANKL

- Le thérapeute et le soin de l'âme. (Ed. Interéditions)
- Découvrir un sens à sa vie avec la logothérapie (Ed. J'ai Lu)
- Le Dieu inconscient (Ed . Interéditions )
- Retrouver le sens de la vie. (Ed. Interéditions)
- Le sens de ma vie. (Ed. Dunod)
- Nos raisons de vivre (Ed. Interéditions)
- Ce qui ne figure pas dans mes livres. (Ed. Interéditions)

Marie-Louise VON FRANZ

- La délivrance dans les contes de fées (Ed. Jacqueline Renard)
- La femme dans les contes de fées (Ed . Jacqueline Renard)
- La mère dans les contes de fées (avec S.Birkhäuser-Oeri) (Ed. La Fontaine de pierre)
- L'âne d'or, interprétation du conte d'Apulée ( Ed. La Fontaine de Pierre)
- La princesse chatte (Ed. La Fontaine de Pierre)
- L'individuation dans les contes de fées. (Ed. La Fontaine de Pierre)
- L'ombre et le mal dans les contes de fées (Ed. Jacqueline Renard)
- Les rêves et la mort (Ed. La Fontaine de Pierre)
- L'interprétation des contes de fées (Ed. Albin Michel)
- Rêves d'hier et d'aujourd'hui. (Ed. Albin Michel)
- La légende du Graal. ( avec Emma Jung) (Ed. Albin Michel)
- Alchimie et imagination active (Ed. Jacqueline Renard)

- La quête du sens. (Ed. La Fontaine de Pierre.)
- La passion de Perpétue (Ed. Jacqueline Renard)
- Psychothérapie (Ed. Dervy)
- Nombre et temps (Ed. La Fontaine de Pierre)
- La psychologie de la divination (Ed. Albin Michel)

Jérôme GARCIN
- Le voyant. (Ed. Gallimard)

Jacques GERNET
- Le monde chinois. (Ed. Armand Colin)

Barbara HANNAH
- Rencontres avec l'âme. L'imagination active selon C.G.Jung Ed. Jacqueline Renard

Yuval Noah HARARI
- Sapiens Ed. Albin Michel

Delphine HORVILLEUR
- En tenue d'Eve. (Ed. Bernard Grasset)

Edmund HUSSERL
- L'idée de la phénoménologie. (Ed. Puf)

Carl Gustav JUNG
- Métamorphose de l'âme et ses symboles 1912 Ed. Georg
- Psychologie de l'inconscient 1916 Ed. Georg
- Types psychologiques 1921 Ed . Georg
- Dialectique du moi et de l'inconscient 1935 Ed. Gallimard
- Psychologie du transfert 1946 Ed. Albin Michel
- Aïon 1951 Ed. Albin Michel
- Psychologie et alchimie. 1952 Ed. Albin Michel
- Réponse à Job 1952 Ed. Buchet Chastel
- La guérison psychologique 1953 Ed. Georg

- Les racines de la conscience 1954 Ed. Buchet Chastel
- Mysterium conjonctionis 1956 Ed. Albin Michel
- Le fripon divin (avec Charles Kérenyi et Paul Radin) 1954 Ed. Georg
- L'énergétique psychique 1956 Ed . Georg
- Présent et avenir 1957 Ed. Buchet Chastel
- Un mythe moderne 1958 Ed. Gallimard
- Psychologie et religion 1958 Ed. Buchet Chastel
- L'homme à la découverte de son âme 1962 Petite bibliothèque Payot
- L'âme et la vie 1963 Ed. Buchet Chastel
- Psychologie et éducation 1963 Ed. Buchet Chastel
- Essai d'exploration de l'inconscient 1964 Ed . Gonthier
- Aspect du drame contemporain 1972 Ed. Georg
- Synchronicité et paracelsica 1988 Ed. Albin Michel
- L'âme et le soi 1990 Ed. Albin Michel
- Correspondance 1906 – 1940
  1941 – 1949
  1950 – 1954
  1955 – 1957
  1958 – 1961 V tomes 1996

Ed. Albin Michel

- Sept sermons aux morts 1996 Ed. De Lherne
- Le livre rouge 2009 – 2011 Ed. L'iconoclaste la compagnie du livre rouge

Frédéric LENOIR

- Jung, un voyage vers soi. ( Ed. Albin Michel)

Jacques LUSSEYRAN

- Et la lumière fut. (Ed. Le félin)
- Le monde commence aujourd'hui. (Ed. Silène)
- Le silence des hommes. (Ed . La table ronde)

– Douce, trop douce Amérique. (Ed. Gallimard)
– La lumière dans les ténèbres. (Ed. Triades)
– Conversation amoureuse. (Ed. Triades)
– Georges Saint Bonnet maître de joie. (Ed. Triskel)

Sri Ramana MAHARSHI
- Enseignement de Sri Ramana Maharshi (Ed. Albin Michel)

Blaise PASCAL
– Pensées (Ed. Le livre de poche)

Dr. Yves PELICIER
- Présence de Frankl. (Ed. Du tricorne.)

Francis PRADE
– Urutaki. Ed. Servranx
– Le Yi King médical Ed. Servranx

Jeremy RIFKIN
_ Une nouvelle conscience pour un monde en crise Ed. Babel

Lluis QUINTANA-MURCI
– Le peuple des humains. Ed. Odile Jacob

Georges SAINT-BONNET
- La joie vous appartient. (Ed. Du Relié)

Georges-Elia SARFATI
- Manuel d'Analyse existentielle et de logothérapie. (Ed. Dunod)

Max SCHELER
- Éthique et phénoménologie. (Ed. Presses universitaire de Rennes.

Arthur SCHOPENHAUER
- Le monde comme volonté et comme représentation. Ed. Félix Alcan

Annick de SOUZENELLE
- L'Égypte intérieure ou les dix plaies de l'âme. Ed. Albin Michel
- Job sur le chemin de la lumière Ed. Albin Michel
- L'alliance oubliée Ed. Albin Michel
- Jonas. Nous sommes coupés en deux. Ed. Du Relié
- Le féminin de l'être Ed. Albin Michel
- L'œdipe intérieur. Ed. Albin Michel
- La lettre, chemin de vie Ed. Albin Michel
- Le symbolisme du corps humain. Ed. Albin Michel

Frans de WAAL
- Le bonobo Dieu et nous. (Ed. Babel)

WEI CHU HSEI
- How to be liberate in chinese. (Hong Kong)

Richard WILHELM
- Yi King, le livre des transformations. (Ed. Librairie de Médicis)

# Remerciements

Je tiens à remercier mes parents et mes beaux-parents qui ont su me transmettre leurs valeurs. À remercier mon épouse Pingala, pour sa belle photo de couverture, son aide précise pour les termes chinois et son intervention efficace de correctrice.

Remerciements aux Drs. Béatrice et Dominique Andrillon qui ont bien voulu faire une première lecture de cet ouvrage. Dominique Andrillon fut un temps collaborateur du professeur Yves Pélicier à Paris qui s'inspirait entre autre de Viktor Frankl et a publié en 1996 « Présence de Frankl. » aux éditions du tricorne.

Merci à mes enfants et petits enfants qui m'ont aidé pour la bibliographie.

Je voudrais aussi rendre hommage à mon ami le Dr. Philippe Carbonnier, qui devait, lui aussi, me donner son avis sur ce texte mais qui est décédé en été 21. Ce médecin des déshérités à la forte personnalité portait haut les valeurs de solidarité.

Merci aussi au docteur Didier Gauchy, psychanalyste à Lyon, qui est un peu mon jumeau car nous sommes nés à quatre jours d'écart et qui a toujours été un soutien par son amitié dans mon orientation jungienne.

Merci à la famille Clavéria pour avoir pallier à la faiblesse de mes connaissances en langue allemande.

Merci à mon ami Renaud Cantegrel, spécialiste des arbres, poète et musicien, qui a bien voulu corriger cet ouvrage.

Merci à Bérengère Grisel pour sa patience et sa compétence informatique.

# Table des Matières

## Structures éditoriales du groupe L'Harmattan


**L'Harmattan Italie**
Via degli Artisti, 15
10124 Torino
harmattan.italia@gmail.com

**L'Harmattan Hongrie**
Kossuth l. u. 14-16.
1053 Budapest
harmattan@harmattan.hu

**L'Harmattan Sénégal**
10 VDN en face Mermoz
BP 45034 Dakar-Fann
senharmattan@gmail.com

**L'Harmattan Cameroun**
TSINGA/FECAFOOT
BP 11486 Yaoundé
inkoukam@gmail.com

**L'Harmattan Burkina Faso**
Achille Somé – tengnule@hotmail.fr

**L'Harmattan Guinée**
Almamya, rue KA 028 OKB Agency
BP 3470 Conakry
harmattanguinee@yahoo.fr

**L'Harmattan RDC**
185, avenue Nyangwe
Commune de Lingwala – Kinshasa
matangilamusadila@yahoo.fr

**L'Harmattan Congo**
219, avenue Nelson Mandela
BP 2874 Brazzaville
harmattan.congo@yahoo.fr

**L'Harmattan Mali**
ACI 2000 - Immeuble Mgr Jean Marie Cisse
Bureau 10
BP 145 Bamako-Mali
mali@harmattan.fr

**L'Harmattan Togo**
Djidjole – Lomé
Maison Amela
face EPP BATOME
ddamela@aol.com

**L'Harmattan Côte d'Ivoire**
Résidence Karl – Cité des Arts
Abidjan-Cocody
03 BP 1588 Abidjan
espace_harmattan.ci@hotmail.fr


## Nos librairies en France


**Librairie internationale**
16, rue des Écoles
75005 Paris
librairie.internationale@harmattan.fr
01 40 46 79 11
www.librairieharmattan.com

**Librairie des savoirs**
21, rue des Écoles
75005 Paris
librairie.sh@harmattan.fr
01 46 34 13 71
www.librairieharmattansh.com

**Librairie Le Lucernaire**
53, rue Notre-Dame-des-Champs
75006 Paris
librairie@lucernaire.fr
01 42 22 67 13

www.ingramcontent.com/pod-product-compliance
Lightning Source LLC
LaVergne TN
LVHW011259061026
849535LV00005B/1314
* 9 7 8 2 1 4 0 3 0 9 9 3 9 *